健康大学堂 05

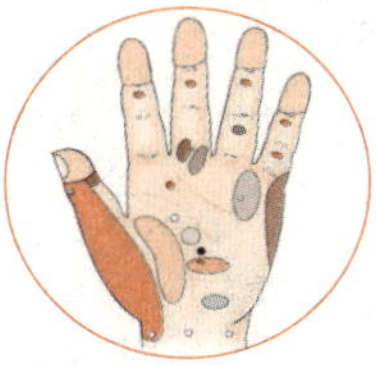

# 手足对症按摩

健康中国名家论坛编委会 ○编著

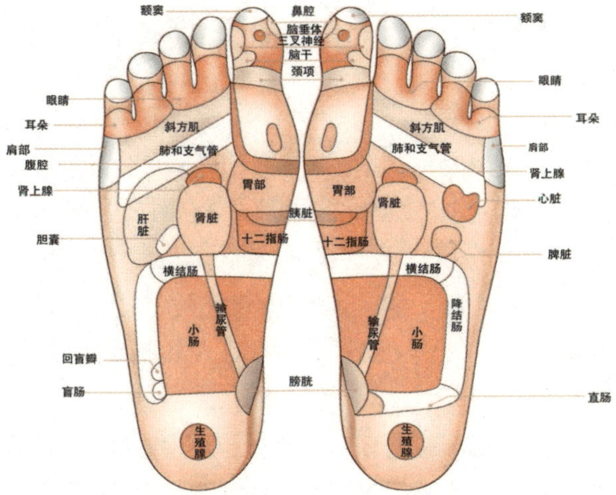


吉林出版集团有限责任公司

## 序言

# 健康每一天，从按摩“手”“足”开始

关于手诊手疗，在中国已经有非常悠久的历史了。古人认为：“面相不如身相，身相不如骨相，骨相不如手相”，“视其外，以知其内脏，则知所疾矣”，“有诸内，必形诸外”，这些都是古代医学家诊断疾病的重要方法。而现代医学认为：“手是人的另一个头脑，它的行动举止几乎与大脑保持一致，其敏感性在人体的所有部位中是最强的”。所以西方的手诊专家们说“手是人类心灵的窗户”，中国也有相应的一句俗语：“十指连心”，这些都充分说明了手与内脏的关系。另外，手还是人体全身脏腑器官的完整缩影，所以，人体组织器官的病变均可在手的某些部位得以体现。

此外，手部有着大片的病理反射区，是神经的聚集点。一只手正反面有70多个病理反射区和治疗穴位，临床实践证明，对这些穴区进行按摩等刺激可治疗近百种疾病。只要准确地、不断地刺激按摩手部穴位相关的病理反射点，就能使内脏不断受到良性刺激，而逐渐强化其功能，进而达到祛病强身的目的。

所谓足疗，其实是一种非药物疗法，即通过对足部反射区和穴位的按摩刺激，调整人体生理机能，提高免疫系统功能，从而防病、治病、保健、强身。足部是人体经络循环中的重要组成部分，祖国医学早就有“上病取下，百病治足”的说法，即全身许多疾病可以从足部治愈。足疗就是运用中医原理，集检查、治疗和保健为一体的无创伤自然疗法，包括足浴和足部按摩两个部分。足部是人体的“第二心脏”，如同人体的阴晴表，能够准确地反映出身体的健康状况。

足疗是一种古老而又新鲜的事物，它是我国传统医学的渊缘和延伸。中国足疗源远流长，早在《春秋》《礼记》中就记载了以中草药煎汤熏、浸泡的“熏、蒸、浸、泡”疗法。“足是人之根，足疗治全身”，古时候神医扁鹊根据人们的生活习惯，发现了用中草药热水泡脚的祛病方法，据说这就是中药浴足、足疗的前身。足疗法早在唐代以前就已出现。唐宋以后，虽被排斥于正统医学之外，但医书中仍有记载，如宋《圣济总录·神仙导引》云：

“以手扳脚梢，闭气取太冲之气。”清末，逐渐流传到欧美等国家，被称做反射疗法或区域疗法。足疗法是通过手法作用于足位体表的特定部位，以调节机体的生理、病理状况，达到驱病康复的目的。人的足部对系统或器官存在相应的反射区，对相应部位针刺或按摩，找出敏感点，即酸、麻、胀、痛点，就可做到对相应系统、器官疾患的治疗。做好足部按摩，可以缓解人体病变器官或系统的疼痛，甚至通过按摩治疗达到痊愈的理想效果。

足部按摩除了具有止痛、改善血液循环、消炎、消肿、镇静、调节神经兴奋性、调节内分泌功能、增强机体免疫功能、疏经通络等作用以外，它的美容功效也已经越来越受到更多人的关注。今天，足部按摩作为一种有效的医疗保健方法，顺应了医学发展的潮流和方向。

● **关于本书**

在体系上，本书分为上下两篇，上篇主要介绍了手疗的基础知识，以及循环系统、内分泌系统、泌尿生殖系统、运动系统、皮肤科、五官科、呼吸系统等疾病的手疗方法；下篇主要介绍了足疗的基础知识以及呼吸系统、心血管系统、消化系统、外科、神经系统、妇产科、五官科、皮肤科等疾病的足疗方法。在形式上，本书的特点是图文并茂地向您展现自我保健、自我治疗的方法， 让您通过图解准确地找到需要按摩的穴位，对照反射区轻松地判断出病症的所在。按摩手足不可能包治百病，但会让您健康多一点。健康需要一点一滴的重视与积累，本书就是让您具备日常保健常识和更多自我保健意识的指南针，让您可以随时随地“为健康加油”。

在编写过程中，编者参阅了大量古书及现代报刊资料，并拜访了多位民间手疗足疗的医生及医僧。不可否认编者是站在前人的肩膀上才能有此书的面世，在此感谢之前手疗足疗的前辈，还要衷心感谢所有大力支持此书编写的医界同行及出版界的朋友。

# 阅读导航

我们在此特别设置了阅读导航这一单元，对内文中各个部分的功能、特点等做一说明，这必然会大大地提高读者在阅读本书时的效率。

**疾病名称**

展示本节按摩疗法将要治疗的疾病。

**精彩正文**

正文部分通过对此疾病的症状、病因及手掌、手纹、指甲的变化等全方位的向读者展示疾病的相关知识， 全面解读病症。

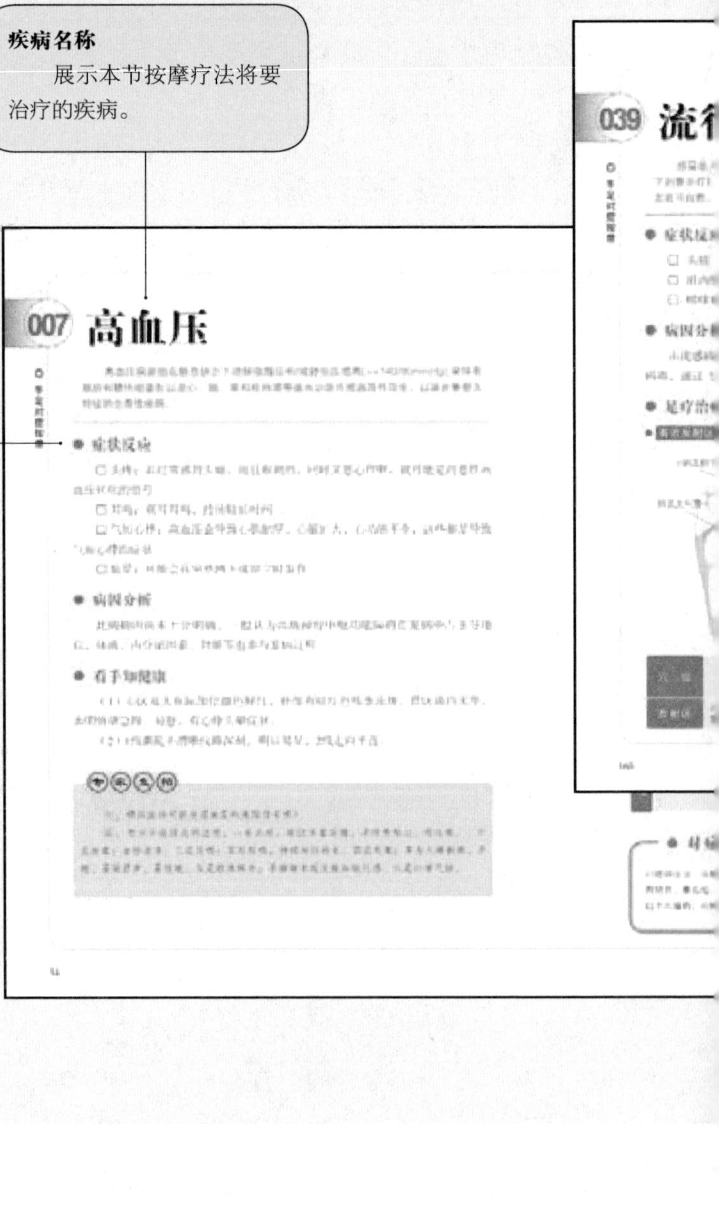

**有效反射区**

图上用牵线清晰明确地显示出治疗此种疾病所需的足部有效反射区，有益于增强实践效果。

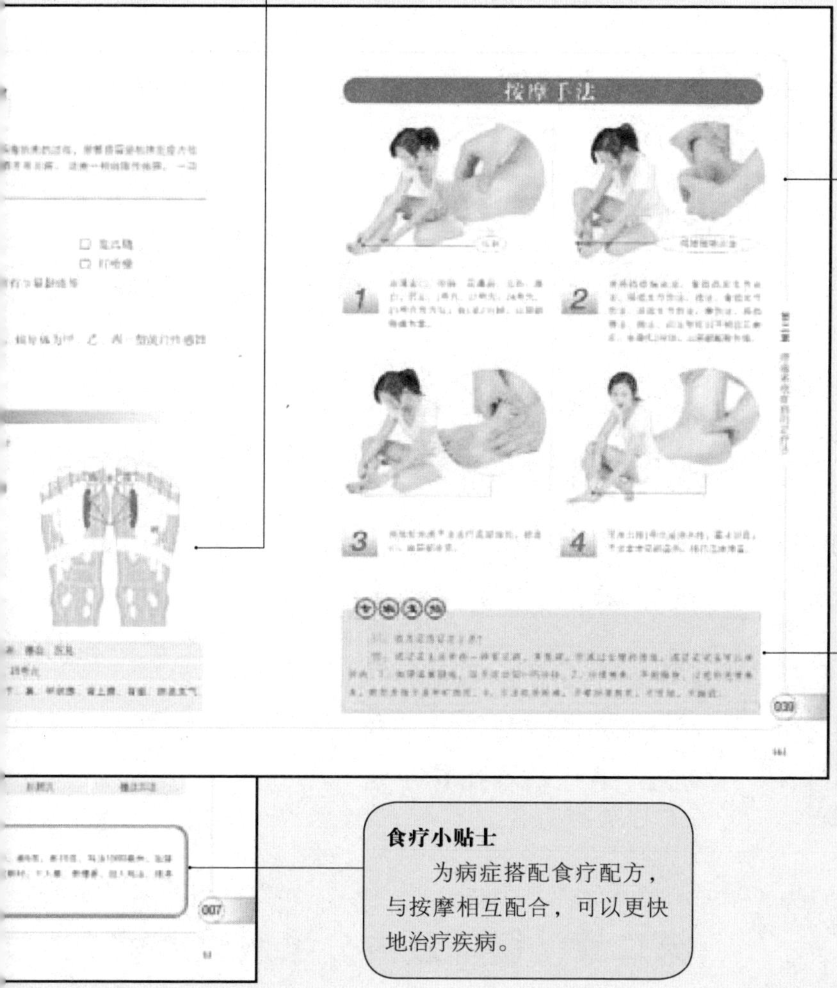


**操作流程**

真人照片，有图有解，清晰、准确地为读者展示按摩手法及操作流程。

**对话专家**

通过问答的方式，与专家面对面地交流，使读者对疾病的预防、治疗及相关事宜有更深刻的认知。

**食疗小贴士**

为病症搭配食疗配方，与按摩相互配合，可以更快地治疗疾病。

# Contents 目录



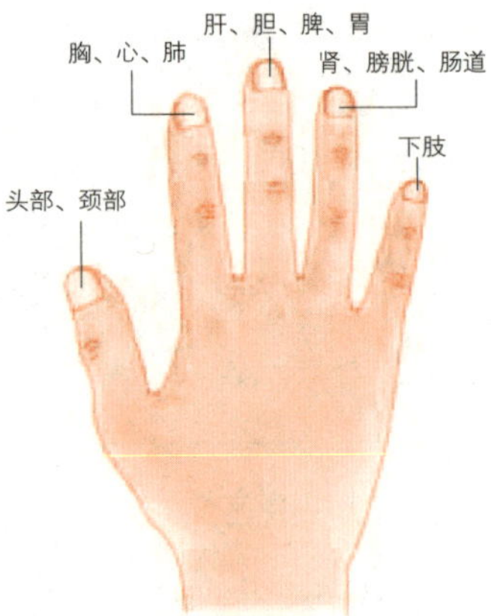


指甲与人体部位的对应关系

双手的指甲与人体部位有着一定的对应关系，根据这种对应关系就可以诊断出身体相应部位的健康状况。

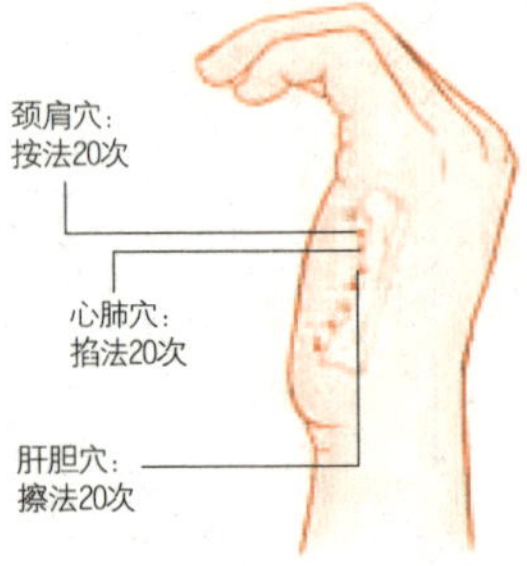


手疗治疗高血压

用按法、掐法、擦法分别按摩颈肩穴、心肺穴、肝胆穴各20次。

## 第三章 泌尿生殖及运动系统疾病的手疗法



## 第四章 皮肤科五官科疾病的手疗法



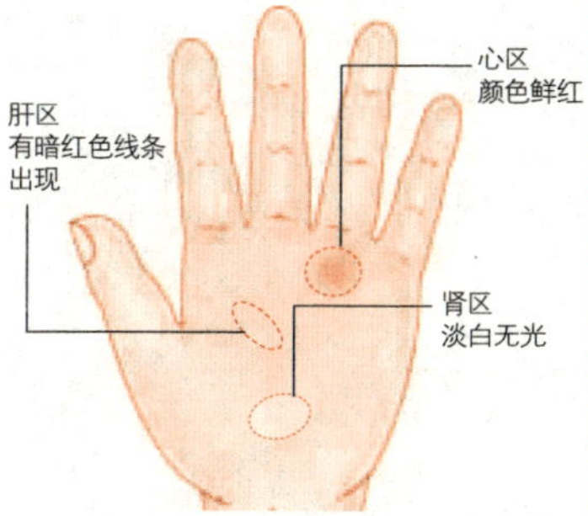


高血压病手部变化

心区颜色鲜红，肝部有暗红色线条出现，肾区淡白无华，表明情绪急躁、易怒，有心悸头晕症状。

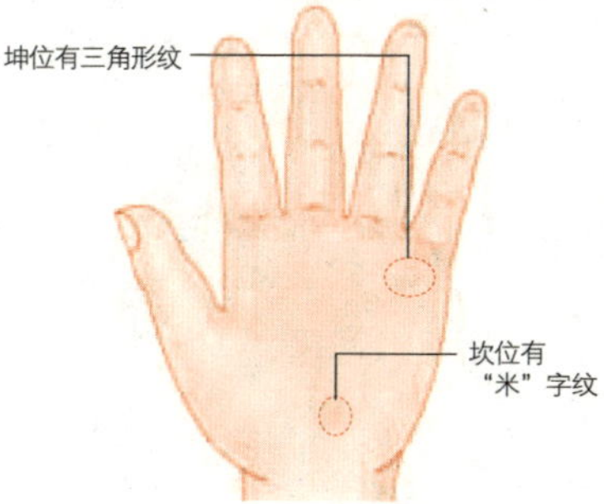


泌尿系结石的手纹变化

坎位有“米”字纹或小方形纹，小指下坤位有三角纹、“米”字纹，均提示患有前列腺结石。

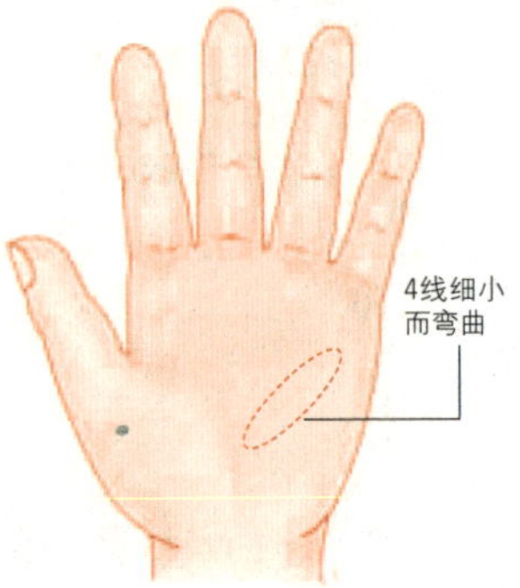


银屑病的手线变化

4线细小而弯曲提示患有银屑病。

## 第五章 呼吸系统疾病的手疗法



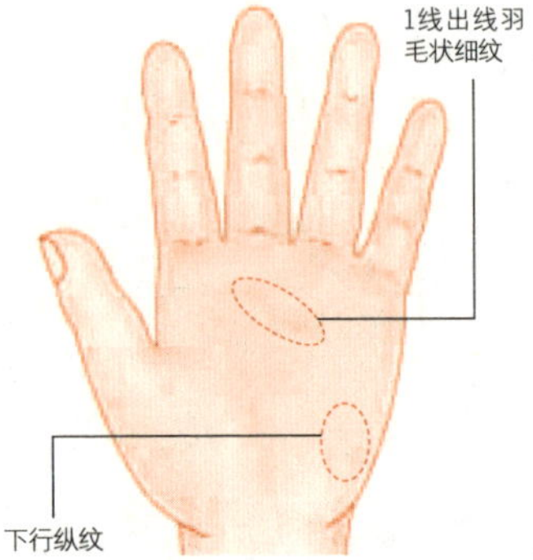


支气管炎手纹变化

1线出现羽毛状细纹，下行手纹为纵纹则是支气管炎的症状，另外，看指甲的颜色也可辨别是否患有支气管炎。

# 下篇：
# 健康始于“足”下：足疗篇

## 第六章 认识足疗

## 第七章　呼吸系统疾病的足疗法



## 第八章　心血管及消化系统疾病的足疗法



## 第九章　外科及神经系统疾病的足疗法



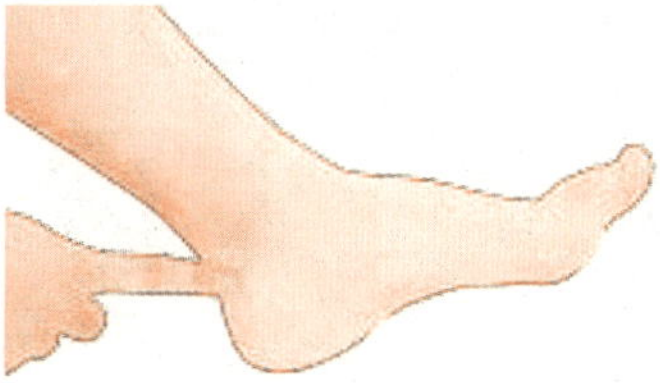

大钟穴

位置：太溪穴下0.5寸稍后，跟腱前缘。

适用症：小便不利，大便闭结，足跟痛，痴呆，咳血，气喘，牙痛，淋病，子宫痉挛，腰神经痛。

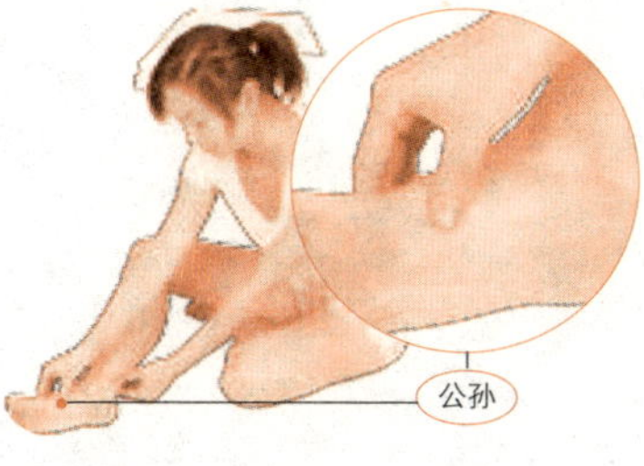


流行性感冒的按摩手法

点揉足通谷、解溪、大都、公孙、隐白、厉兑、1号穴、17号穴、24号穴、25号穴等穴位，各1至2分钟，以局部胀痛为宜。

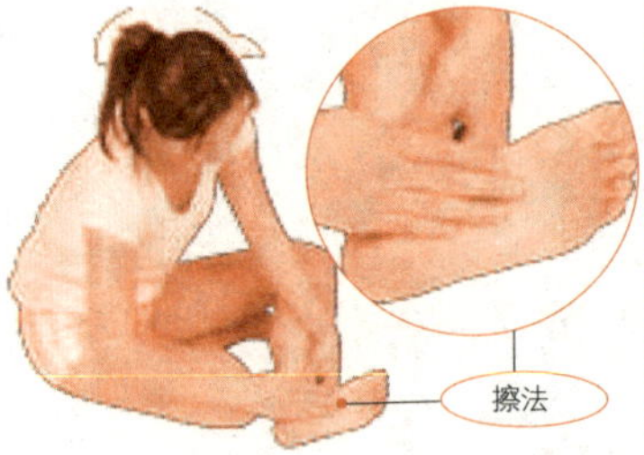


心悸的按摩手法

用拇指指端点法、食指指间关节点法、拇指关节刮法、按法、食指关节刮法、双指关节刮法、拳刮法、拇指推法、擦法、拍法等手法作用于相应反射区，各操作3至5分钟，以局部酸痛为佳。

## 第十章　妇产科疾病的足疗法



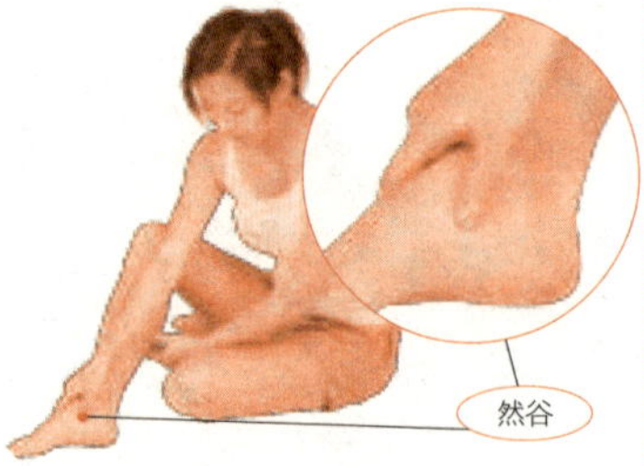


神经衰弱的按摩手法

持续点揉厉兑、然谷、公孙、太溪、三阴交、8号穴，3号穴等穴，各2分钟左右。

## 第十一章　五官科皮肤科疾病的足疗法



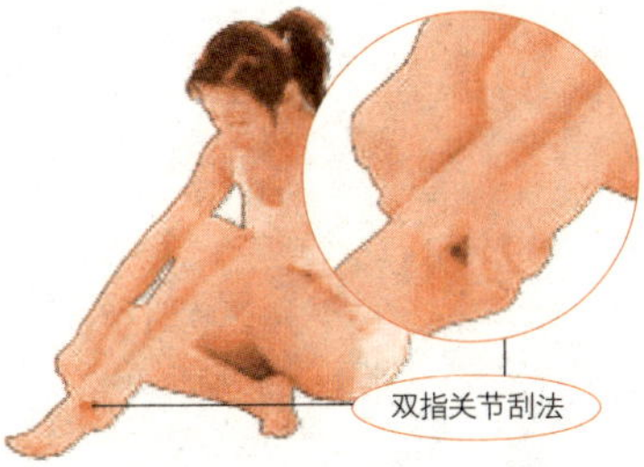


中耳炎的按摩手法

持续用拇指指端点法、食指指间关节点法、拇指关节刮法、按法、食指关节刮法、双指关节刮法、拳刮法、拇指推法、擦法、拍法等手法作用于相应反射区，各操作3至5分钟，以局部酸胀为佳。

# 手部反射区速查图解

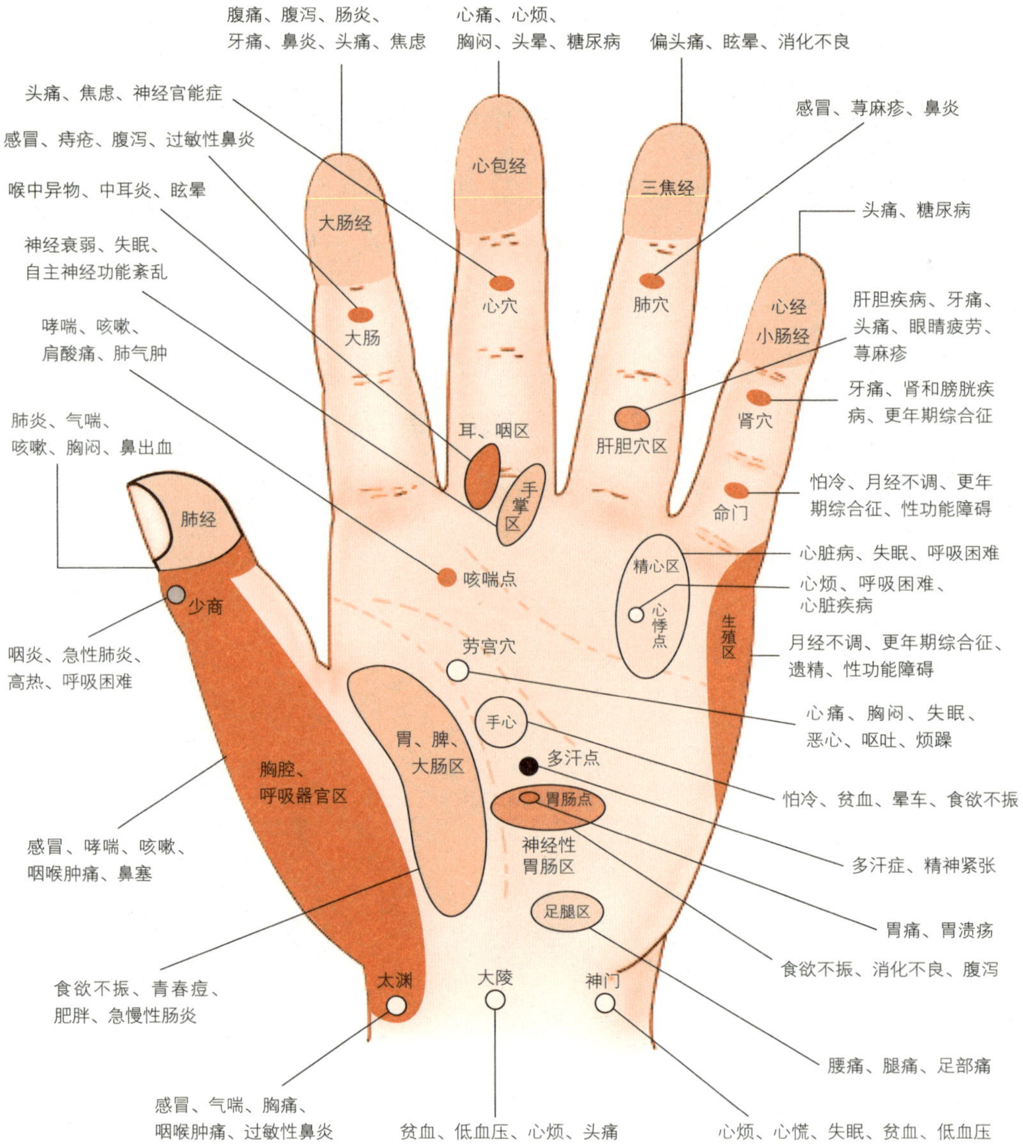
腹痛、腹泻、肠炎、
牙痛、鼻炎、头痛、焦虑
心痛、心烦、
胸闷、头晕、糖尿病
偏头痛、眩晕、消化不良
头痛、焦虑、神经官能症
感冒、痔疮、腹泻、过敏性鼻炎
喉中异物、中耳炎、眩晕
神经衰弱、失眠、
自主神经功能紊乱
哮喘、咳嗽、
肩酸痛、肺气肿
肺炎、气喘、
咳嗽、胸闷、鼻出血
咽炎、急性肺炎、
高热、呼吸困难
感冒、哮喘、咳嗽、
咽喉肿痛、鼻塞
食欲不振、青春痘、
肥胖、急慢性肠炎
感冒、气喘、胸痛、
咽喉肿痛、过敏性鼻炎
贫血、低血压、心烦、头痛
心烦、心慌、失眠、贫血、低血压
腰痛、腿痛、足部痛
食欲不振、消化不良、腹泻
胃痛、胃溃疡
多汗症、精神紧张
怕冷、贫血、晕车、食欲不振
心痛、胸闷、失眠、
恶心、呕吐、烦躁
月经不调、更年期综合征、
遗精、性功能障碍
心烦、呼吸困难、
心脏疾病
心脏病、失眠、呼吸困难
怕冷、月经不调、更年
期综合征、性功能障碍
牙痛、肾和膀胱疾
病、更年期综合征
肝胆疾病、牙痛、
头痛、眼睛疲劳、
荨麻疹
头痛、糖尿病
感冒、荨麻疹、鼻炎
大肠经
心包经
三焦经
心经
小肠经
大肠
心穴
肺穴
肝胆穴区
肾穴
命门
耳、咽区
手掌区
肺经
少商
咳喘点
精心区
心悸点
生殖区
劳宫穴
手心
多汗点
胃、脾、大肠区
胸腔、呼吸器官区
胃肠点
神经性胃肠区
足腿区
太渊
大陵
神门

# 手掌脏腑对应速查图解

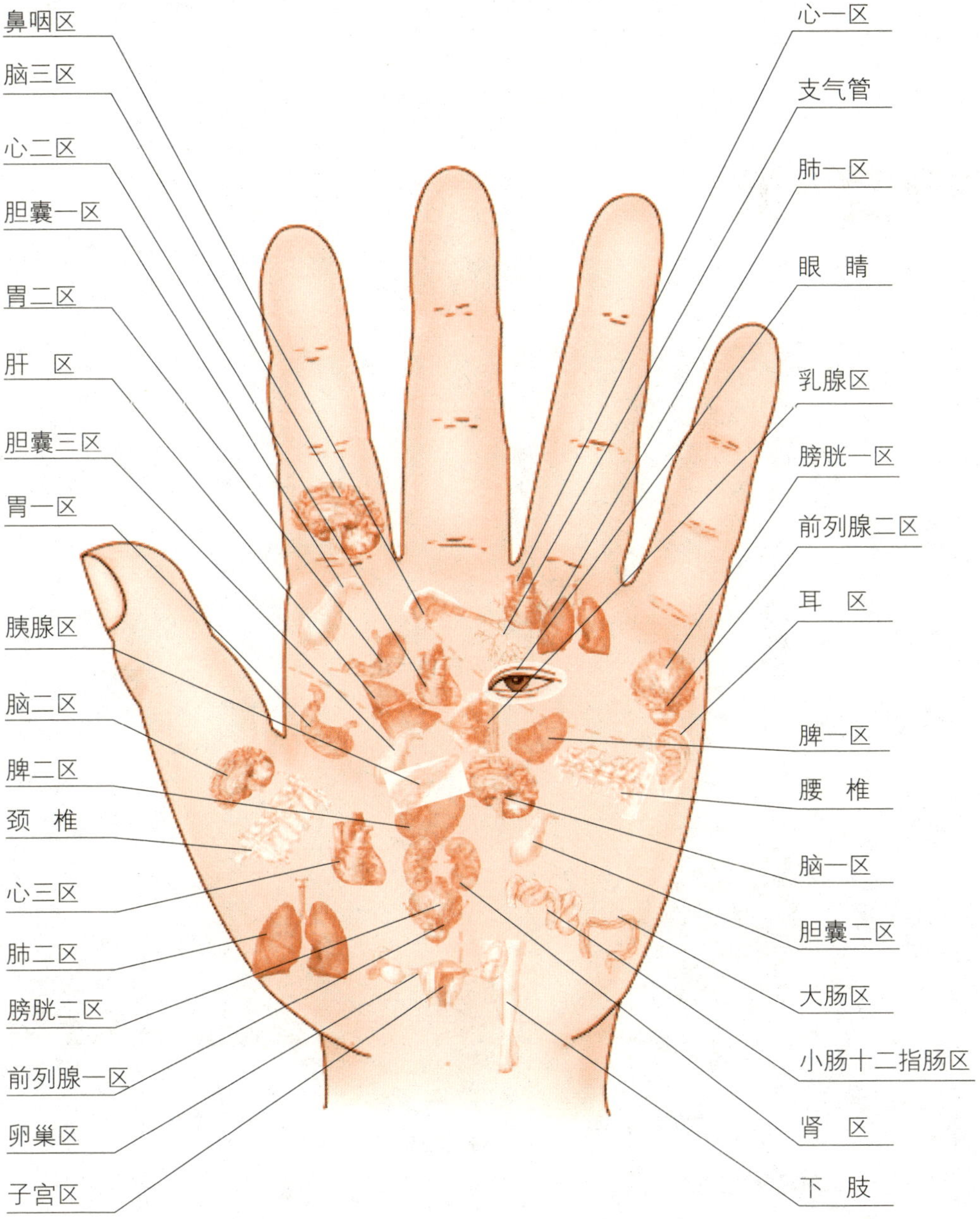
鼻咽区
脑三区
心二区
胆囊一区
胃二区
肝　区
胆囊三区
胃一区
胰腺区
脑二区
脾二区
颈　椎
心三区
肺二区
膀胱二区
前列腺一区
卵巢区
子宫区
心一区
支气管
肺一区
眼　睛
乳腺区
膀胱一区
前列腺二区
耳　区
脾一区
腰　椎
脑一区
胆囊二区
大肠区
小肠十二指肠区
肾　区
下　肢

# 足部反射区速查图解

人体各器官和部位在足部都有着相对应的区域，可以反映相应脏腑器官的生理、病理信息，这就是所谓的“足部反射区”。运用按摩手法刺激这些反射区，可以调节人体各部分的机能，取得防病治病、自我保健的效果。下面我们就对足部各种反射区的准确位置作一图解，这对于按摩实践、提高疗效都有着重要的意义。

## 足内侧反射区

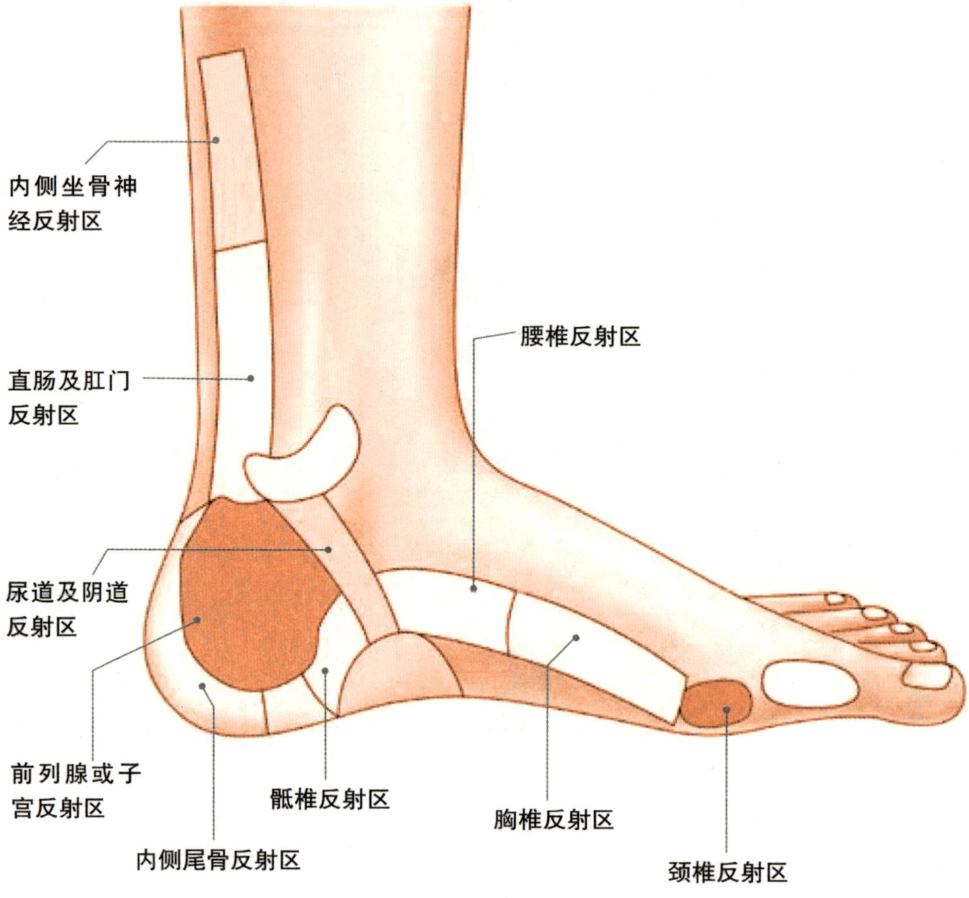

## 脚面反射区

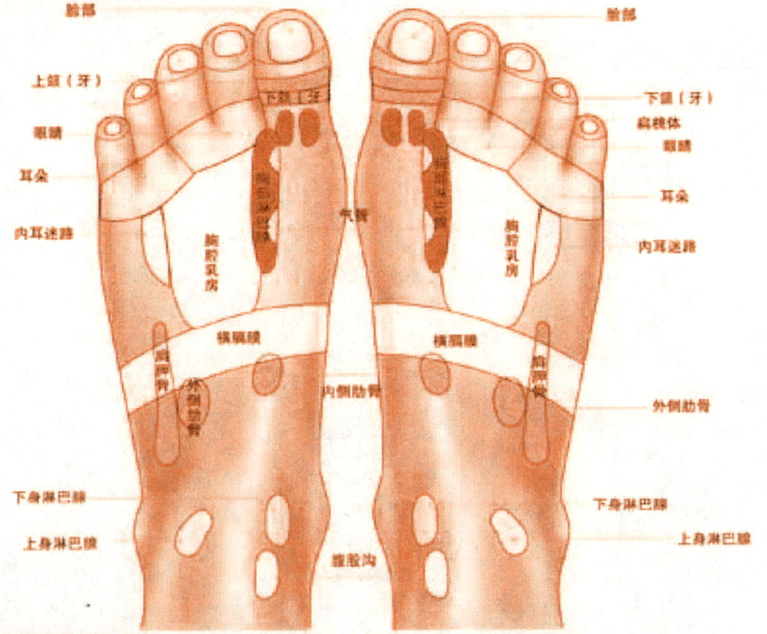
脑部
上颌（牙）
眼睛
耳朵
内耳迷路
下颌（牙）
扁桃体
气管
胸腔乳房
横膈膜
肩胛骨
外侧肋骨
内侧肋骨
下身淋巴腺
上身淋巴腺
腹股沟

## 脚底反射区

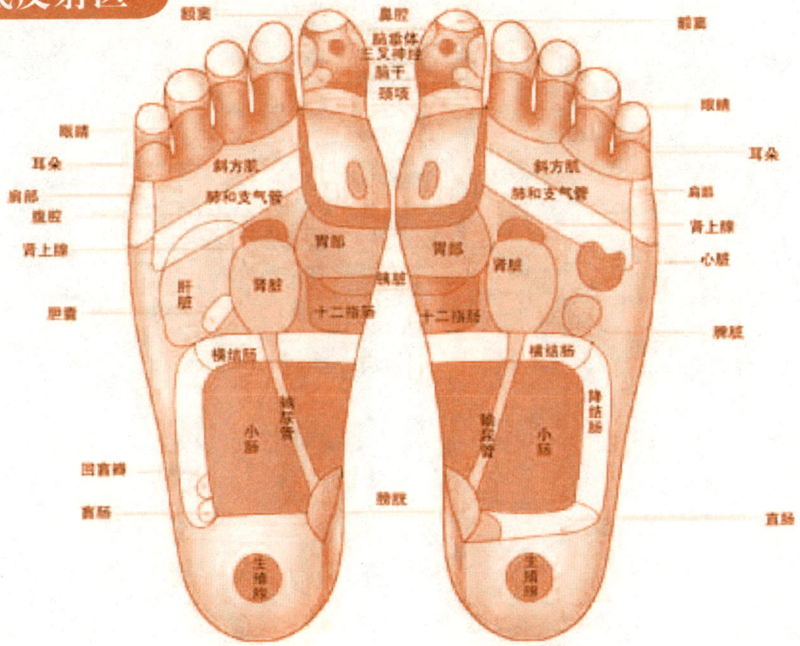
额窦
鼻腔
脑垂体
三叉神经
脑干
颈项
眼睛
耳朵
肩部
腹腔
肾上腺
心脏
斜方肌
肺和支气管
胃部
肾脏
胰脏
十二指肠
肝脏
胆囊
脾脏
横结肠
降结肠
输尿管
小肠
回盲瓣
盲肠
膀胱
直肠
生殖腺

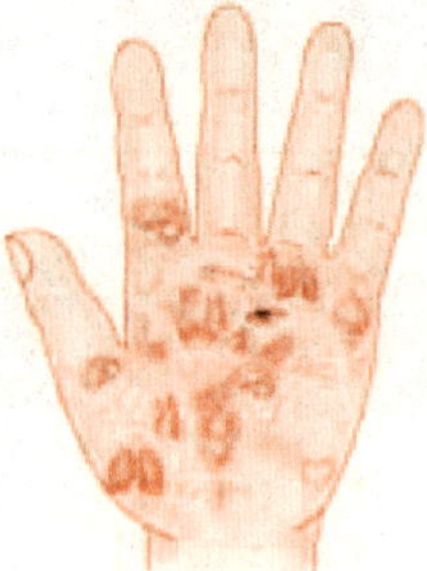

# 第一章

DIYIZHANG

## 手疗基础知识

手疗在现代慢慢成为一种简单易学的治病保健方法。根据中医全息学理论，人的五脏六腑在手部都有对应的反射区，刺激这些反射区就可以调节相应脏器的生理功能，起到除病保健的作用。手疗既可用于治疗各类病症，又可用于养生保健，用途相当广泛。本章先从掌纹、指纹、指甲形态和手指的形态变化等来诊断疾病，再介绍手疗的基本操作手法，让读者对手疗有一个基本的认识。

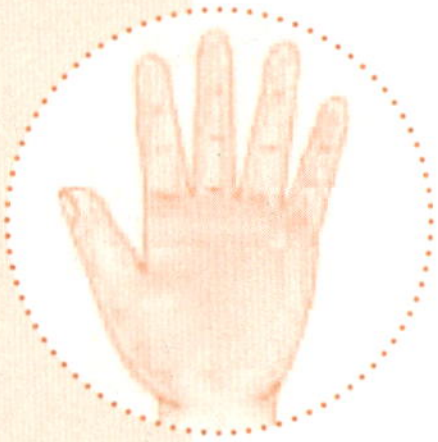

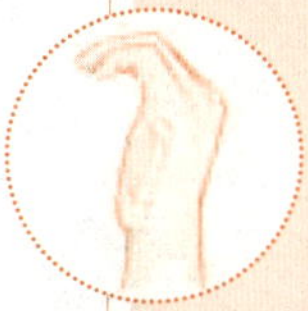

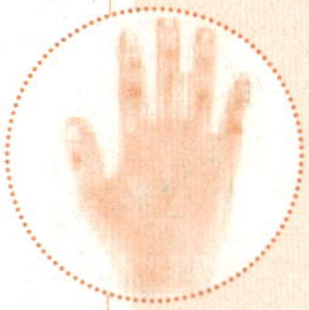

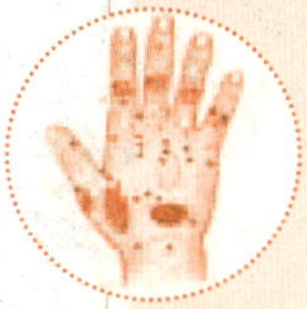

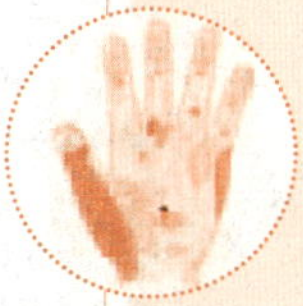

## 本章看点

- **看掌纹和指纹诊病**
  掌纹和指纹都能作为诊病的依据
- **指甲形态与疾病**
  指甲是身体重要部分，能反映身体的健康状况
- **看手掌诊病**
  手掌可以反映身体的健康状况及人的性格
- **看手指诊病**
  手指是血液回流的起点，其形态变化与身体健康关系密切
- **手疗简介**
  一般意义上的手疗，是指手部按摩疗法
- **手疗基本操作手法**
  手疗手法正确才能事半功倍，达到治疗和保健的目的

# 001 看掌纹和指纹诊病

在手诊中，指纹和掌纹都可以作为诊病的依据。掌纹不仅可以作为先天遗传疾病的诊断，还可以用来诊断后天的各种疾病，而指纹多用来诊断先天遗传病。

掌纹是指手掌上的纹线。粗的“线”和细的“纹”组成了手掌纹线，“线”生成于母体，不易改变，它是身体先天状况的反映，假如“线”改变了，那就一定是体内脏器发生了极大的变动。“纹”多形成于后天，由物理变化和化学变化的因素造成，比较容易改变。“纹”变化时，周期一般在3个月以上，最快的也需要8天（急性病变）。

掌纹的形成和变化与手部的神经系统和血液循环有着密切的关系。手掌是末梢神经的集中区，感觉灵敏，手的活动直接调动着大脑的思维反应，丰富的末梢神经活动对掌纹的变化有着不可忽视的影响。手部的微循环丰富而密集，因而手部的微循环是否通畅，直接影响到掌纹的变化。除此之外，掌纹还受到经络穴位的影响。虽然掌纹不是按照经络穴位来分布的，但手部是经络循行的集中区，所以掌纹不可避免地会受其影响。而经络又反映着人体各个部位的健康状况，所以掌纹的变化预示着人体健康的发展变化。

掌纹有一部分是不变的，代表家族遗传基因的情况；有一部分是变化的，会随着年龄、心理、职业、社会环境和身体状况的改变而改变。掌握这种变化规律，就可以凭借它来观察疾病的发生发展，从而起到防病诊病的作用。

指纹是皮纹图形在手指特定部位的表现。指纹是人们观察最早并且研究最多、应用最广的部分。指纹主要是根据遗传基因形成的，所以它是不会改变的，除了刑侦上将其作为鉴别个人身份的依据外，还可以用来诊断与遗传基因有关的病症。有些皮纹研究学者，从指纹上判断儿童的智商和行为异常、唐氏症，获得了很多的成果。

指纹研究是皮纹学中的一个分支，也是医学领域的重要组成部分。目前，指纹已被广泛用于遗传学、人类学、民族学、优生学等多种学科。基因诊断被称为第四代诊断技术，它弥补了过去传统诊断方法的不足之处，不以疾病的表征为前提，而以基因型为基本前提，即通过分析某种基因的缺陷，而对某种疾病作出诊断。指纹诊病作为基因诊断的一个方面，对于遗传疾病及其他一些重大疾病的预防和基因诊断具有重要的意义。

# 看手纹诊病

## 指纹与掌纹

指纹的形成由遗传基因决定，不会改变，主要用来诊断先天性遗传疾病；掌纹会随着人的生理和社会因素的改变而改变，主要用来诊断人体健康的发展变化。

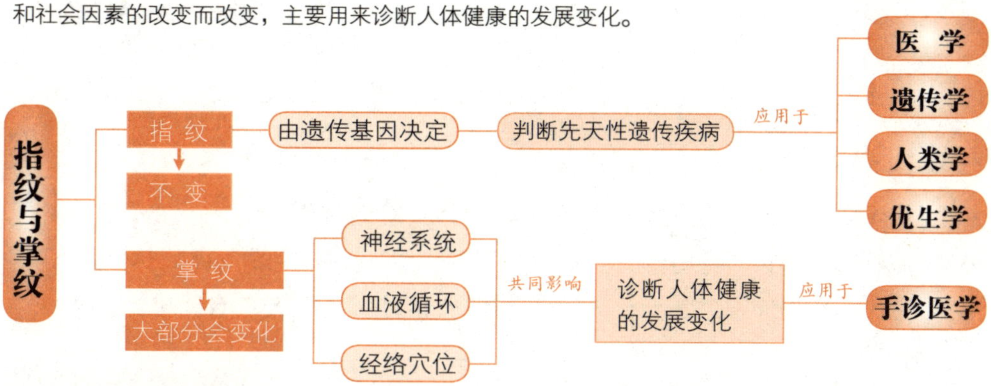


## 正常的手纹

正常的手纹包括指纹、指节纹、掌纹、掌花纹四种纹线。指纹是皮纹图形在手指特定部位的表现，可分为10种类型；指节纹是指与指之间、指与掌之间的屈褶纹；掌纹包括大鱼际曲线、小鱼际抛物线和小指根下横曲线，以及其他一些辅助线和干扰线；掌花纹即指节以下手掌部分的皮肤花纹。

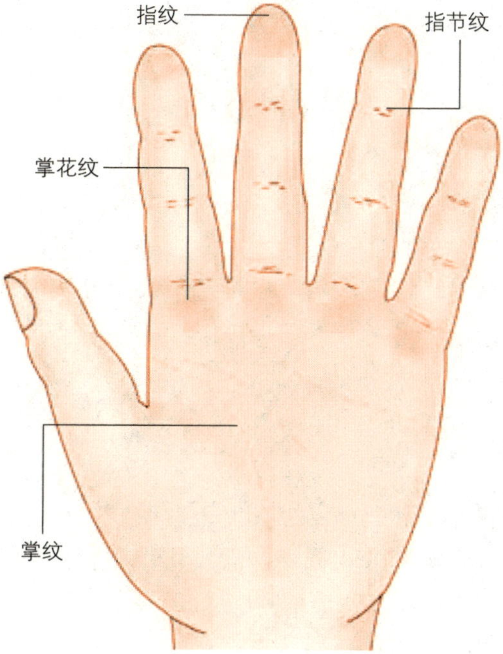


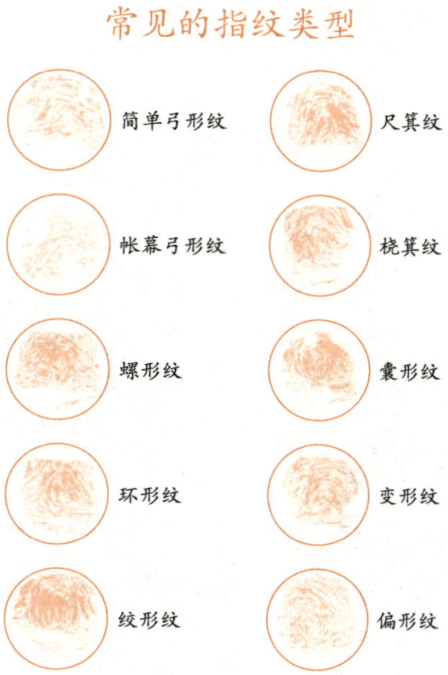

# 002 指甲形态与疾病

指甲是身体重要的一部分，可以说是皮肤的延长。出现在指甲上的现象不仅可以反映出内脏的状态，还可以反映出精神状态的变化，由此我们就能了解一个人全部的健康状态。

## 长指甲

甲面占指节3/5以上的指甲属于长指甲，具有这种指甲的人个性温和，感情细腻，情绪较抑郁，易伤感，一般呼吸系统较弱，易感冒，通常妇女多见这种甲型。若指甲长而方，表示此人对自己要求高，对周围人也有同样高的要求，而且情绪敏感。

## 短指甲

甲面占指节1/3左右的指甲属于短指甲，具有这种指甲的人，健康状况较好，体格粗壮，但情绪较暴躁，易患高血压及肝病；指甲极短且呈矩形的人，心灵手巧，适合技术领域的工作。此外，半月痕很小或完全没有的人，易患心脏病。指甲短而肥大的人，性格活跃，喜欢运动，处事果断，但有时性格极为固执。

## 圆形指甲

圆指甲的甲板面一般呈半圆形，甲皱沟不整齐，颜色较正常，表示身体健康状况良好，但易患偏头痛等。

## 方形指甲

方指甲甲面不及末节的1/2，长宽相近，颜色正常，这种指甲类型的人易患循环系统疾病、心脏病等。指甲偏向正方形的人，不会有极端的行动，喜欢按常识做事，往往可以得到确实的成果，但不擅长交际。

## 狭长指甲

狭长指甲的长度与长形指甲相似，占指节的3/5以上，但甲面的横径小，宽约为长的1/3，指甲多柔软脆弱，这种指甲类型的人易患颈腰椎增生、骨质增生及心脏病等症。

# 看指甲诊病

## 看甲痕知体质养生

| 甲痕诊病 | 体质类型 | 易患疾病 | 养生建议 |
| --- | --- | --- | --- |
| 十指没有甲痕 | 为寒底型体质，体内阳气虚弱而阴寒较盛 | 容易疲劳乏力，吸收功能差，面色苍白，手脚厥冷，心悸，嗜睡，容易感冒，精神不振，精力衰退，体质下降 | 补充蛋白质，如奶类、蛋类、豆类、鱼类、黑色性食物、种籽性食物 |
| 十指均有甲痕 | 为热底型体质，阳气偏盛，脏腑功能亢进 | 容易面红，上火，烦躁，便秘，易怒，口干，食量大，不怕冷，好动，甚至血压高，血糖高，容易中风 | 多吃些退火的食物，如冬瓜、西瓜、胡萝卜、蕃茄、空心菜、菠菜、竹笋等 |

## 指甲与人体部位的对应关系

双手的指甲与人体部位有着一定的对应关系，根据这种对应关系就可以诊断出身体相应部位的健康状况。

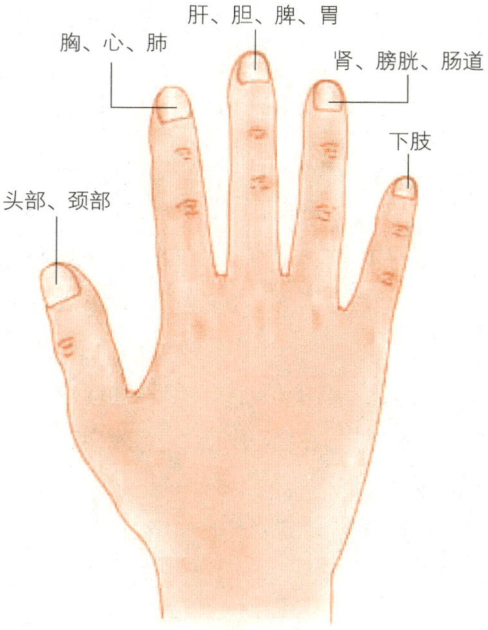


## 指甲九畴十区划分法

根据壮医的实践经验，有些手相专家把指甲划分为十区，这种划分法被称为九畴十区划分法。这十区分别对应人体的脏腑器官，因此观察此十区的变化，即可了解身体健康的状况。

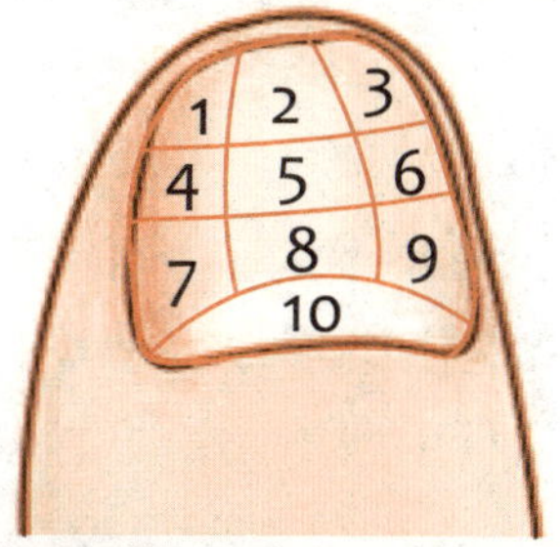


| | |
| --- | --- |
| 1、3区 | 肺 |
| 2区 | 心脏 |
| 4、6区 | 肝胆胰 |
| 5区 | 脾胃 |
| 7、9区 | 小肠、大肠 |
| 8区 | 肾脏、膀胱 |
| 10区 | 胞宫、精室、骨骼 |

# 003 看手掌诊病

手掌可以反映出身体其他部位的健康状况，同时也可以显示人的性格。观察时应让被检查者洗净双手，将手自然分开，掌心向上，放到光亮的地方。根据手掌及手指的不同形状，可以把手掌分为以下几种类型：原始型、竹节型、尖头型、四方型、圆锥型、匙型手。

1. 原始型手较肥厚，手指短，指结厚硬粗糙，掌厚大而硬，尤其是掌的下部特别粗厚，掌纹简单而粗犷，掌背青筋浮露，皮肤颜色较深。这种手型的人，大多思想单纯，性情粗犷，智力平平，但体力很好，易激动而发怒，容易精神紧张，因此易患高血压和呼吸系统方面的疾病。

2. 竹节型手，手掌修长而骨挺，手指削瘦，骨关节较高，指尖的形状介于方与尖之间，拇指长大而刚直，皮肤颜色较深，手背筋肉和血管隆起。这种手型的人，性情较古怪，善于思考，往往用脑过度而伤及体力，一般呼吸、泌尿、生殖等系统功能较弱。

3. 尖头型手，手细长而无肉，手指纤长而柔弱无力，指甲呈扁桃型而绯红，拇指粗细匀称，皮肤白皙，青筋较明显。这种手型的人，一般健康状况差，神经衰弱、胆怯，易患呼吸系统疾病，并且泌尿、生殖系统功能较差。

4. 四方型手，手颈及掌指均很宽，外型直而方，指甲短也呈方型，拇指直而长，拇指球相当发达，手掌肌肉筋骨厚而坚实有弹性。这种手型的人，体力好，精力充沛，各方面发育良好，但有的人性格过于固执，成年以后容易患心脑血管疾病。

5. 圆锥型手的手型和手指均细长，大小适中，越向手掌上部越窄，指根粗，指尖为圆锥形状，手掌肥厚，皮肤柔润富有弹性，肤色较白，青筋隐而不露。这种手型的人，思想敏锐但缺乏耐力，大多脾胃功能差，易患消化系统疾病。

6. 匙型手的人手腕多粗大，指根也较粗大，指尖像汤匙，指甲圆厚而大且硬。这种手型的人，一般健康状况良好，体型高大，性格开朗，比较自信，性情急躁，掌背青筋粗浮者易患高血压、糖尿病等。

# 常见六种手掌型

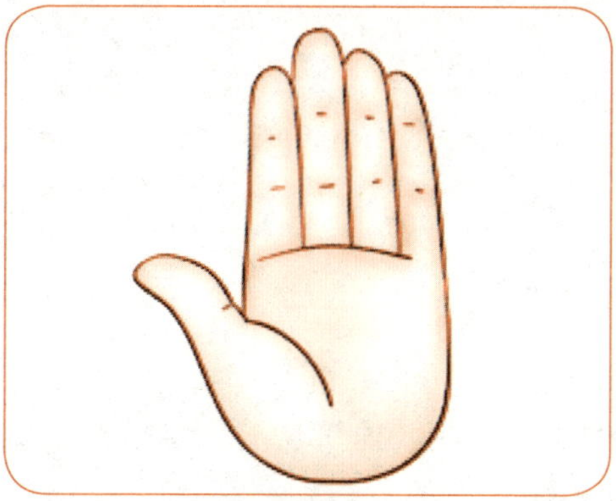

原始型手者一般易患心脑血管和呼吸系统疾病，此类型手者易精神紧张。

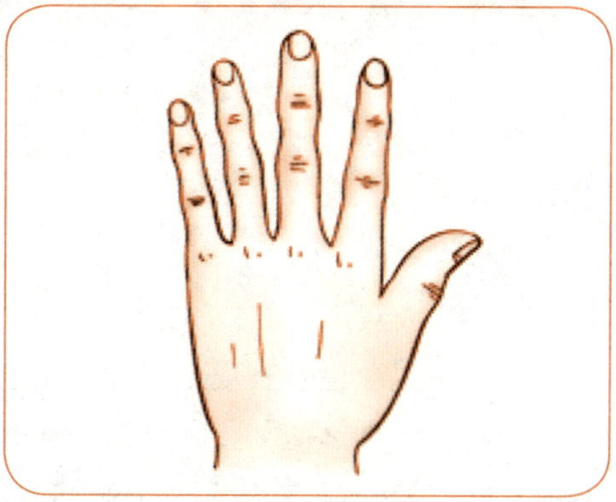

竹节型手者一般呼吸和消化系统较弱，生活中应避免肺、肾功能消耗过大。

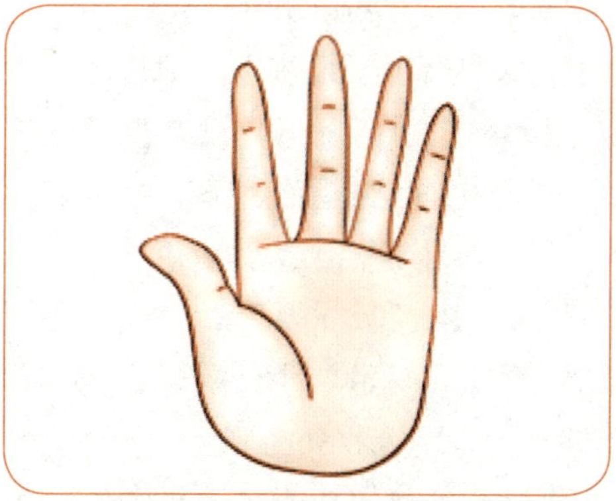

尖头型手者一般体质较差，易得高血压、心脏病或者糖尿病等疾病，但没有强烈的烦躁易怒情况。

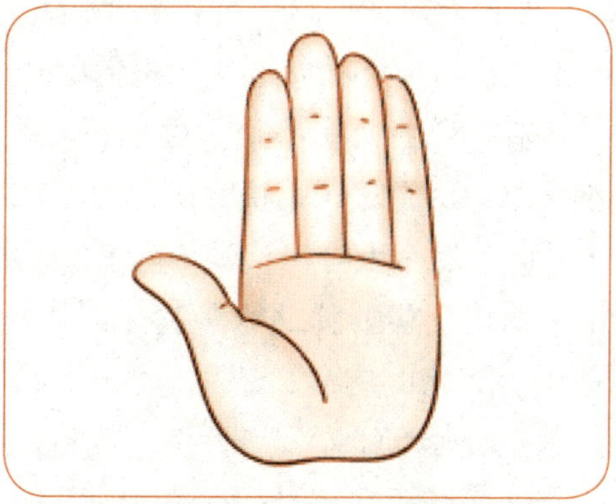

四方型手者手掌为方形，手质较柔韧。此类手型的女性应避免更年期综合征及神经性头痛。

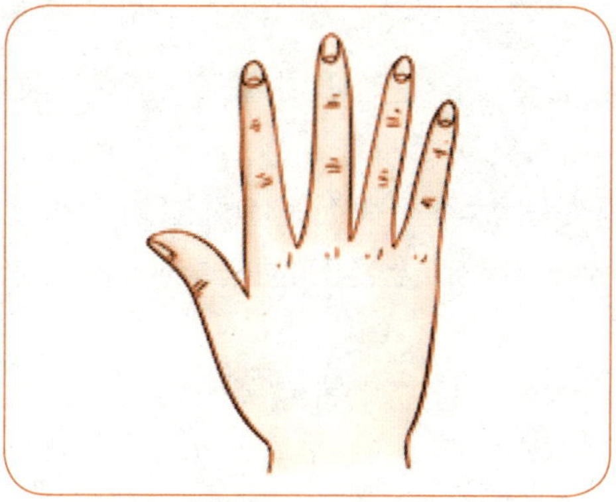

圆锥型手上面粗，下面细，此型手者多为脾胃虚弱， 中晚年时需预防关节炎等疾病。

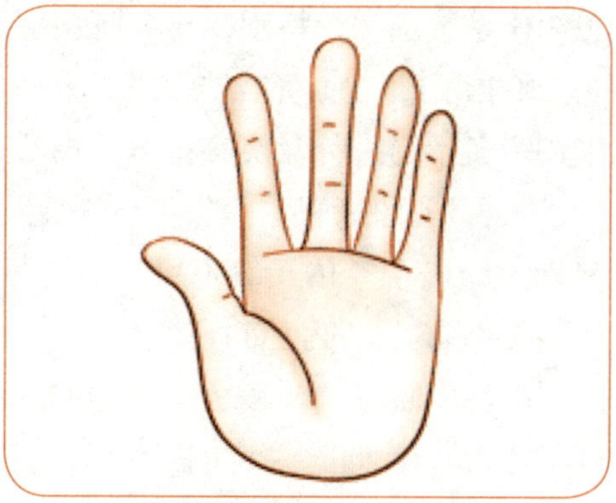

匙型手者一般健康状况比较好， 但易患高血压、糖尿病等疾病。

# 004 看手指诊病

手指位于人体上肢的末端，是血液回流的起点之一，而且心、肺、大肠、三焦、小肠、心包等经络均循行于指尖，因此手指形态的变化与身体健康有着密切的联系。所以，手指也是掌纹诊病的参考之一。人有气色，手指也有气色，手指的不同气色也反映了身体健康情况的不同。

红润：气血运行良好、微血管内血液充盈。

白色：气血不足，肺气虚。中指苍白细弱，说明心血管功能不足或贫血。小指苍白，提示脾肾虚寒，小便清长，大便不调。

黄色：脾气虚，肝脏功能下降，若为土黄色而无光泽则提示可能有肝脏肿瘤。

暗红色或紫红色：血液粘稠度增高，可能有心血管系统疾病。

青色：胃肠功能不良，脾胃虚寒，血液中含氧量降低，血液循环障碍。

暗黑色：肾气不足，提示肾功能障碍。假如整个手色发暗，没有光泽，仿佛笼罩一层黑雾，则说明机体免疫功能低下，可能患有免疫系统疾病。

此外每个手指可代表不同的脏腑器官，手指与脏腑有相应的对应规律。

拇指反映肺脾功能。过分粗壮显示易动肝火，出现眼涩眼痒、口苦、心情烦躁、头晕的病症；扁平薄弱显示少年时期体质差，易患神经衰弱；上粗下细则表示吸收功能差，身体瘦弱不易肥胖；上细下粗表示吸收功能好。

食指反映肠胃功能。苍白瘦弱表示肝胆功能差，消化功能差，易疲倦；第一指节过长表示健康功能差；第二指节过粗表示钙质吸收不平衡，骨骼、牙齿多较早损坏；第三指节过短易患神经方面疾病；指头偏曲，指节缝隙大显示易患消化系统疾病，特别易患大肠疾病。

中指反映心血管功能。苍白细小表示心血管功能差，需注意家族遗传；中指偏短显示易患肺肾疾病；第二指节过长意味着钙质代谢差。

无名指反映肝胆功能。无名指太长见于因生活不规律而影响健康的人；无名指太短表示身体元气不足，体力不佳，免疫力低；无名指的强弱与人体泌尿生殖系统有关，要注意补肾。

小指反映子宫、睾丸、肾功能。小指瘦弱的女性易患月经病、妇科病；男性易肾亏、性功能差、生育困难。

# 看手指诊病

## 手指诊病

手指位于肢体末端，共有六条经络循行经过，因此手指的形态变化与健康有密切的关系。据研究，不同手指对应着不同的脏腑器官，并反映其所对应器官的病理变化。

**手指诊病**

| 手指 | 形态 | 对应脏腑 |
| --- | --- | --- |
| 拇指 | 长短均匀，圆长健壮，直而不偏 | 脾肺 |
| 食指 | 柔软富于弹性，圆长健壮 | 肠胃 |
| 中指 | 圆长健壮，直而不偏 | 心血管 |
| 无名指 | 圆秀健壮，直而不偏 | 肝胆 |
| 小指 | 长短相称，直而不偏 | 子宫、睾丸、肾 |

## 从大拇指看你的生命力与性格

| 拇指形状 | 生命力与性格 |
| --- | --- |
| 拇指较宽 | 讲究观察，性格有些固执 |
| 拇指较长 | 头脑清晰，适应社会的能力很好 |
| 拇指扁平或薄弱 | 体质较差，且神经质，办事缺乏韧性 |
| 拇指短小 | 情绪不稳定，性格优柔寡断，意志不够坚定，易胆怯 |
| 第一指节端正、长度正常 | 意志坚定，有恒心有耐性，而且敦厚稳重，具有适应能力 |
| 第二指节长度正常 | 理解力强，有逻辑分析能力而处事果断 |
| 第一指节长于第二指节 | 观察力敏锐，但自负而缺乏思虑，易激动 |
| 第一指节短于第二指节 | 感情不稳定，性格内向 |

# 005 手疗简介

从狭义上来说，手疗一般就是指手部按摩疗法，就是通过手对手部某些固定的与身体内外脏器、组织有着特异联系的穴位，病理反射点或敏感点等，以特定的治疗手法的刺激，一般采用点法、揉法、按法、推法等手法，来调节相应经络、脏腑、组织、器官，以达到保健强身、治疗急慢性疾病的目的。

从广义上来说，手疗还包括针刺疗法、点刺疗法、七星针疗法、艾灸疗法、指针疗法、割治疗法、埋线疗法、穴位注射疗法、手部直流电疗法、握药疗法等，但是因为在手疗的这些手法中，手部按摩疗法是最有代表性、最简单方便、最经济实惠，也是流传最广，最受老百姓喜爱的，因此一般说到手疗时，其实说的就是手部按摩疗法。

手疗（以下提到手疗时均指手部按摩疗法）既可用于治疗各类病症，又可用于养生保健，用途相当广泛。通过手疗大家既可互治，又可自治，所以手疗深受大众的垂爱和欢迎。这也是由手疗的自身特点和优势决定的。

## 手疗的优点

| | |
|---|---|
| 范围广泛 | 既可用于急性病症的治疗，又可用于各种慢性病症的治疗，内科、外科、骨伤科、妇科、儿科、皮肤科、五官科等临床各科的很多常见病、多发病甚至少数疑难杂症，都可以采用手疗来进行治疗。 |
| 操作简单 | 手疗法无需高新技术以及复杂的医疗器械，仅凭双手以及一些简单工具便可操作，比较容易学习和掌握，可以说是一学就会，一看就懂，特别适合老百姓的居家保健祛病。 |
| 安全可靠 | 手疗法是一种自然疗法，安全可靠，无污染，又不像药物那样会使人体产生药性依赖，也不会对人体脏腑造成任何损害。 |
| 疗效好，见效快 | 对于手疗的各种适应症，不论是急性病还是慢性病，只要运用得当，都会起到意想不到的效果。而且，手疗还是一种不可多得的保健强身的方法，只要坚持使用，一定会获益良多。 |

手疗虽然适用面极广，但并不是万无一失的，有些病症并不适合手疗，或者要有选择性地使用，或者在使用时需注意一些问题，避免身体出现不适，因此在临床上，手疗的具体应用还要注意一些操作事项。

## 手疗的注意事项

| | |
|---|---|
| 手疗场所 | 空气要流通，冬天要做好保暖，避免手部受寒或者冻伤；夏季天气闷热，可以打开电风扇解热，但是要注意不可直接对着吹风，在进行手疗时，室内的旁人切不可吸烟。 |
| 手疗力度 | 手疗力度要适中，每穴治疗3~5分钟，每次以15~30分钟为宜。对于急性病症，每日可治疗1或2次，病愈后即止；对于慢性病症，则宜每日或隔日治疗1次，5~10次为一个疗程。 |
| 身体状态 | 暴饮、暴食或者饥饿、极度疲劳的状态下，一个小时内均不可做手疗。在进行手疗前最好休息15分钟，如果是刚做完剧烈运动则要休息半个小时才能进行。 |
| 老弱人群手疗 | 老年人关节僵硬，骨骼相对松脆，少年儿童皮薄肉嫩，所以对这两种对象做手疗时手法要轻柔，不可太用力。 |
| 病人手疗 | 严重病患或者病情较为严重的人，做手疗时要配合常规疗法同时进行，或以常规疗法为主，手疗法为辅，以达到快速治愈疾病的目的。 |
| 手疗禁忌 | 手部有感染、化脓性病灶者，都禁用手疗法；皮肤过敏者，也要慎用手疗法。 |

# 006 手疗基本操作手法

手部按摩保健法的基本手法大概有按、揉、点、捻、掐、推、擦、摇转、拔、摩等十几种，在具体操作时，如果手法选择不得当，可能治疗效果会不显著，影响治疗的信心，所以只有选择合适的手疗方法才能事半功倍，达到治疗和保健的目的。

## 按摩的常用手法

| 按摩手法 | 定义 | 适用范围 | 注意事项 | 功效 |
|---|---|---|---|---|
| 按法 | 用拇指指尖或指腹（肚）垂直平压穴位、反应区、反应点。 | 按法一般适用于手部大、小鱼际处等较平的穴区。可用来进行各种慢性疾病、慢性疼痛的治疗。 | 着力部位要紧贴手部表面，移动范围不宜过大，用力要逐渐加重，缓慢而持续，不要用爆发力，按压频率和力度都要均匀。 | 通经活络、祛寒止痛。 |
| 揉法 | 把手指螺纹面按在手部穴区上，放松腕部，以肘部为支点，前臂摆动，带动腕部和掌指作轻柔缓和的旋转性揉动，将力通过手指传达至各部位。 | 适宜在表浅或开阔的穴位上进行。常用来治疗慢性病、虚症、劳损。 | 压力宜轻柔，动作要协调有节律，持续时间最好长些。 | 启闭开阖、调节阴阳。 |
| 点法 | 用拇指指端或中指顶端或小指外侧尖端加上无名指、拇指固定，或屈拇指指尖关节，或屈食指以近端指尖关节等部位，点压手部穴位。 | 一般用于骨缝处的穴区，多用于急症、痛症等的治疗。 | 点法接触面积小，力度强，刺激量大。操作时要求准确有力，不要滑动，力量调节幅度大。 | 快速止痛。 |

| | | | | |
|---|---|---|---|---|
| 捻法 | 所谓捻法，就是用拇指、食指螺旋纹面夹持一定部位，用单指或两指相对做搓揉动作。 | 主要用于手部每指各部小关节。也可应用于慢性病症，局部不适及保健等。 | 既强调频率和作用部位，又要重而不滞，轻而不浮。 | 活血、通络、止痛。 |
| 掐法 | 可以用手指顶端甲缘对手部穴位区施以重刺激，一般多用拇指顶端及桡侧甲缘施力，也有以拇指与其余各指顶端甲缘相对夹持穴区来施力。 | 常用于掌指关节结合部及掌骨间缝部位的操作。用于治疗痛症、癫狂发作、急症、神经衰弱等。 | 掐法属强刺激手法，掐时要慢慢用力，到引起强反应时停止。运用此法时切不可滑动，否则很容易损伤皮肤。为避免掐破皮肤，可在重掐部位覆盖一层薄布。 | 舒筋、活络。 |
| 推法 | 用指掌、单指、多指及掌根、大小鱼际侧，着力于手部的一定穴位及反应点，单向直线移动。 | 适用于手部纵向长线进行。慢性病、劳损性疼痛、酸痛、虚寒及保健等均可用此法进行治疗。 | 指掌紧贴体表用力稳妥，速度缓慢均匀。为使力度调控自如，推法一般是沿手部骨骼走向进行操作。 | 开通穴道，活血化瘀。 |
| 擦法 | 用单指或手掌或大小鱼际及掌根部附着于手的一定部位，紧贴皮肤进行往复快速直线运动。 | 擦法适用于手掌、手指部顺骨骼走向，特别是手掌心部操作运用。适用于慢性疾病、虚寒证、精神性疾病等，也可用来强身健体。 | 腕关节要自然伸直，前臂与手保持水平，指擦的指端可微微下按，以肩关节为支点，上臂主动带动指掌做反直线移动。擦法的着力一定要轻而不浮、节奏迅速才能收到满意效果。 | 行气活血，温煦补益。 |
| 摩法 | 把手掌面或食指、中指、无名指螺纹面附于手部一定部位上，用腕关节连同臂部摆动使掌部穴区上作顺时针或逆时针的循环擦动。重手法后可用摩法进行放松调整。 | 摩法适用于手部相对开阔的部位。常用来治疗老年疾病、慢性病、虚症、寒证等。 | 要求动作轻柔、速度均匀协调，频率要快。摩法操作时要持续、均匀、迅速，不应重滞不匀。 | 温经通络，行气活血。 |

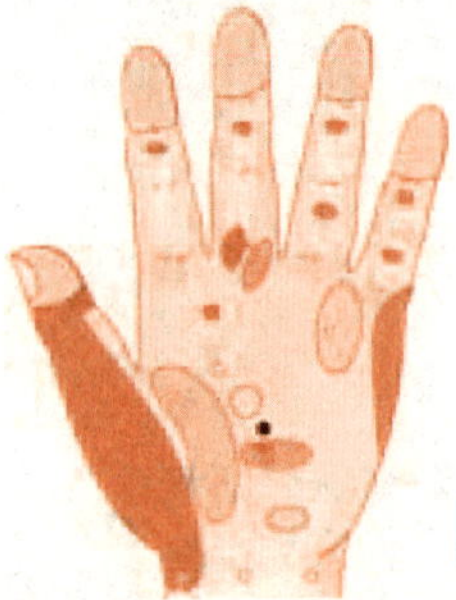

第二章

DIERZHANG

# 循环及内分泌系统疾病的手疗法

循环系统疾病是常见病，尤其在内科疾病中所占比重很大。内分泌系统是由内分泌腺及分布于其他器官的内分泌细胞组成，其中任何一种内分泌细胞的功能失常所致的一种激素分泌过多或缺乏，均可引起相应的病理生理变化。本章介绍的是循环系统及内分泌系统疾病的手诊手疗知识。

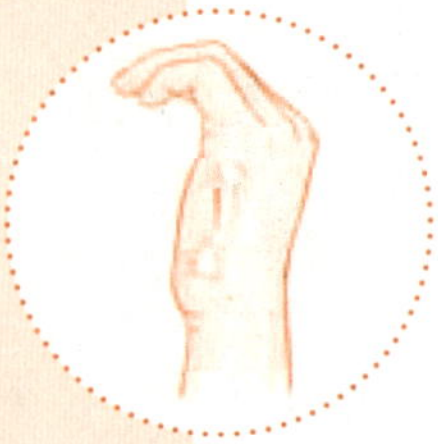

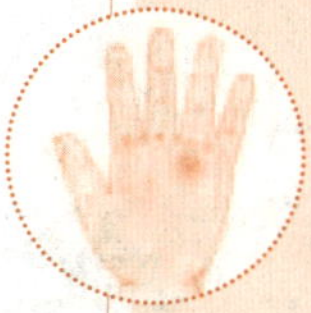

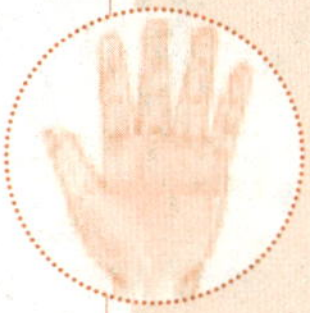

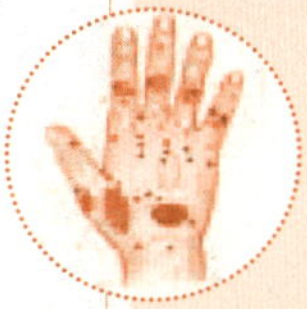

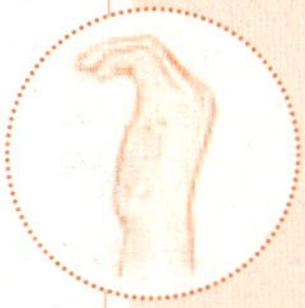

# 本章看点

- **高血压**

  高血压会导致心肌肥厚、心脏扩大、心功能不全等症

- **冠心病**

  冠心病是冠状动脉粥样硬化的简称

- **急性脑血管病**

  急性脑血管病是指一组起病急骤的脑部血管循环障碍的疾病

- **糖尿病**

  糖尿病是一种常见的内分泌代谢病

- **贫血**

  贫血为循环血液单位容积内，血红蛋白低于正常值下限

- **甲亢**

  甲亢是甲状腺功能亢进症的简称

- **更年期综合征**

  更年期综合征是由雌激素水平下降而引起的一系列症状

# 007 高血压

高血压病是指在静息状态下动脉收缩压和/或舒张压增高(>=140/90mmHg),常伴有脂肪和糖代谢紊乱以及心、脑、肾和视网膜等器官功能性或器质性改变，以器官重塑为特征的全身性疾病。

## 症状反应

□ 头疼：若经常感到头痛，而且很剧烈，同时又恶心作呕，就可能是向恶性高血压转化的信号。

□ 耳鸣：双耳耳鸣，持续较长时间。

□ 气短心悸：高血压会导致心肌肥厚、心脏扩大、心功能不全，这些都是导致气短心悸的原因。

□ 眩晕：可能会在突然蹲下或站立时发作。

## 病因分析

此病病因尚未十分明确。一般认为高级神经中枢功能障碍在发病中占主导地位，体液、内分泌因素、肾脏等也参与发病过程。

## 看手知健康

（1）心区及大鱼际部位颜色鲜红，肝部有暗红色线条出现。肾区淡白无华。表明情绪急躁、易怒，有心悸头晕症状。

（2）1线紊乱不清晰纹路深刻，明显易见，2线走向平直。

### 专家支招

问：哪些症状可能是高血压的危险信号呢？

答：有六个症状必须注意，一是头疼：部位多在后脑，并伴有恶心、呕吐感。二是眩晕：女性居多。三是耳鸣：双耳耳鸣，持续时间较长。四是失眠：多为入睡困难、早醒、易做噩梦、易惊醒。五是肢体麻木：手脚麻木或皮肤如蚁行感。六是心悸气短。

# 对症手诊手疗

## 看手诊病

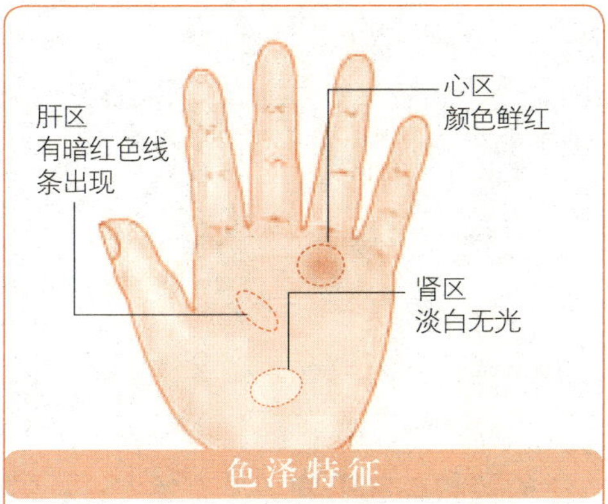


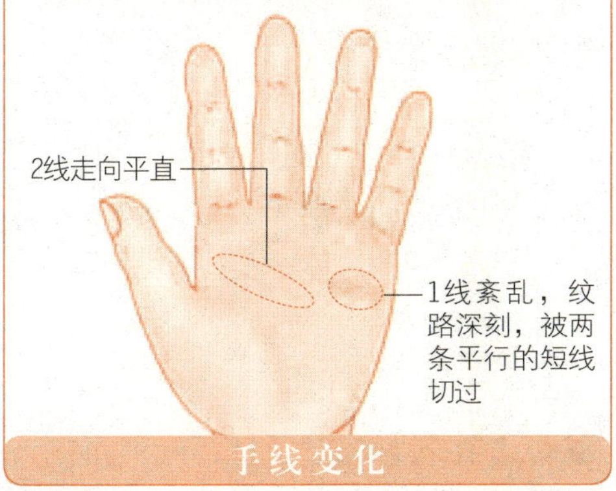


## 手疗治病

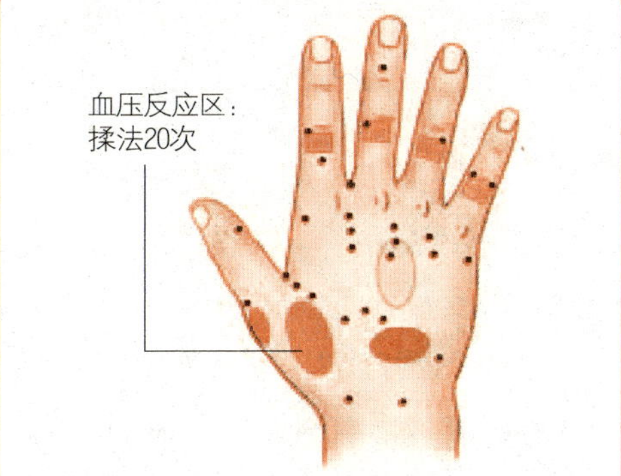


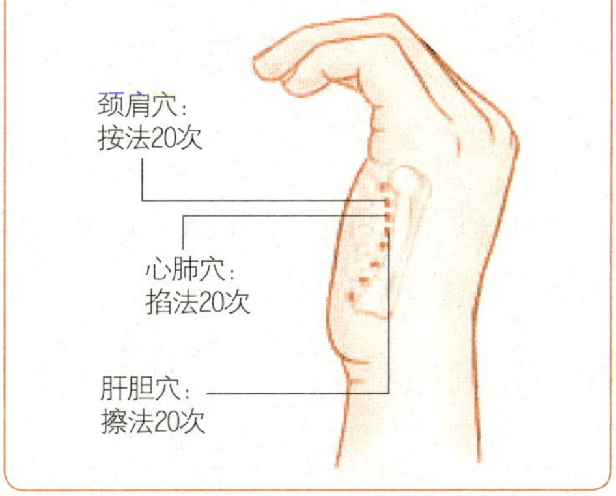


| 手疗流程 | 手疗部位 | 步骤 | 选穴 | 方法 |
|---|---|---|---|---|
| | 手背 | 第一步 | 血压反应区 | 揉法20次 |
| | 手侧 | 第二步 | 颈肩穴 | 按法20次 |
| | | 第三步 | 心肺穴 | 掐法20次 |
| | | 第四步 | 肝胆穴 | 擦法20次 |

## 对症食疗

山楂降压汤：山楂15克，猪瘦肉200克，食用油30毫升，姜5克，葱10克，鸡汤1000毫升。瘦猪肉切片；姜拍松；葱切段。锅内加入食用油，烧至六成熟时，下入姜、葱爆香，加入鸡汤，烧沸后下入猪肉、山楂、盐，用小火炖50分钟即可。

# 008 冠心病

冠心病是冠状动脉粥样硬化心脏病的简称，是指冠状动脉粥样硬化导致心肌缺血、缺氧而引起的心脏病。为冠状动脉硬化导致器官病变的最常见类型。

## 症状反应

□ 心绞痛型：表现为胸骨后的压榨感，闷胀感，伴随明显的焦虑，持续3~5分钟，常发散到左侧臂部、肩部、咽喉部、背部和右臂。

□ 心肌梗塞型：梗塞发生前一周常有前驱症状，如静息和轻微体力活动时发作的心绞痛，伴有明显的不适和疲惫。

□ 无症状性心肌缺血型：很多病人有广泛的冠状动脉阻塞却没有感到过心绞痛，甚至有些病人在心肌梗塞时也没感到心绞痛。

## 病因分析

因冠状动脉狭窄、供血不足而引起的心肌机能障碍和（或）器质性病变，故又称缺血性心肌病。

## 看手知健康

（1）明堂处出现独立的“△”形纹，说明患有冠心病，而且正向严重的方向发展。

（2）3线尾端出现“△”形纹，提示心肌缺血，要预防隐性冠心病。

### 专家支招

问：我叔叔到医院检查，确定得了冠心病，请问此病有什么自我报警方式吗？

答：一旦突发胸部或上腹疼痛，或者产生心慌、气短、烦躁、胸闷、精神不振、头晕、疲乏等一系列症状，一定要及早到医院去进行检查，确诊后应及时治疗，不可存侥幸心理，以免延误病情。

# 对症手诊手疗

## 看手诊病

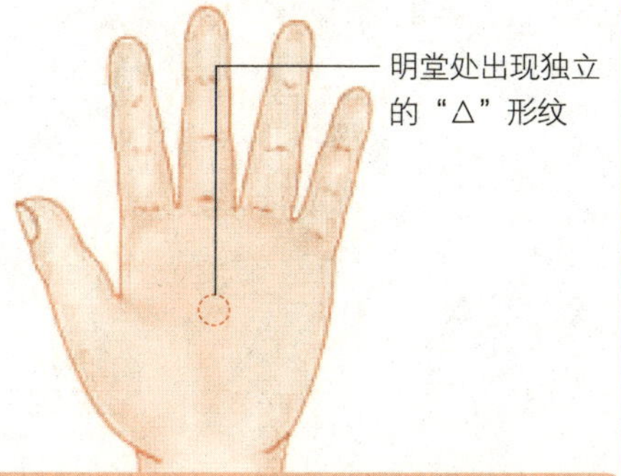


手纹变化

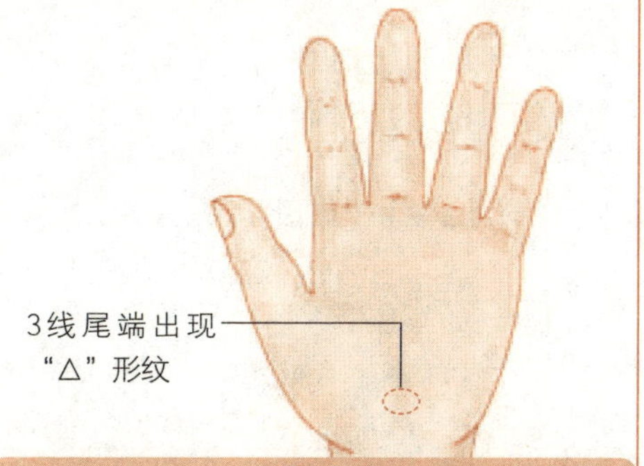


手线变化

## 手疗治病

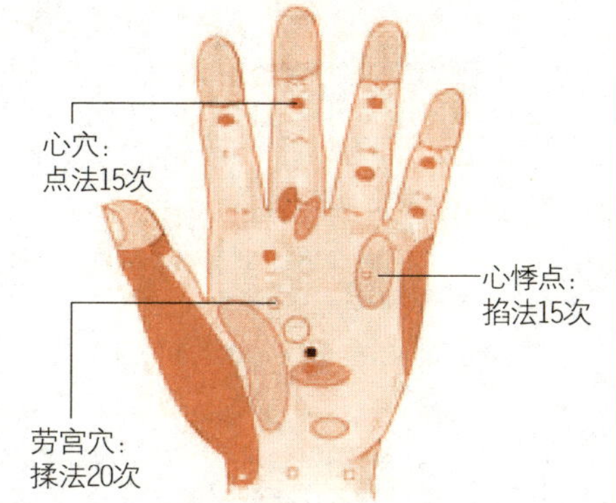


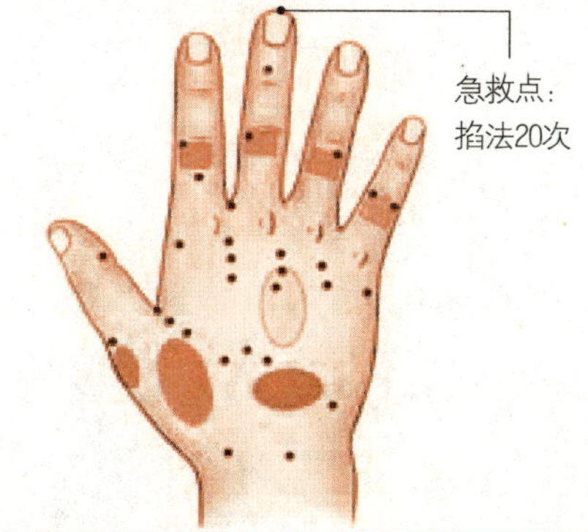


| 手疗流程 | 手疗部位 | 步骤 | 选穴 | 方法 |
|---|---|---|---|---|
| | 手心 | 第一步 | 心悸点 | 掐法15次 |
| | | 第二步 | 劳宫穴 | 揉法20次 |
| | | 第三步 | 心穴 | 点法15次 |
| | 手背 | 第四步 | 急救点 | 掐法20次 |

## 对症食疗

玉竹炖猪心：玉竹50克、猪心500克，生姜、葱、花椒、食盐、白糖、味精、香油适量。将玉竹洗净，切成段；猪心剖开，洗净血水，切块。将玉竹、猪心、生姜、葱、花椒同置锅内煮40分钟。下食盐、白糖、味精和香油于锅中即可。趁热空腹分2次食用。

# 009 急性脑血管病

急性脑血管病是指一组起病急骤的脑部血管循环障碍的疾病，临床上又称脑血管意外、卒中或中风。据最近流行病学调查表明，急性脑血管病、心脏病、肿瘤已构成人类三大致死原因。



## 症状反应

- □ 头晕头痛。
- □ 视力模糊。
- □ 肢体偏瘫或不自主抖动。
- □ 失明。
- □ 眩晕。
- □ 呕吐。
- □ 四肢瘫痪。

## 病因分析

它可以是脑血管突然血栓形成，脑栓塞致缺血性脑梗塞，也可以是脑血管破裂产生脑溢血。出血性脑血管病则由于高血压、脑动脉粥样硬化、先天性脑动脉瘤、脑血管畸形等所致。

## 看手知健康

（1）2线和3线清晰，3线突然断截，消失不见，则是脑卒中、脑溢血征兆。

（2）1线有岛纹状，提示可能因脑血管瘤或脑血管畸形而发生意外。

### 专家支招

问：大夫说我的婶婶得了小中风，小中风是不是不严重啊？

答：小中风是短暂性脑缺血发作的俗称，其实是急性脑血管疾病的一种，主要表现是手中物品突然落地、单瘫、偏瘫、眩晕、耳鸣及吞咽困难等，持续时间短则数分钟，长则1小时，最长不超过24小时。小中风虽然病情轻，发作时间短，却很可能是脑血栓和脑出血的预兆，所以一旦发现，就应及早就医。

# 对症手诊手疗

## 看手诊病

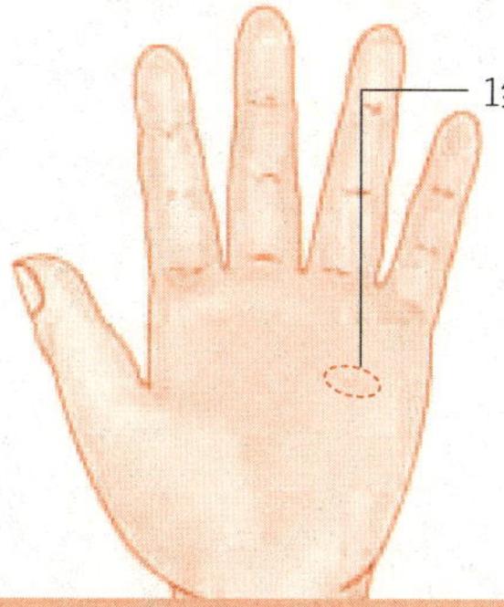


手纹变化

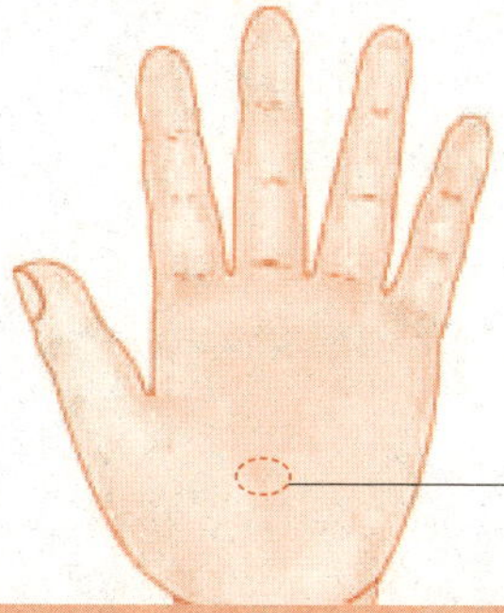


手线变化

## 手疗治病

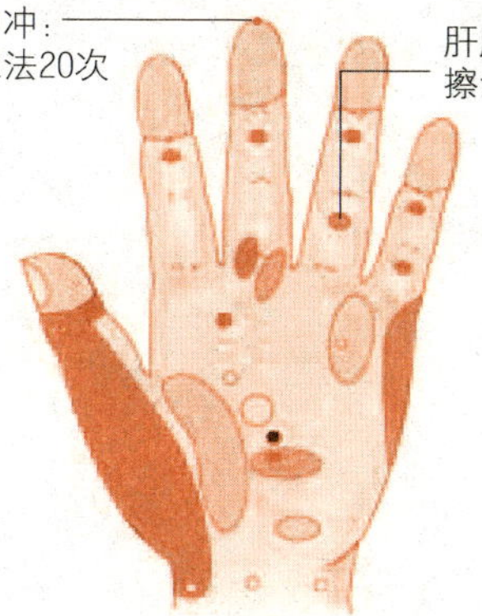


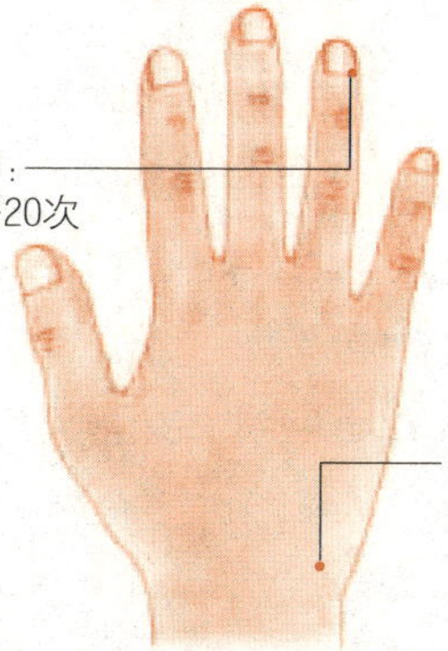


**手疗流程**

| 手疗部位 | 步骤 | 选穴 | 方法 |
|---|---|---|---|
| 手心 | 第一步 | 肝胆穴区 | 擦法20次 |
| 手背 | 第二步 | 关冲 | 揉法20次 |
| 手心 | 第三步 | 中冲 | 揉法20次 |
| 手背 | 第四步 | 阳池 | 揉法20次 |

## 对症食疗

**杞子菊花饮**：枸杞子30克，菊花10克。将两种材料煎汤代茶饮。每日服1剂，分次饮服。对中风先兆及中风后血压偏高、头晕目眩者疗效较好。

**鲤鱼脑髓粥**：鲤鱼脑髓60克，粳米60克。先淘净粳米，把粳米与鲤鱼脑髓一起放入锅内，加适量清水，用慢火煮成粥。根据个人口味添加适量调味品后食用，每次1碗。

# 010 糖尿病

糖尿病是一种常见的内分泌代谢病，其基本病理、生理改变为绝对或相对性胰岛素分泌不足所引起的代谢紊乱，其特征为高血糖、糖尿、葡萄糖耐量降低及胰岛素释放试验异常。

## 症状反应

□ 多饮。 □ 多尿。

□ 多食。 □ 消瘦。

□ 蛋白质、脂肪、水和电解质等一系列代谢紊乱综合征。

## 病因分析

（1）自身免疫系统缺陷。在糖尿病患者的血液中可查出多种自身免疫抗体，这些异常的自身抗体可以损伤人体胰岛分泌胰岛素的B细胞，使之不能正常分泌胰岛素。

（2）遗传因素。目前研究提示遗传缺陷是糖尿病的发病基础，这种遗传缺陷表现在人第六对染色体的HLA抗原异常上。

（3）病毒感染可能是诱因。因为糖尿病患者发病之前的一段时间内常常得过病毒感染。

## 看手知健康

（1）肺二区颜色鲜红，按之不易退去，为多饮、烦渴为主的上消化道症状。胃一区温热、潮红，则是多食善饥的中消症状。肾区苍白不泽，为尿频、尿多的下消症状。

（2）皮肤区干燥，3线上有障碍线介入或出现岛纹，乾位色暗伴有格子纹。

### 专家支招

问：年轻人怎么知道自己得了Ⅰ型糖尿病啊？

答：糖尿病本身隐蔽性较高，因为大家误认为糖尿病是中老年疾病，所以往往会错过治疗的最佳时机，因此建议年轻人一旦出现口渴、乏力、能吃等症状时应尽快到医院检查，争取在发病的初期阶段使疾病得到治疗和控制。

# 对症手诊手疗

## 看手诊病

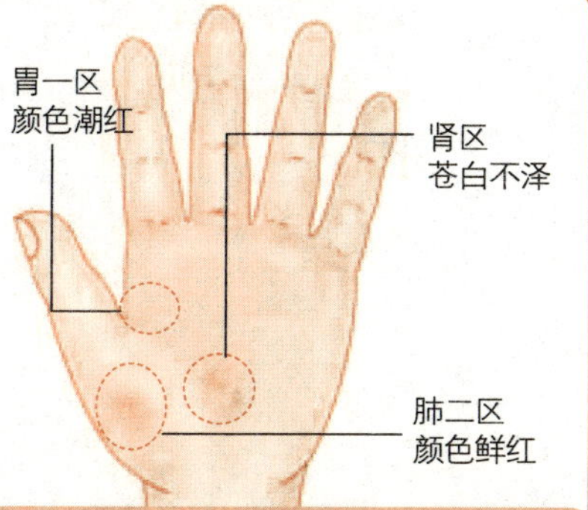


色泽特征

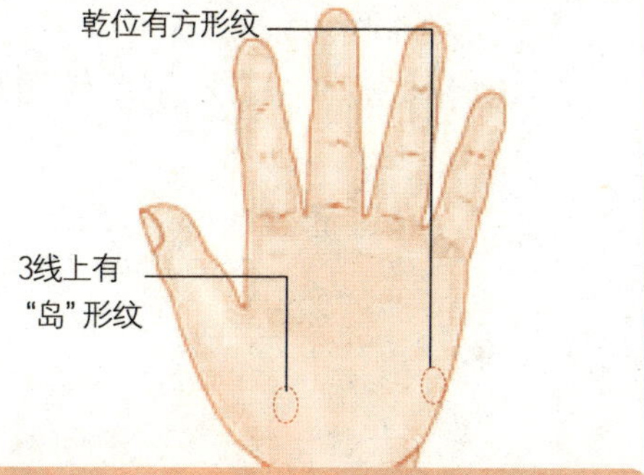


手线变化

## 手疗治病

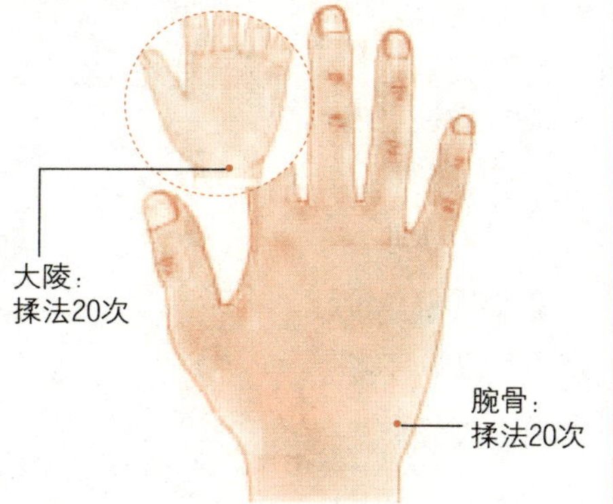


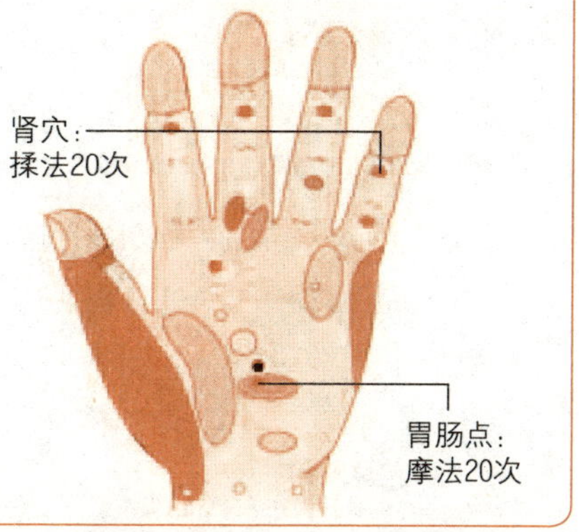


| 手疗流程 | 手疗部位 | 步骤 | 选穴 | 方法 |
|---|---|---|---|---|
| | 手心 | 第一步 | 大陵 | 揉法20次 |
| | 手背 | 第二步 | 腕骨 | 揉法20次 |
| | 手心 | 第三步 | 胃肠点 | 摩法20次 |
| | | 第四步 | 肾穴 | 揉法20次 |

## 对症食疗

豆腐浆粥：粳米50克，豆腐浆500毫升。先煮粳米，加豆腐浆，至米开花后熬成粥，调味食用。适用于糖尿病伴高血压、冠心病者，肾病、肾衰者不宜服用。

木耳粥：银耳5～10克，粳米100克，大枣3枚。浸泡银耳，将粳米、大枣煮粥，快熟时加银耳。适用于糖尿病血管病变者，木耳有破血作用，糖尿病孕妇慎用。

# 011 贫血

贫血为循环血液单位容积内，血红蛋白低于正常值下限。国内诊断贫血的血红蛋白标准为：成人男性低于12g/dl，成年女性低于11g/dl，孕妇低于10g/dl。

## 症状反应

- □ 皮肤苍白。
- □ 面色无华。
- □ 呼吸急促。
- □ 心跳加快。
- □ 食欲不振。
- □ 腹泻。
- □ 闭经。
- □ 性欲减退。

## 病因分析

（1）失血性贫血。失血最常见的原因，有创伤引起的外出血；内脏破裂的内出血；血管肉瘤引起的体腔内出血或外出血等。

（2）溶血性贫血。由红细胞的破坏过速、过多，超过造血补偿能力引发，正常的红细胞破坏衰老的红细胞。

（3）再生障碍性贫血。一种是再生不良，另一种是再生不能。

## 看手知健康

（1）掌心色白，手掌皮肤皱纹处淡白无华，眼区和肾区颜色偏白，青筋浮现。肝区则有淡青之色，郁结不散。

（2）2线末端有分叉，且成“八”字形，提示贫血信号。

### 专家支招

问：我媳妇儿让我儿子（2岁）每天喝很多牛奶，还说这样最健康，请问牛奶喝多了好吗？

答：过量食用牛奶对孩子健康成长非但不利，而且还会导致孩子贫血。我在临床中发现，一些婴幼儿就是因过分依赖牛奶而造成体内缺铁和维生素贫乏，铁是造血的基础元素，小儿铁不足就容易出现身体虚弱、易困易倦等贫血症状。

# 对症手诊手疗

## 看手诊病

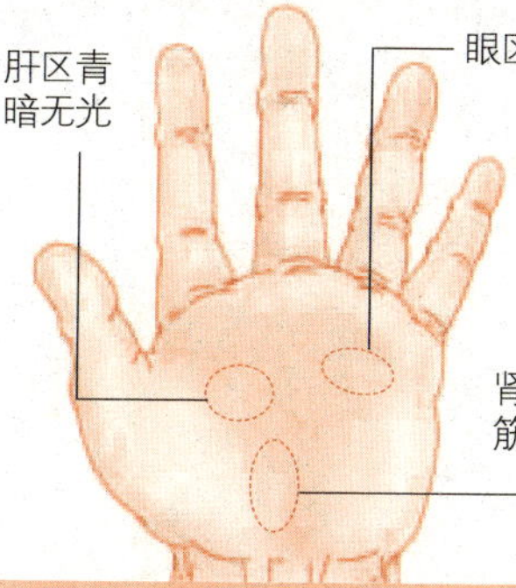


色泽特征

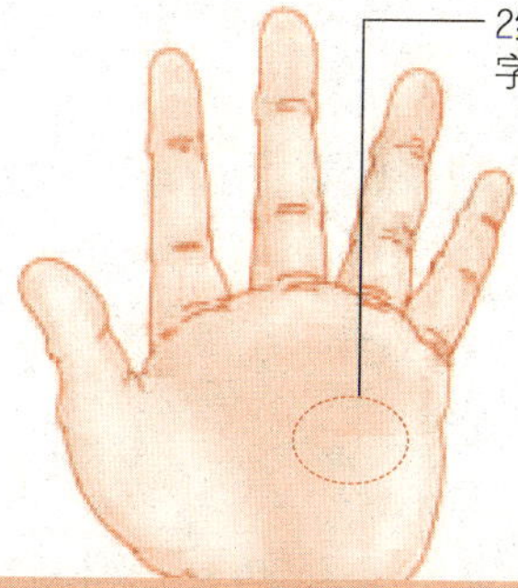


手线变化

## 手疗治病

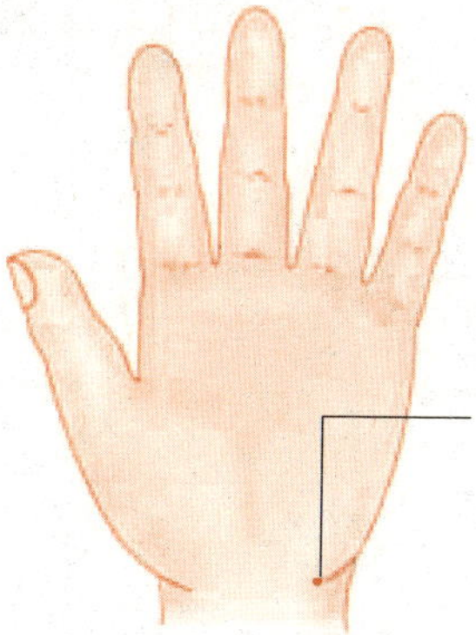


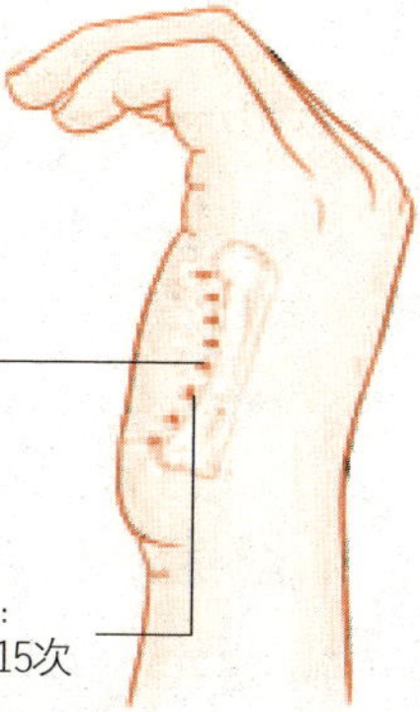


**手疗流程**

| 手疗部位 | 步骤 | 选穴 | 方法 |
| --- | --- | --- | --- |
| 手心 | 第一步 | 神门 | 擦法15次 |
| 手侧 | 第二步 | 脾胃穴 | 擦法15次 |
| | 第三步 | 肾穴 | 擦法15次 |

## 对症食疗

红枣木耳汤：红枣30枚，黑木耳25克。把黑木耳用冷水泡发后，洗净撕成小朵，放进沙锅，加适量水，先用大火煮沸，再用小火炖煮半小时，等木耳熟烂时，加适量红枣和红糖，煮至红糖完全溶化即可。

韭菜炒猪肝：猪肝100克，韭菜50克，洋葱80克，色拉油1大匙。把猪肝洗净，切成薄片，煮至七成熟后，与新鲜韭菜、洋葱一起炒，用适量调味料调味即可。

# 012 甲亢

甲状腺功能亢进症简称甲亢，是由多种原因引起的甲状腺激素分泌过多所致的一组内分泌病症。临床上以弥漫性甲状腺肿伴甲状腺功能的亢进和结节性甲状腺肿伴甲状腺功能亢进占绝大多数。

## 症状反应

- □ 多食。
- □ 消瘦。
- □ 畏热。
- □ 多汗。
- □ 心悸。
- □ 激动。
- □ 不同程度的甲状腺肿大。
- □ 眼突。

## 病因分析

（1）自身免疫因素和遗传因素：前者的发生、发展过程迄今尚不清楚。后者的背景和遗传的方式也未被阐明。

（2）环境因素：例如创伤、精神刺激、感染等都可能诱发甲亢。

## 看手知健康

（1）脑三区可见褐色斑块，眼区有青黑色凸起。拇指根部散布红色晕斑，则提示心火旺，有心悸、心动过速等症。

（2）小鱼际和5线上出现许多细小横纹且2线较淡，表明患者精神紧张，情绪易激动，多疑。

### 专家支招

问：治疗甲亢一般需多长时间？甲亢药物需要经常更换吗？

答：甲亢的治疗时间相对比较漫长，一般需要一年半到两年的时间，这段时间内要根据自身症状、体征、辅助检查等项情况来调整用药，逐步减量。接着可以服用维持量，直到疗程期满。平时注意监测血常规、肝功能、甲状腺功能等。

# 对症手诊手疗

## 看手诊病

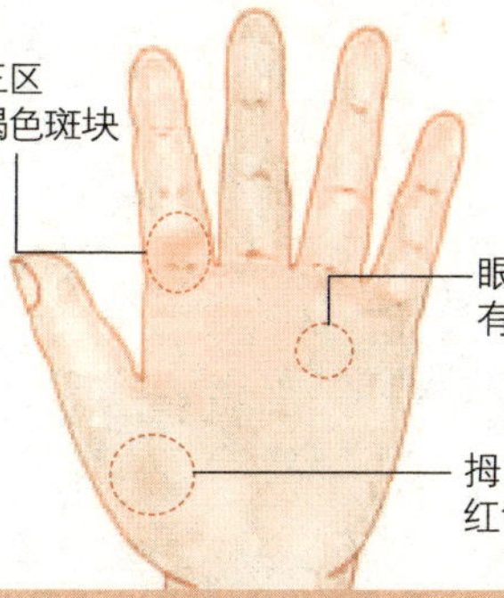


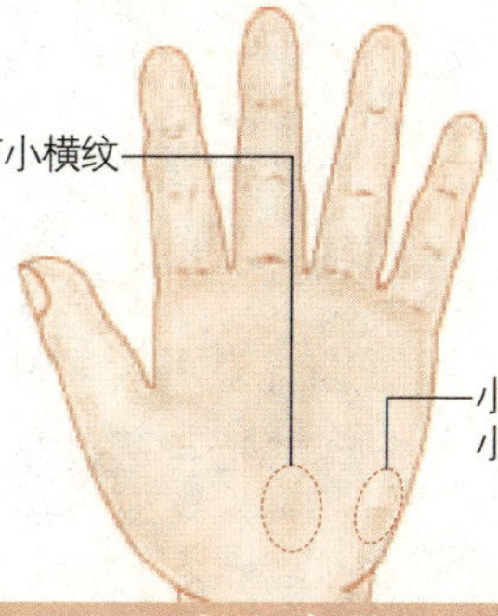


## 手疗治病

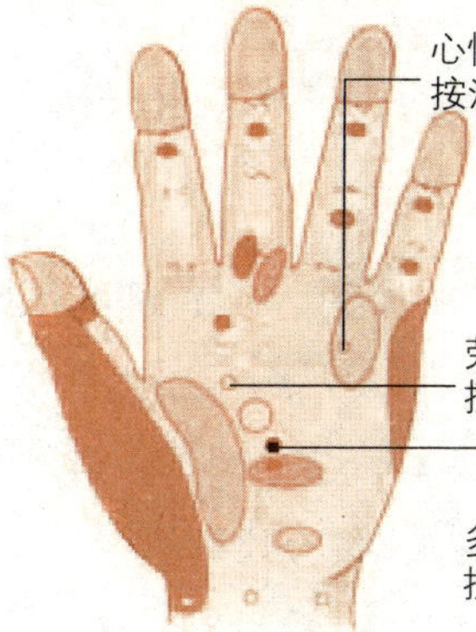


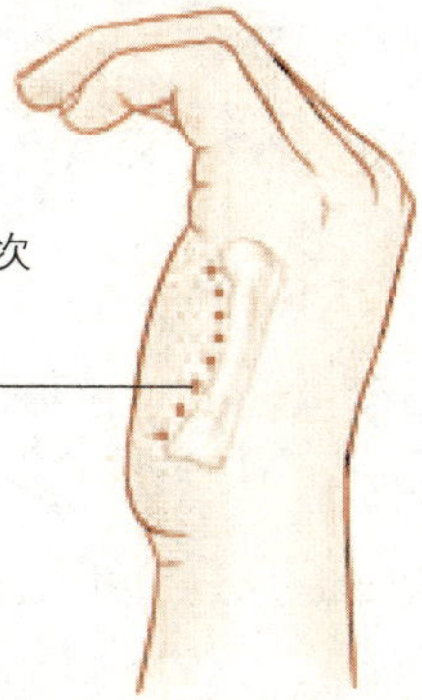


| 手疗流程 | 手疗部位 | 步骤 | 选穴 | 方法 |
|---|---|---|---|---|
| | 手心 | 第一步 | 劳宫穴 | 按法20次 |
| | | 第二步 | 心悸点 | 按法20次 |
| | | 第三步 | 多汗点 | 按法20次 |
| | 手侧 | 第四步 | 肾穴 | 按法20次 |

## 对症食疗

莲子茯苓门冬糕：麦门冬500克，莲子500克，茯苓500克，白糖、桂花适量。莲子、茯苓洗净，把莲子去皮心，茯苓切片，与麦门冬同研成细粉，拌入白糖、桂花，用水调匀，上笼蒸20分钟。每天2次，每次50克。

灵芝茶：灵芝片10克，水1000毫升，红糖30克。先把灵芝洗净，切成碎块。锅内放入1000毫升水，倒入切好的灵芝碎块，先用大火把水烧开，再转小火继续煮半个小时，熄火后，滤掉药渣，加入红糖调味，即可食用。注意体质过于虚弱者不宜天天服用。

# 013 更年期综合征

更年期综合征是指一部分妇女在自然绝经后，由于卵巢功能衰退，所引起的生理变化和自主神经功能紊乱为主的症候群。

## 症状反应

□ 额面、颈部及胸背部的皮肤潮红。
□ 心率加快。
□ 情绪不稳定，易激动、紧张或抑郁。
□ 烦躁不安，失眠多梦。
□ 头痛、腰腿痛。
□ 眩晕耳鸣。
□ 血压波动。

## 病因分析

更年期综合征是由雌激素水平下降而引起的一系列症状。更年期妇女，由于卵巢功能减退，垂体功能亢进，分泌过多的性腺激素，引起植物神经功能紊乱，从而出现一系列程度不同的症状。

## 看手知健康

（1）1线、2线和3线这三大主线有6线穿过，6线浅淡细长，提示患者情绪不稳定，烦躁不安，失眠多梦。

（2）3线末端有一个大岛纹，提示头痛腰腿痛信号。

**专家支招**

问：更年期妇女怎样可以提高睡眠质量呢？

答：一忌临睡前进食，睡前吃东西，不仅影响消化器官休息，也使大脑皮层相应功能区兴奋，容易产生噩梦；二忌睡前用脑或说话，否则大脑兴奋就会难以入睡，长期会导致失眠；三忌仰面而睡，正确姿势是右侧卧，仰卧时骨骼、肌肉处于紧张状态，对消除疲劳不利；四忌对灯而睡，灯光会使人体温、心跳、血压变得不协调，从而使人感到心神不安，容易惊醒。

# 对症手诊手疗

## 看手诊病

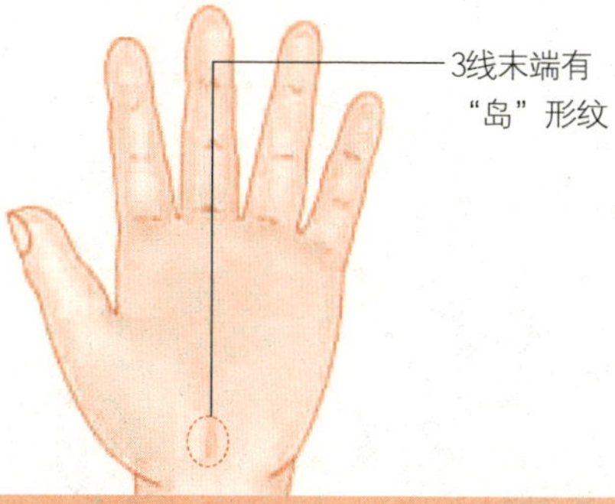


手纹变化

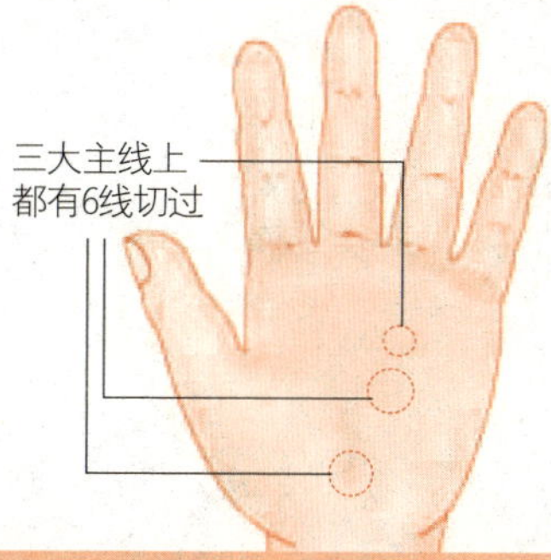


手线变化

## 手疗治病

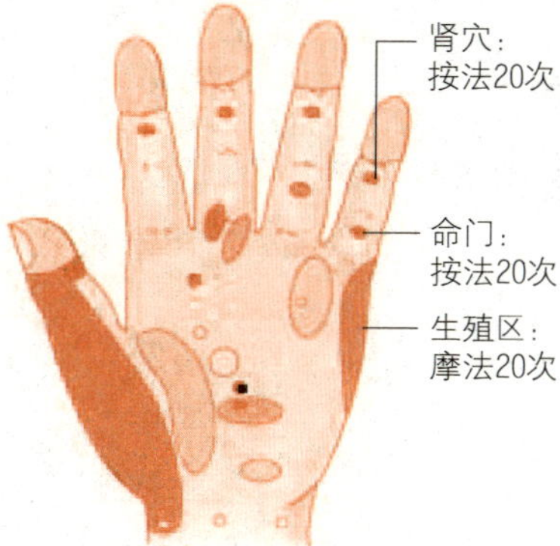


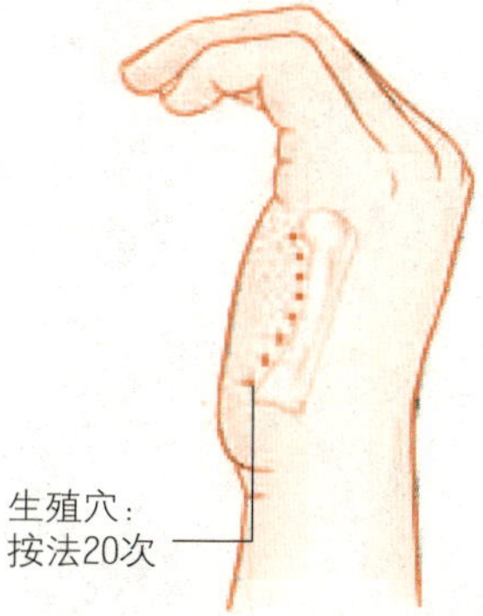


| 手疗流程 | 手疗部位 | 步骤 | 选穴 | 方法 |
|---|---|---|---|---|
| | 手心 | 第一步 | 肾穴 | 按法20次 |
| | | 第二步 | 命门 | 按法20次 |
| | | 第三步 | 生殖区 | 摩法20次 |
| | 手侧 | 第四步 | 生殖穴 | 按法20次 |

## 对症食疗

莲子百合粥：莲子、百合、粳米各30克同煮粥，每日早晚各服1次。适用于绝经前后伴有心悸不寐、怔忡健忘、肢体乏力、皮肤粗糙者。

甘麦饮：小麦30克，红枣10枚，甘草10克，水煎。每日早晚各服1次。适用于绝经前后伴有潮热出汗、烦躁心悸、忧郁易怒、面色无华者。

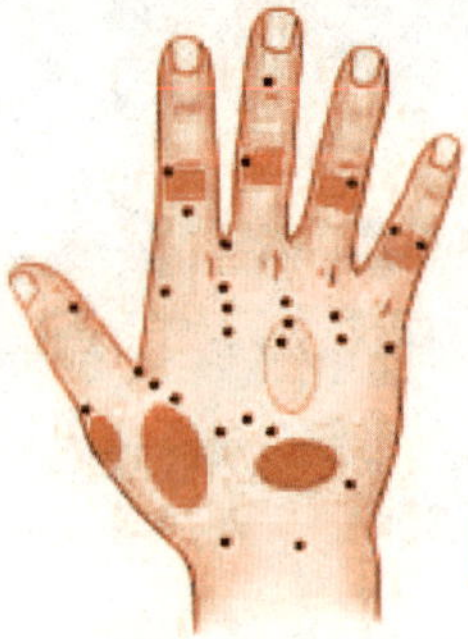

DISANZHANG

第三章

# 泌尿生殖及运动系统疾病的手疗法

生殖泌尿系统对维持人体正常生理功能，有着非常重要的作用。由于受到病菌、病毒、微生物等病原体的感染或侵害所引发一系列疾病，统称为泌尿性疾病。运动系统疾病是发生于骨、关节、肌肉、韧带等部位的疾病，可表现为局部疾病，也可表现为全身性疾病。本章主要介绍生殖泌尿系统疾病及运动系统疾病的手诊手疗知识。

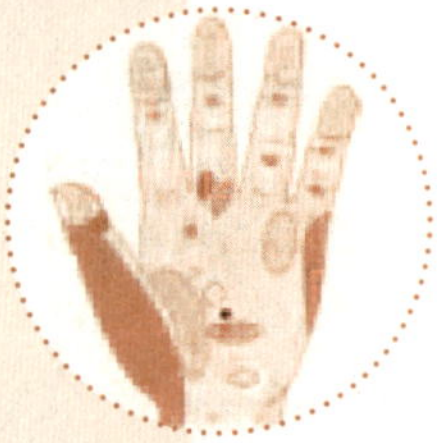

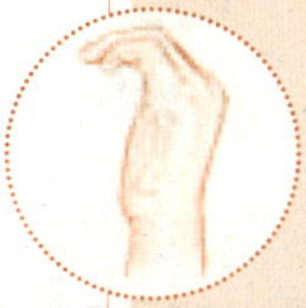

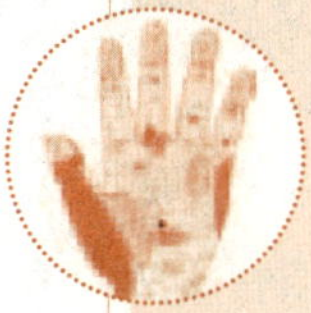

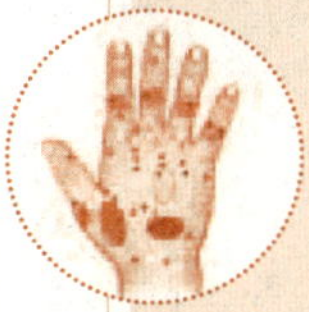

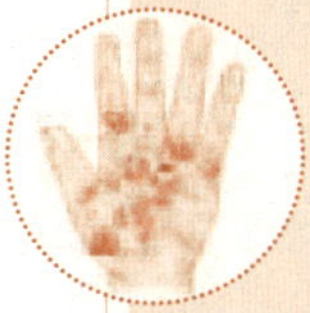

# 本章看点

- **尿路感染**

  尿路感染通常是指泌尿系统受细菌的直接侵犯而引起的炎症性病变

- **泌尿系结石**

  泌尿系结石是泌尿系的常见病

- **前列腺炎**

  前列腺炎是指前列腺特异性和非特异感染所致的急慢性炎症

- **肾炎**

  肾炎按照时间来划分，可分为急性肾炎与慢性肾炎

- **男性性功能障碍**

  男性性功能是一个复杂的生理过程，最常见的性功能障碍是阴茎勃起和射精异常

- **颈椎病**

  颈椎病是一种以退行性病理改变为基础的疾病

- **肩周炎**

  肩周炎全称为肩关节周围炎，本病好发于50岁左右的人

- **腰椎间盘突出**

  腰椎间盘由纤维环、髓核和骨骺软骨板等三部分组成

# 014 尿路感染

尿路感染通常是指泌尿系统受细菌的直接侵犯而引起的炎症性病变。此病以大肠杆菌侵犯而感染最为常见，也有副大肠杆菌、变形杆菌、葡萄球菌等。

## 症状反应

- ☐ 寒战、畏寒；发热。
- ☐ 全身不适、头痛、乏力。
- ☐ 食欲减退、恶心、呕吐。
- ☐ 腰痛、肾区不适。
- ☐ 尿频、尿急、尿痛，膀胱区疼痛。

## 病因分析

尿路感染是由细菌（极少数可由真菌、原虫、病毒）直接侵袭所引起的。

## 看手知健康

（1）小鱼际颜色发青。膀胱一区出现片状红晕或呈白色，肾区颜色发青或有青筋浮现，表明易患膀胱、泌尿系统疾病。

（2）手心温度突然升高，坤位青筋浮起，有急性肾盂肾炎并有全身症状。

（3）1线呈链状，2线末端出现羽毛样干扰纹，提示尿路感染。

### 专家支招

问：我们假期去旅游度蜜月，怎么回来就得了急性尿路感染了？

答：由于旅游中上厕所不方便，许多旅游者怕上厕所就尽量少喝水，有尿意时也忍着，结果旅游还没结束，就出现尿频、尿急、尿痛等急性尿路感染的症状；新婚夫妇出游回来，出现尿频、尿急、尿痛、腰部酸痛、疲乏、食欲不振、体温升高等症状，原因就是性交过频，没有及时补充水分，每次性交后没有马上排尿，甚至旅行中长时间憋尿，这种发生在新婚期间的尿路感染也被称为“蜜月病”。

# 对症手诊手疗

## 看手诊病

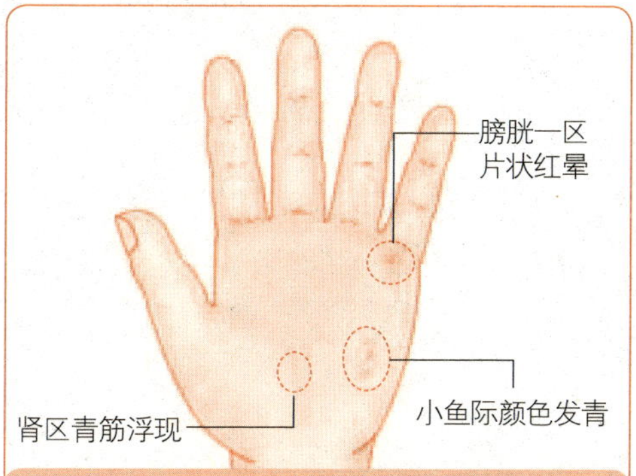


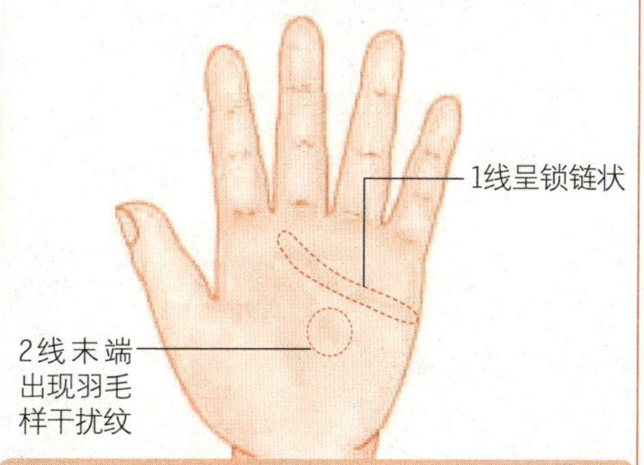


## 手疗治病

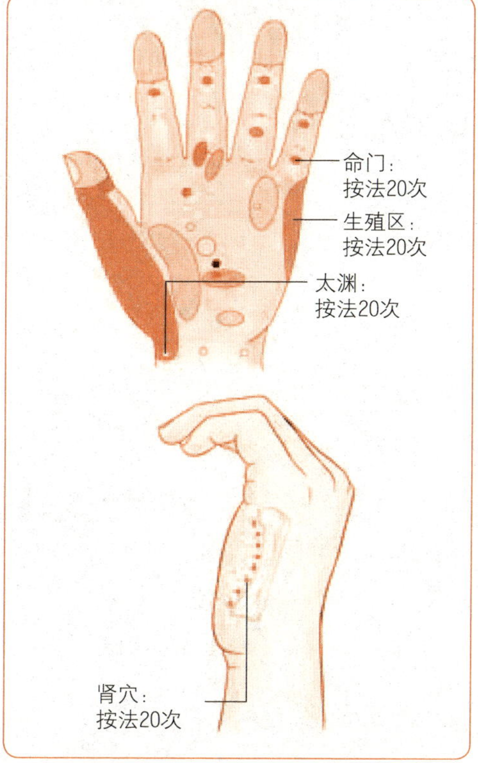


| 手疗流程 | 手疗部位 | 步骤 | 选穴 | 方法 |
| --- | --- | --- | --- | --- |
| | 手侧 | 第一步 | 肾穴 | 按法20次 |
| | 手心 | 第二步 | 命门 | 按法20次 |
| | | 第三步 | 生殖区 | 按法20次 |
| | | 第四步 | 太渊 | 按法20次 |

## 对症食疗

玉米须车前饮：玉米须50克，车前子15克，生甘草9克。用纱布包好车前子，与玉米须、生甘草一起放入沙锅内，加适量清水煎30分钟即可，此为一日剂量，分3次服用。需注意的是孕妇忌服。

绿豆粥：绿豆50克，粳米50克，白糖适量。锅内加适量清水，先把绿豆下锅煮15分钟，再放入粳米继续熬煮到烂，加入白糖即可食用。此为1日剂量，分早晚两次服完。炎夏可放到冰箱内冷饮频食，当日喝完。

# 015 泌尿系结石

泌尿系结石是泌尿系的常见病。结石可见于肾、膀胱、输尿管和尿道的任何部位。但以肾与输尿管结石为常见。

## 症状反应

□ 剧烈运动、劳动、长途乘车后突然出现一侧腰部剧烈绞痛，向下腹及会阴部放射。

□ 腹胀。 □ 恶心。

□ 呕吐。 □ 血尿。

## 病因分析

（1）流行病学因素。包括年龄、性别、职业、社会经济地位等因素。

（2）解剖结构异常。如尿路梗阻，导致晶体或基质在引流较差部位沉积，尿液滞留继发尿路感染，有利于结石形成。

（3）尿液因素。形成结石物质排出过多；尿酸性减低，PH值增高；尿量减少，使盐类和有机物质的浓度增高；尿中抑制晶体形成物质含量减少等。

## 看手知健康

（1）小指指甲甲面出现白色斑点，提示尿路结石信号。

（2）坎位有“米”字纹或小方形纹符号，小指下坤位有三角纹、“米”字纹，均提示患有前列腺结石信号。

（3）3线末端有小岛纹，3线凝敛而较短，约占全线长2/3，提示易患肾及尿路结石症。

**专家支招**

问：泌尿系结石有那些疗法呢？

答：针对结石部位的不同、大小的不同、性质的不同，结石的治疗方法也不相同。排石疗法：适合3~5mm的输尿管结石，不适用于大结石或复杂性结石；体外碎石：适合小于2cm的肾结石；激光碎石：适合肾多发或较大结石；弹道碎石：适合多发肾结石，特别适合铸型肾结石、多发肾结石患者；镜下碎石：适合输尿管中下段结石；开放手术：用于无法微创手术患者。

# 对症手诊手疗

## 看手诊病

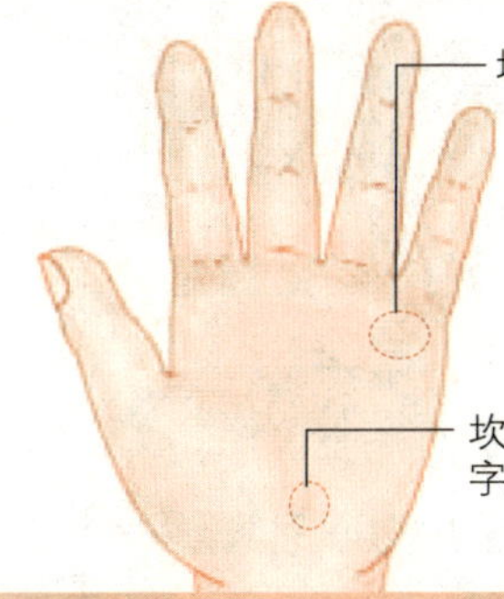


手纹变化

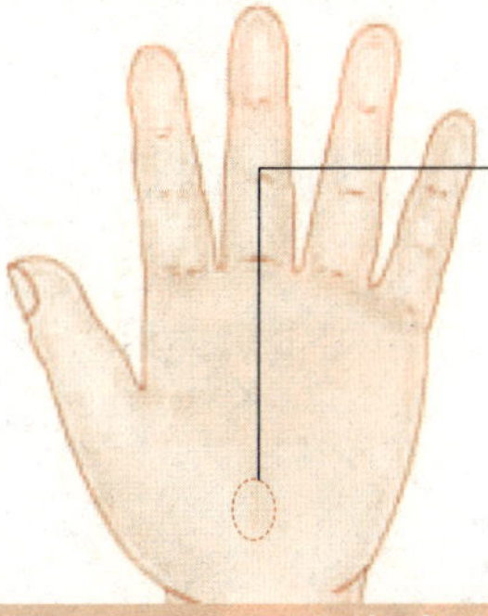


手线变化

## 手疗治病

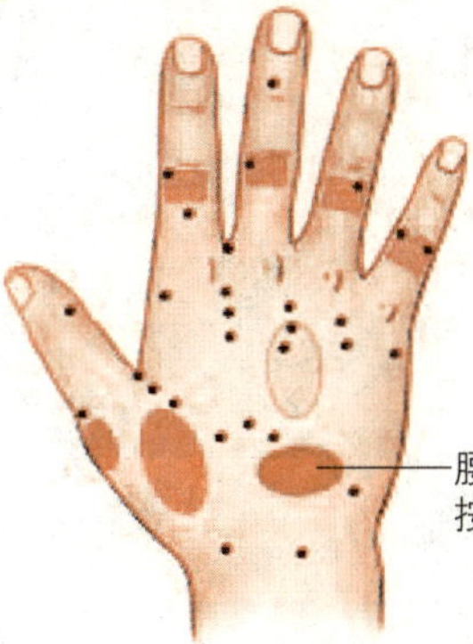


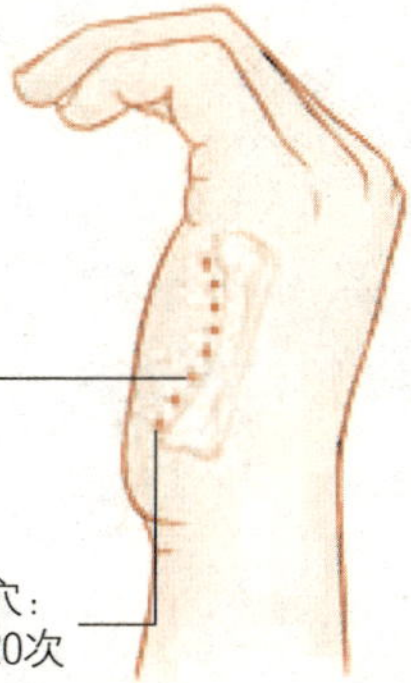


| 手疗流程 | 手疗部位 | 步骤 | 选穴 | 方法 |
|---|---|---|---|---|
| | 手背 | 第一步 | 腰腿脊反射区 | 按法20次 |
| | 手侧 | 第二步 | 肾穴 | 摩法20次 |
| | | 第三步 | 生殖穴 | 摩法20次 |

## 对症食疗

荸荠三金粥：粳米100克，荸荠150克，金钱草30克，鸡内金20克，海金沙15克。先煎金钱草、海金沙，去渣取汁。荸荠捣烂挤汁，鸡内金研细。荸荠汁、鸡内金粉和粳米加适量水煮粥，半熟时加入药汁，煮到粥成，代早餐服用。

核桃蜂蜜膏：核桃仁、蜂蜜各500克，琥珀60克。把核桃仁、琥珀磨成细粉，放入蜂蜜调成膏状，放入瓶中备用。每日早晚各服3汤匙，用白开水调服即可。

# 016 前列腺炎

前列腺炎是指前列腺特异性和非特异感染所致的急慢性炎症，从而引起的全身或局部症状。前列腺炎可分为非特异性细菌性前列腺炎、特发性细菌性前列腺炎、特异性前列腺炎、非特异性肉芽肿性前列腺炎、其他病原体引起的前列腺炎、前列腺充血和前列腺痛。

## 症状反应

- ☐ 尿急。
- ☐ 尿频。
- ☐ 尿时会阴部疼痛。
- ☐ 余尿不尽。
- ☐ 尿白浊，有炎性分泌物从尿道排出。
- ☐ 神疲乏力。
- ☐ 腰膝怕冷。
- ☐ 并发急性膀胱炎。

## 病因分析

（1）性生活不正常、长时间骑自行车、骑马或久坐，前列腺按摩过重或过于频繁造成前列腺充血也会引发前列腺炎。

（2）尿液刺激、淋球菌，非淋球菌等病原微生物感染等原因也可能导致前列腺炎。

## 看手知健康

（1）前列腺一区出现片状红斑，且前列腺二区出现大量的竖纹，提示患有慢性前列腺炎，膀胱炎的掌纹特征与其相似，只是纹理略高一些。

（2）前列腺一区会出现岛形纹，并在前列腺二区出现零乱竖纹，提示患有前列腺增生。

### 专家支招

问：有没有什么方法可以自测是否得了前列腺炎?

答：（1）排尿后感到未完全排空；（2）在2小时内不得不再次排尿；（3）排尿时多次终止又重新开始；（4）难以延迟排尿时间；（5）尿流无力；（6）必须通过按压或扯紧的方式来排尿；（7）夜间惊醒。上述情况“从不”“少于五分之一”“少于一半”“大约一半”“超过一半”“几乎总是”依次是“0”到“5”分，最后的得分0分～7分为轻度症状；8分～19分为中度症状；20分～35分为重度症状。

# 对症手诊手疗

## 看手诊病

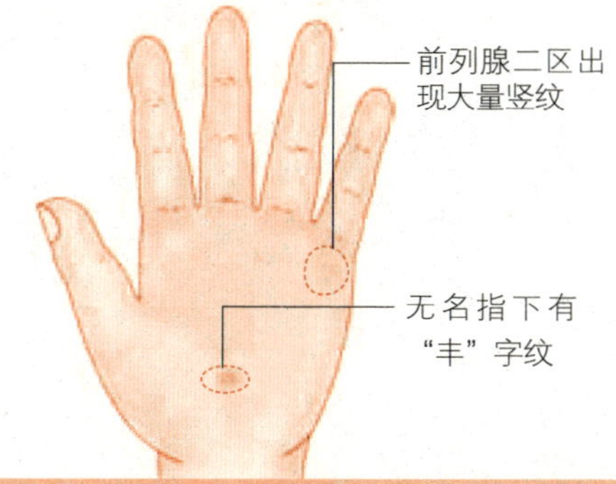


手纹变化

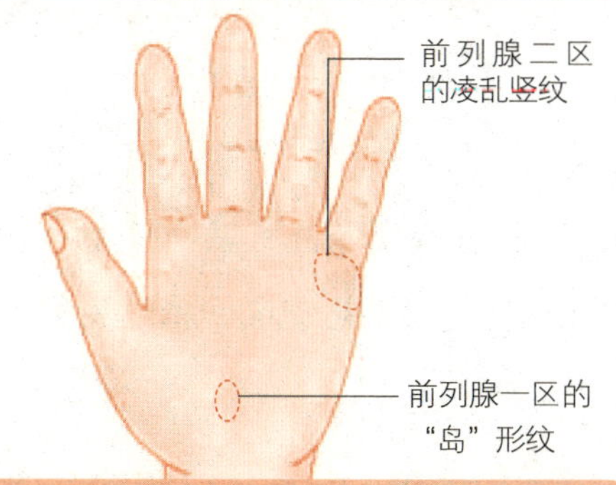


手纹变化

## 手疗治病

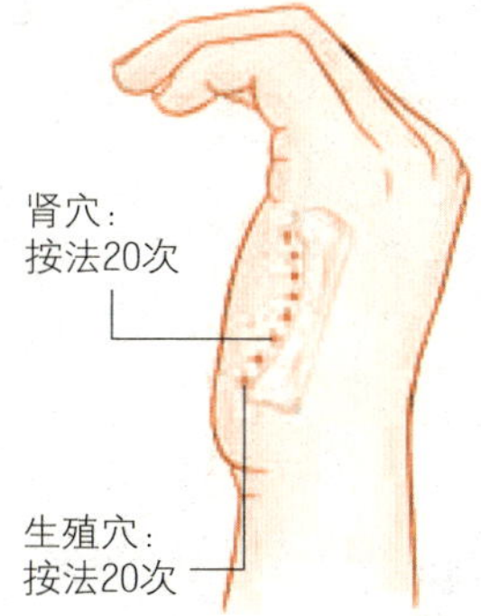


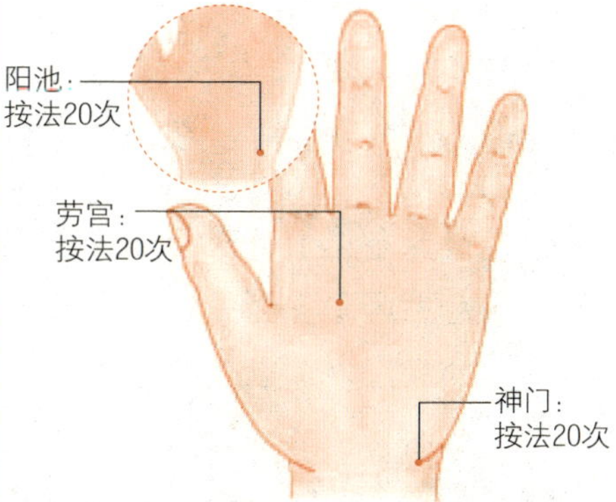


**手疗流程**

| 手疗部位 | 步骤 | 选穴 | 方法 |
|---|---|---|---|
| 手侧 | 第一步 | 肾穴 | 按法20次 |
| | 第二步 | 生殖穴 | 按法20次 |
| 手心 | 第三步 | 劳宫 | 按法20次 |
| 手背 | 第四步 | 阳池 | 按法20次 |
| 手心 | 第五步 | 神门 | 按法20次 |

## 对症食疗

冬瓜海带薏米汤：鲜冬瓜（连皮）250克，生薏米50克，海带100克。冬瓜切成粗块，海带切成细片状。同放进沙锅内，加适量清水煮汤食用。

公英银花粥：蒲公英60克，金银花30克，大米100克，砂糖适量。将蒲公英、金银花同放进沙锅内，加适量清水煎汁，去渣取汁，加入大米煮成稀粥。粥成后加入砂糖调味即可食用。每天2次。

# 017 肾炎

肾炎的种类很多，根据最初发病原因可分为原发性肾小球肾炎与继发性肾小球肾炎。按照时间来划分，则分为急性肾炎与慢性肾炎，又称为慢性肾小球肾炎。急性肾炎、慢性肾炎、肾病综合症等是原发性肾炎。

## 症状反应

- □ 高血压。
- □ 头痛。
- □ 恶心。
- □ 呕吐。
- □ 失眠。
- □ 思维迟钝。
- □ 视力障碍。
- □ 黑蒙、昏迷、抽搐。
- □ 贫血、乏力、头晕。

## 病因分析

急性肾炎多见于链球菌感染后，而其他细菌、病毒及寄生虫感染亦可引起。慢性肾炎起始因素多为免疫介导炎症，但导致病情迁延及恶化的因素除免疫外，非免疫、非炎症因素也占重要地位。

## 看手知健康

（1）肝区颜色青暗无光泽，提示肾虚，小便次数频繁。

（2）1线直贯全掌，提示尿频、肾炎信号。

（3）3线下端肾区上有小方形纹，提示有肾囊肿倾向。

**专家支招**

问：前一阵子很忙，每天加班很晚，腰膝酸软也没在意，现在一检查竟然是肾炎，这是怎么回事啊？

答：据临床调查，约有70%的肾炎病人发病与长期过度劳累有关。所以当一段时间内非常劳累，并出现腰酸腰痛、尿中泡沫增多、夜尿增多、尿量减少、血尿、尿白蛋白排泄增多、眼睑或下肢浮肿、头晕等症状时，就要到医院检查，迅速采取措施，以免延误肾炎的治疗。

# 对症手诊手疗

## 看手诊病

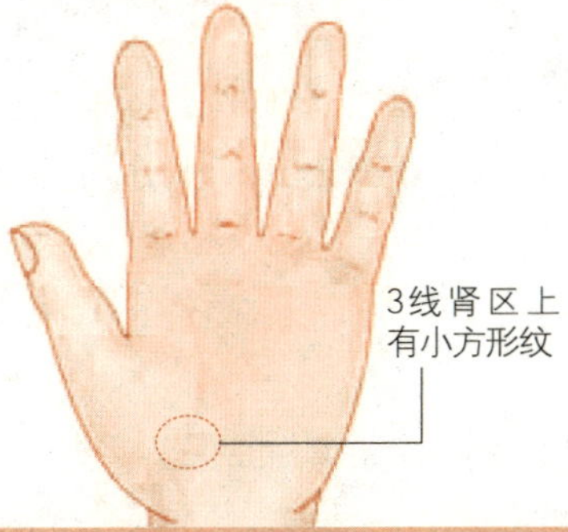


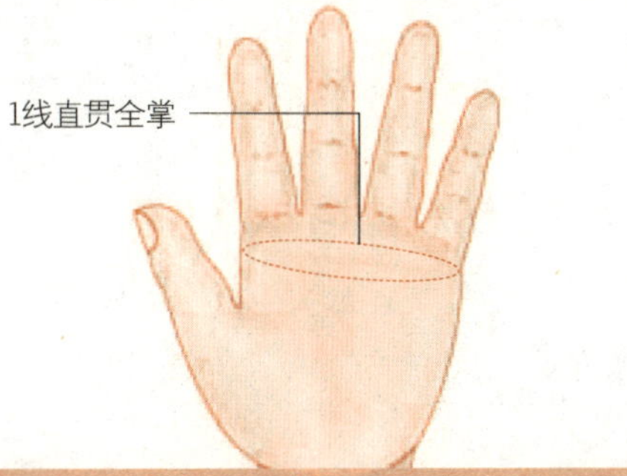


## 手疗治病

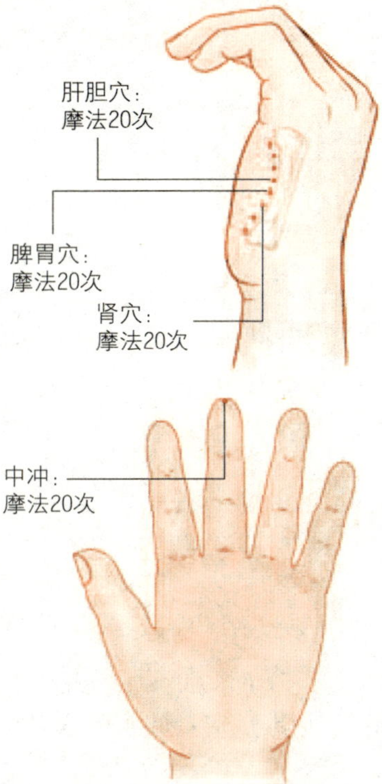


| 手疗部位 | 步骤 | 选穴 | 方法 |
|---|---|---|---|
| 手侧 | 第一步 | 肾穴 | 摩法20次 |
| | 第二步 | 肝胆穴 | 摩法20次 |
| | 第三步 | 脾胃穴 | 摩法20次 |
| 手心 | 第四步 | 中冲 | 摩法20次 |

手疗流程

## 对症食疗

水鸭川朴汤：鲜水鸭1只，川厚朴15克，杜仲15克。把水鸭去毛去肠杂，洗净后切块，与厚朴、杜仲一起加水适量炖熟，放少许调料，吃肉饮汤，每日1剂，分数次服食。

山药粥：取生山药30克，梗米适量，加水煮熟成粥，放入白糖适量，即可服用。此方具有健脾补肾之功，用于慢性肾炎水肿不甚而尿蛋白持续不消者。

# 018 男性性功能障碍

男性性功能障碍并不是一个孤立的疾病，而是男性在性活动过程中，包括性欲唤起、阴茎勃起、阴茎插入阴道、阴茎维持相当时间勃起状态和射精这五个连续的环节，其中任何一个环节发生障碍就可以称为性功能障碍。

## 症状反应

□ 性欲低下。
□ 性厌恶。
□ 性欲亢进。
□ 性欲倒错。
□ 勃起障碍。
□ 插入障碍。
□ 射精障碍。
□ 射精过早。
□ 不射精。
□ 逆行射精。

## 病因分析

（1）婚姻状况不好，夫妻不和睦，也很难产生性欲望。

（2）某些疾病像先天性小睾丸、隐睾、睾丸萎缩、甲状腺功能亢进或减退、肝、肾、心、肺功能衰竭都可引起性欲低下。

（3）长期酗酒、吸毒亦会使性欲下降。

## 看手知健康

（1）11线呈“人”字型，且有很多干扰线切过，提示男性性生活过度，导致性功能低下。

（2）11线前端出现“十”字纹或“岛”纹，提示性生活有障碍。

### 专家支招

问：有什么比较简单有效的办法可以提高性能力，防止性功能障碍？

答：可早晚在床上进行按摩，第一种是按摩阴茎，具体做法是反复用手指温柔地抓捏阴茎，增强阴茎神经和血管的活性化，可有效地提高性能力。另一种办法是刺激腹股沟管部，方法是分别用两个手指按压阴茎根部两侧，从上向下抚摩，刺激血液流向睾丸的通路，每日按摩一次具有强化睾丸功能的功效。

# 对症手诊手疗

## 看手诊病

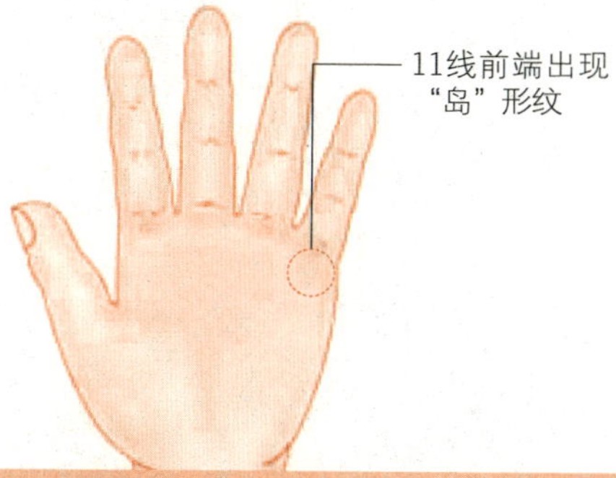


手纹变化

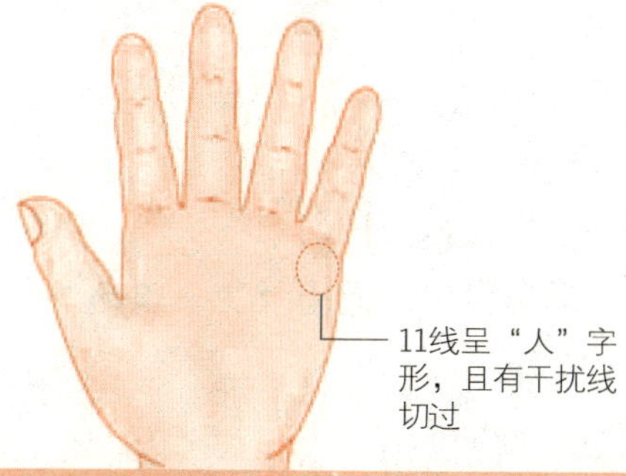


手线变化

## 手疗治病

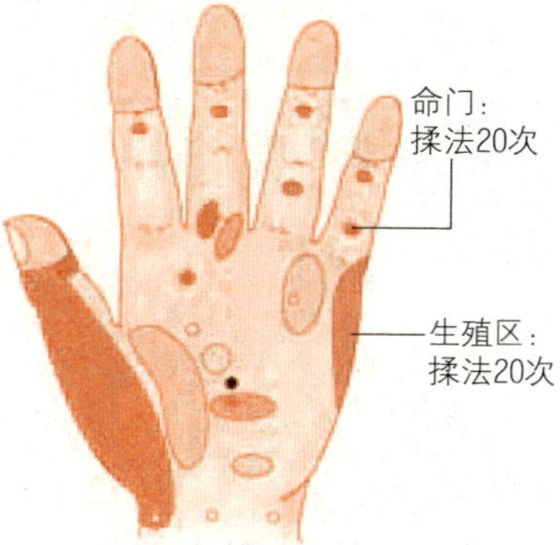


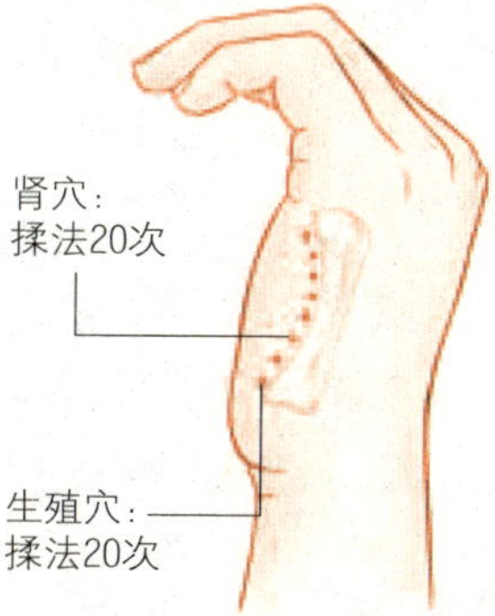


| | 手疗部位 | 步骤 | 选穴 | 方法 |
|---|---|---|---|---|
| 手疗流程 | 手心 | 第一步 | 命门 | 揉法20次 |
| | | 第二步 | 生殖区 | 揉法20次 |
| | 手侧 | 第三步 | 肾穴 | 揉法20次 |
| | | 第四步 | 生殖穴 | 揉法20次 |

## 对症食疗

三味鸡蛋汤：鸡蛋1个，去心莲子、芡实、山药各9克，冰糖适量。将莲子、芡实、山药熬成药汤，加入鸡蛋煮熟，汤内再加入冰糖即可食用。

莲子百合煲肉：将莲子去心，百合洗净，瘦猪肉洗净切片。将莲子、百合、瘦猪肉放入锅中，加适量水，用小火煲熟，调味后服用。

# 019 颈椎病

颈椎病又称颈椎综合征，是一种以退行性病理改变为基础的疾病，是颈椎骨关节炎、增生性颈椎炎、颈神经根综合征、颈椎间盘脱出症的总称。

## 症状反应

- □ 头、颈、肩、背、手臂酸痛。
- □ 头晕、恶心呕吐。
- □ 出汗异常。
- □ 上肢无力。
- □ 行走不稳，双脚麻木。
- □ 脖子僵硬，活动受限。
- □ 胸部紧束。
- □ 面部发热。
- □ 肩背部有沉重感。
- □ 手指发麻。
- □ 二眼发胀。

## 病因分析

颈椎病通常是神经根受到刺激和压迫而引发的疾病。长期低头工作，姿势不当或者急速冲撞所造成的颈部伤害等急、慢性损伤，颈椎退化改变、颈部外伤和慢性酸痛，是引起颈椎病的主要因素。

## 看手知健康

（1）左手颈椎区有十字纹。

（2）命运线上有菱形纹。

（3）手背颈椎区有暗褐色或咖啡色斑点。

### 专家支招

问：本人最近总是感觉左手发麻，早上还会恶心干呕。请问这是脊椎病吗？有什么自我治疗的运动方法吗？

答：是颈椎病，手麻是颈部第六、七颈椎压迫神经引起的。建议平时做一些简单的运动。(1)颈部运动：头向前倾十次，向后仰十次，向左倾十次，向右倾十次。然后缓慢摇头，左转十次，右转十次。(2)摇动上肢：左臂摇动二十次，再右臂摇动二十次。(3)抓空练指；两臂平伸，双手五指作屈伸运动，可作五十次。(4)局部按摩：可于颈部、大椎穴、风池穴附近寻找压痛点、硬结点或肌肉绷紧处，在这些反应点上进行揉按、推掐。(5)提揉两耳：用手提拉双耳，然后搓揉，待耳发热为止。

# 对症手诊手疗

## 看手诊病

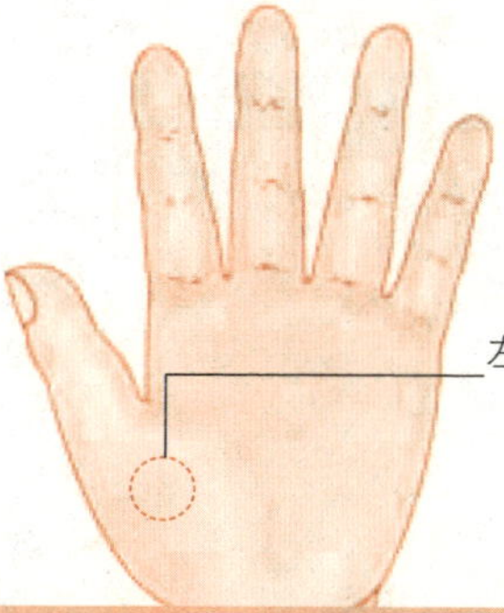


手纹变化

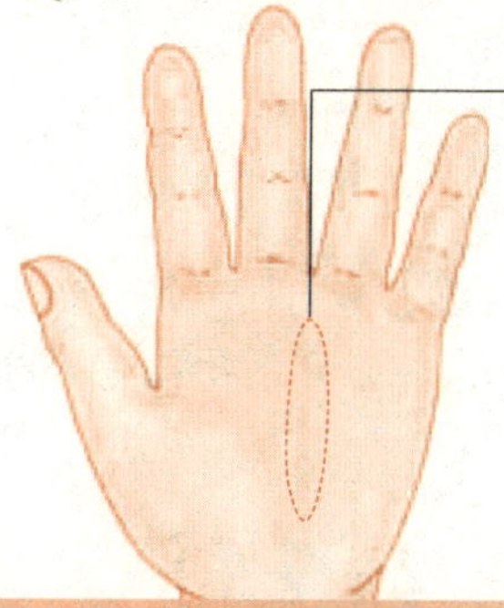


手线变化

## 手疗治病

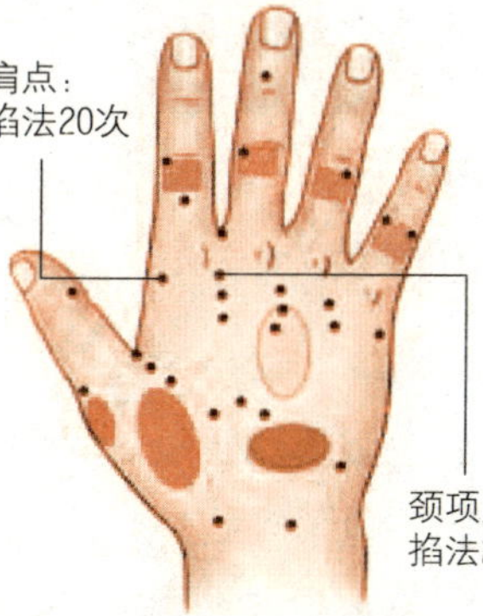


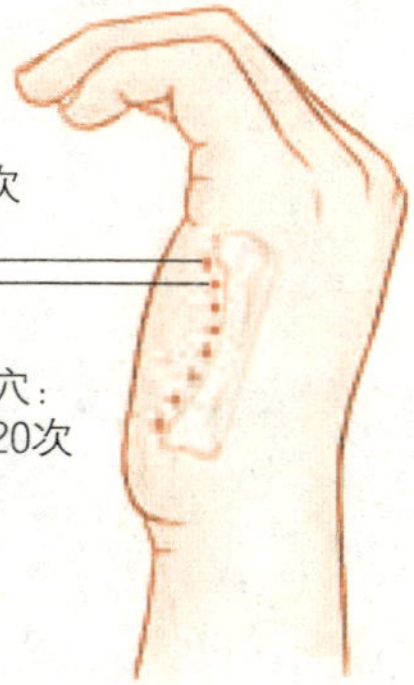


| 手疗流程 | 手疗部位 | 步骤 | 选穴 | 方法 |
|---|---|---|---|---|
| | 手背 | 第一步 | 颈项点 | 掐法20次 |
| | | 第二步 | 肩点 | 掐法20次 |
| | 手侧 | 第三步 | 头穴 | 揉法20次 |
| | | 第四步 | 颈肩穴 | 揉法20次 |

## 对症食疗

薏米赤豆汤：薏米50克，赤豆50克，山药15克，梨（去皮）200克。将原料洗净，加适量水，武火煮沸后文火煎，加适量冰糖即可食用。

木瓜陈皮粥：木瓜、陈皮、丝瓜络、川贝母各10克，粳米50克。将所有原料洗净，先煎木瓜、陈皮、丝瓜络，去渣取汁后，加入切碎的川贝母，用适量冰糖调味即可食用。

# 020 肩周炎

肩周炎，又称漏肩风、冻结肩，全称为肩关节周围炎，本病好发于50岁左右的人，故又称“五十肩”。因患病以后，肩关节不能运动，仿佛被冻结或凝固，故称“冻结肩”、“肩凝症”。

## 症状反应

□ 肩部疼痛。 □ 怕冷。
□ 肩关节活动受限。 □ 肩关节周围有压痛。
□ 肌肉痉挛与萎缩。
□ 严重时患肢不能梳头、洗面和扣腰带。

## 病因分析

肩部因素：长期过度活动，姿势不良等导致的慢性致伤因素；上肢外伤后，肩部固定过久，肩周组织继发萎缩、粘连；肩部急性挫伤、牵拉伤后治疗不当等。

肩外因素：颈椎病，脏腑疾病发生的肩部牵涉痛，原发病迁延不愈使肩部肌持续性痉挛、缺血，逐渐转变为真正的肩周炎。

## 看手知健康

（1）2线中央处，有2~3条竖立的6线切过。

（2）手背肩点周围有暗褐色斑点。

### 专家支招

问：表姐在旅游时露营，回来肩部就出现了不适，会得肩周炎吗？

答：有可能。尤其是夏天，出汗过多，肩部外露情况下，在风扇下或阴凉通风处吹风过久，很容易导致肩周炎的发生。因此要避免在温暖或炎热的季节持续性过久的风吹。此外，经常伏案、双肩经常处于外展工作的人，应注意调整姿势，避免长期的不良姿势造成慢性劳损和积累性损伤。

# 对症手诊手疗

## 看手诊病

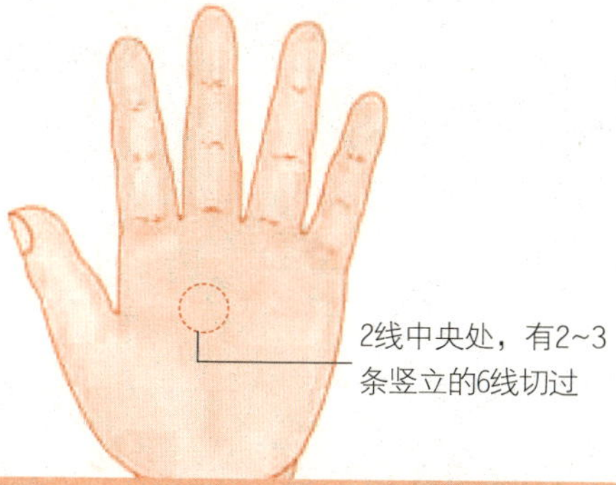


手线变化

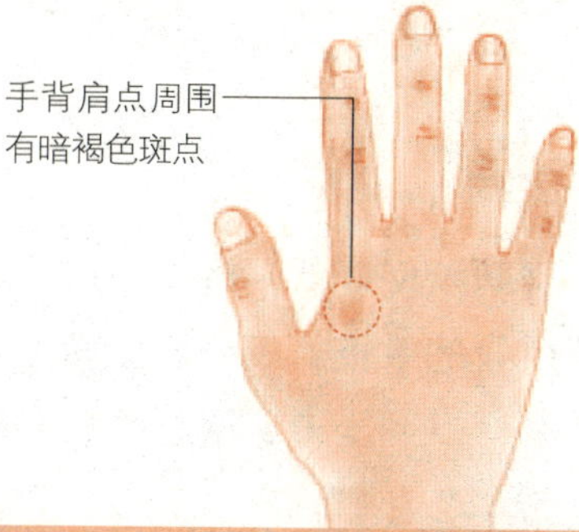


色泽特征

## 手疗治病

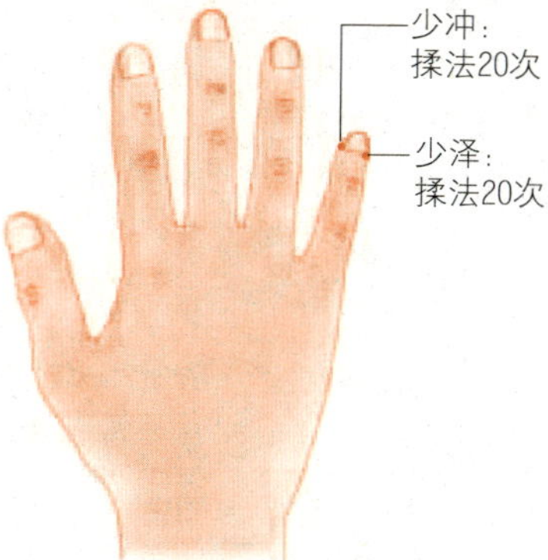


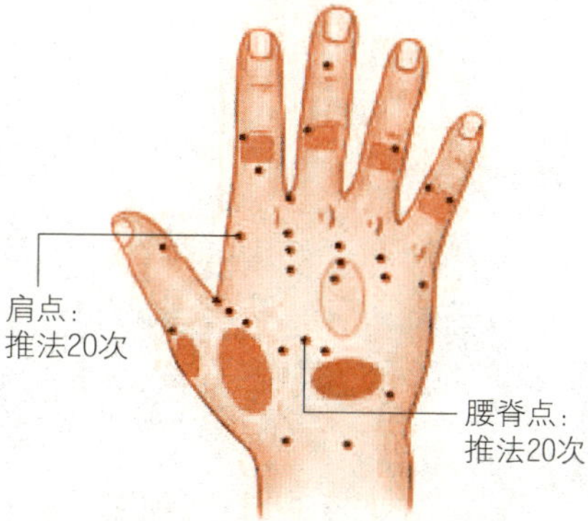


| 手疗流程 | 手疗部位 | 步骤 | 选穴 | 方法 |
|---|---|---|---|---|
| | 手背 | 第一步 | 少泽 | 揉法20次 |
| | | 第二步 | 少冲 | 揉法20次 |
| | | 第三步 | 肩点 | 推法20次 |
| | | 第四步 | 腰脊点 | 推法20次 |

## 对症食疗

川乌苡米粥：生川乌粉末12克，薏苡米30克。将材料放入锅中加水，先用大火煮沸，再用小火慢慢熬煮，成稀粥后加入姜汁5毫升，蜂蜜10克，搅匀后即成，空腹温热服下，每日1剂。

莲党杞子粥：粳米50克、生党参50克、莲子50克、枸杞子15克、冰糖适量。用温水浸泡莲子，剥皮；全部原料放锅中，加水用武火烧沸，再用文火煮熟，加入冰糖调味，冰糖融化后即可食用。

# 021 腰椎间盘突出

腰椎间盘位于两个腰椎体之间，由纤维环、髓核和骨骺软骨板等三部分组成，随着年龄的增长，椎间盘逐渐发生变性、萎缩、弹性减退。当腰部受到一次较重的外伤或多次不明显的损伤时，就可能引起椎间盘的纤维环破裂，髓核从破裂口凸出，如向后凸，压迫邻近的神经根，则产生典型的坐骨神经痛症状。

## 症状反应

- □ 放射痛，自腰臀部放射至大腿、小腿及足背部。
- □ 咳嗽、喷嚏、大便、弯腰时疼痛加重。
- □ 活动时疼痛加剧，休息后减轻。
- □ 脊柱侧凸畸形，可凸向患侧，也可凸向健侧。
- □ 站立时躯体歪斜，行走时呈跛态。

## 病因分析

日常生活和劳动中的一些积累性损伤，使腰椎间盘反复承受挤压、屈曲和扭转等负荷，纤维环的后部就容易产生裂缝。随着反复的承重，裂缝逐渐增大，如果再发生外伤，就可能使纤维环破裂，神经根或马尾受到压迫，引起腰痛和放射性下肢痛。

## 看手知健康

（1）3线末端出现小凹陷。

（2）掌面地丘处，3线末端出现分叉纹，形成“人”状纹。

### 专家支招

问：拼命工作，业绩突出后，腰椎间盘也跟着“突出”了，怎么办？

答：现代白领面对电脑工作，长期保持一种身体前倾20度的姿势，腰肌和腰部韧带的长期紧张，产生慢性劳损，降低了对腰部的稳定和保护，同时，久坐后腰椎间盘的超负荷引起腰椎间盘退变，在外力的作用下就容易使椎间盘纤维环破裂，髓核突出压迫神经而发生腰椎病变。所以办公室白领工作时一定隔半个小时走动一下。

# 对症手诊手疗

## 看手诊病

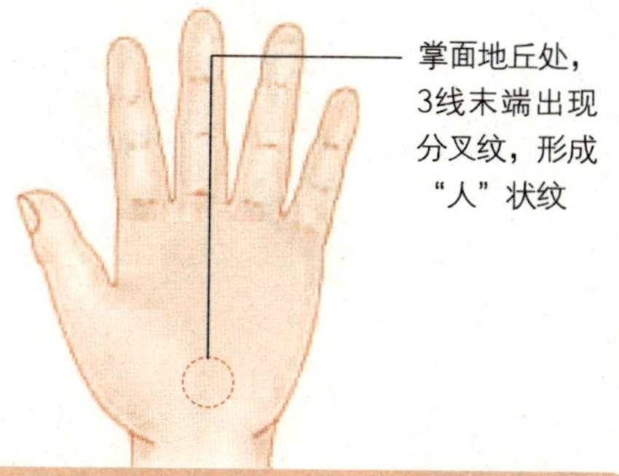

手纹变化

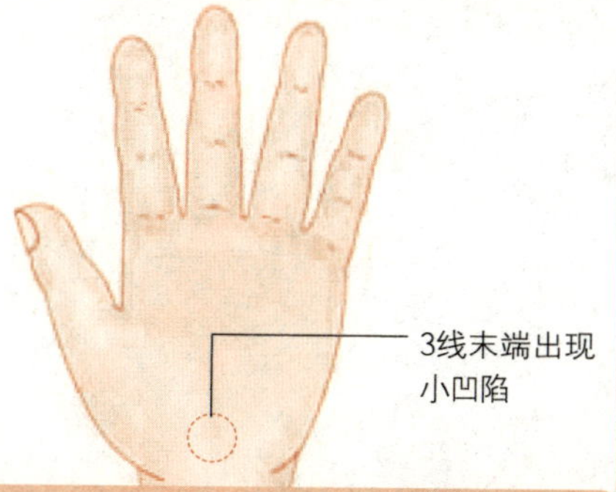

手线变化

## 手疗治病

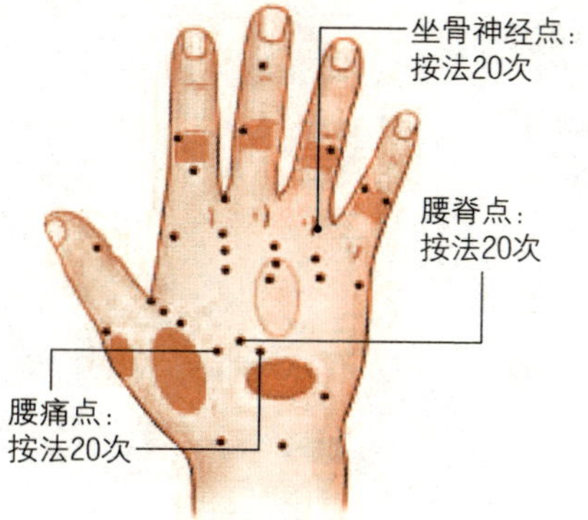


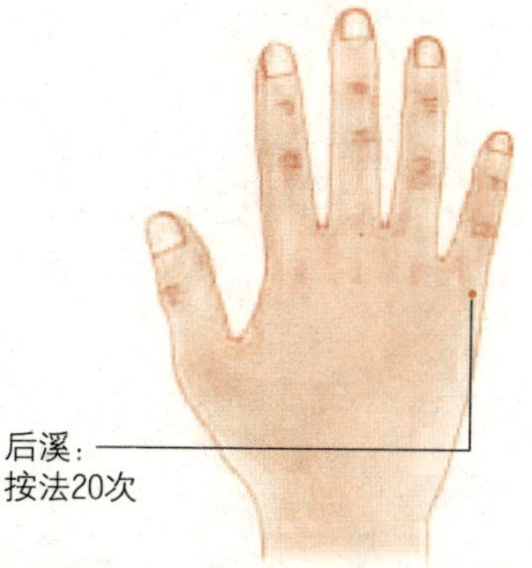


手疗流程

| 手疗部位 | 步骤 | 选穴 | 方法 |
|---|---|---|---|
| 手背 | 第一步 | 腰脊点 | 按法20次 |
| | 第二步 | 腰痛点 | 按法20次 |
| | 第三步 | 坐骨神经点 | 按法20次 |
| | 第四步 | 后溪 | 按法20次 |

## 对症食疗

杜仲酒：杜仲30克，白酒500克。将杜仲浸于白酒中，密封7日后开封饮服。每次10～20克，每天2～3次。

桑枝母鸡汤：老桑枝60克，老母鸡1只，精盐少许。将母鸡去毛，将内脏洗净。桑枝刷洗干净，切成小段，加水适量与鸡共煮，待鸡烂汤浓时．加入精盐调味。食鸡肉饮汤。

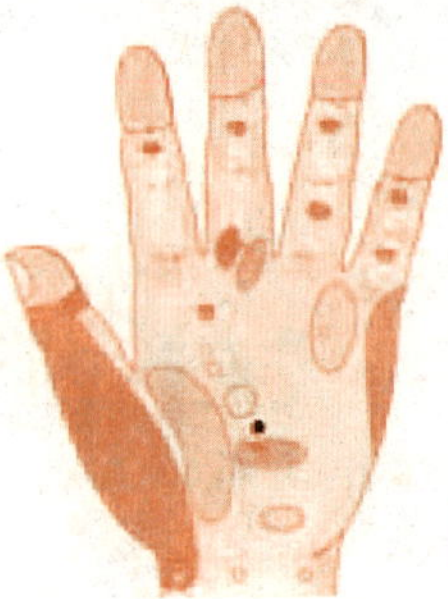

# 第四章

DISIZHANG

## 皮肤科五官科疾病的手疗法

在医学上，皮肤病是有关皮肤的疾病，是严重影响人们健康的常见病、多发病之一，如麻风、疥疮、真菌病、皮肤细菌感染等。五官科疾病已经严重的影响到了我们日常的正常生活，对人体有很大的伤害。如鼻炎危害极大，当影响鼻腔的生理功能时，会引发血氧浓度降低，影响其他组织和器官的功能与代谢。本章介绍的是皮肤科和五官科疾病的手诊手疗知识。

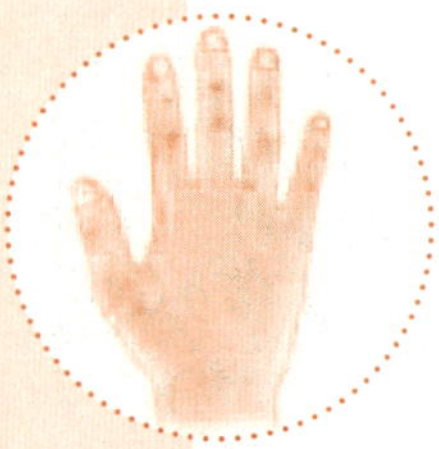

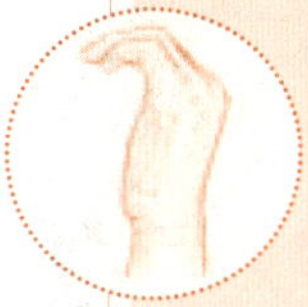
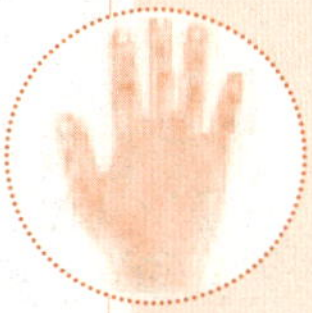

## 本章看点

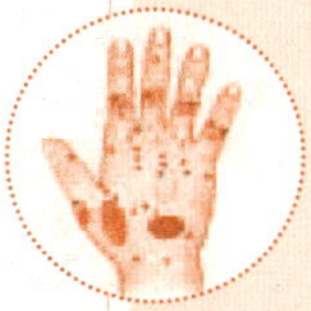
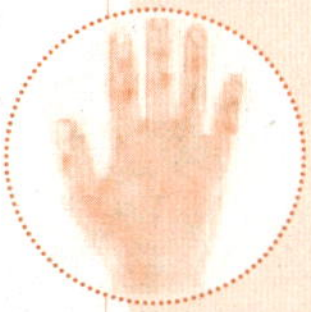

- **荨麻疹**

  荨麻疹俗称风疹块，是一种常见的过敏性疾病

- **银屑病**

  银屑病又称牛皮癣，以皮肤出现红斑及伴有闪光的银白色脱屑为主要症状

- **湿疹**

  湿疹是最常见的一种急性或慢性的炎性皮肤病

- **过敏性鼻炎**

  过敏性鼻炎是一些特殊体质的人接触某些物质后发生的异常反应

- **牙痛**

  牙痛是以牙齿及牙龈红肿疼痛为主要表现的口腔疾患

- **白内障**

  白内障是由晶体全部或部分混浊而引起视力障碍的眼病

- **青光眼**

  青光眼的表现为：眼内压增高、角膜周围充血、瞳孔散大、视力减退等

- **急性结膜炎**

  急性结膜炎常见的自觉症状有异物感、烧灼感、痒感、怕光、流泪等

# 022 荨麻疹

现代医学认为进食虾、蛋、奶，接触荨麻，吸入花粉、灰尘，虫蚊叮咬以及寒冷刺激、药物过敏等都可引起荨麻疹。荨麻疹俗称风疹块，是一种常见的过敏性疾病。根据临床诊断要点可分为寻常荨麻疹、寒冷性荨麻疹、日光性荨麻疹等。

## 症状反应

□ 皮肤突然出现成块成团的风团。

□ 异常瘙痒。

□ 如发于咽喉，可致呼吸困难。

□ 发于肠胃可致恶心、呕吐、腹痛。

## 病因分析

青霉素、磺胺类、痢特灵、血清疫苗等药物，有时会通过免疫机制导致荨麻疹。病毒（如上感病毒、肝炎病毒）、细菌（如金葡萄）、真菌和寄生虫（如蛔虫）等感染也会引起荨麻疹。对一些人来说，鱼、虾、蟹、蛋类等食物或某些香料调味品都会引起荨麻疹。

## 看手知健康

（1）9线出现点断性连续，提示具有过敏性体质。

（2）两条9线重叠在一起，形成两层，或者一条9线，但很粗壮。

### 专家支招

问：中医有什么办法可以治疗荨麻疹？

答：⑴白英五钱洗净切碎后，加两个鸡蛋煎成蛋饼服食。

⑵乌桕树根或葎草（拉拉藤）适量，煎水暖洗。

⑶生麻黄一钱，乌梅肉二钱，生甘草三钱，水煎服，每日一剂。

⑷苍耳茎、叶、籽各等量，晒干研成粉末，每次服一钱，上、下午各服一次，用开水调服，酌加蜂蜜或白糖。

# 对症手诊手疗

## 看手诊病

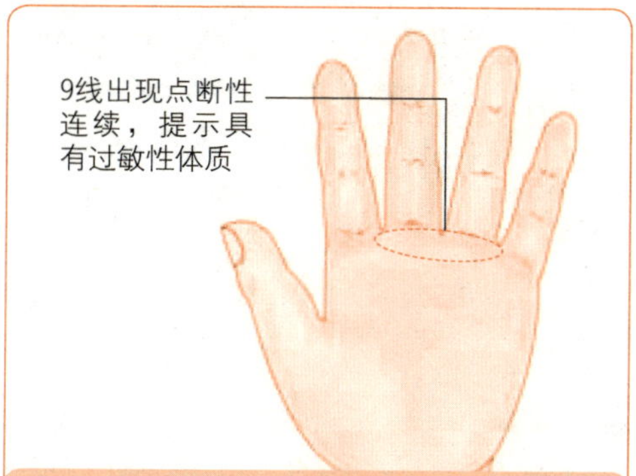


手线变化

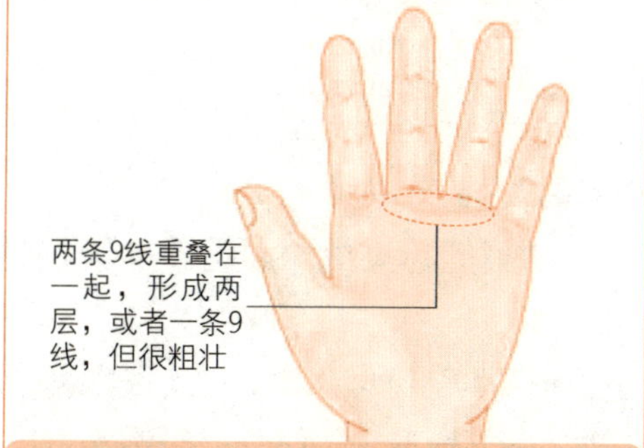


手线变化

## 手疗治病

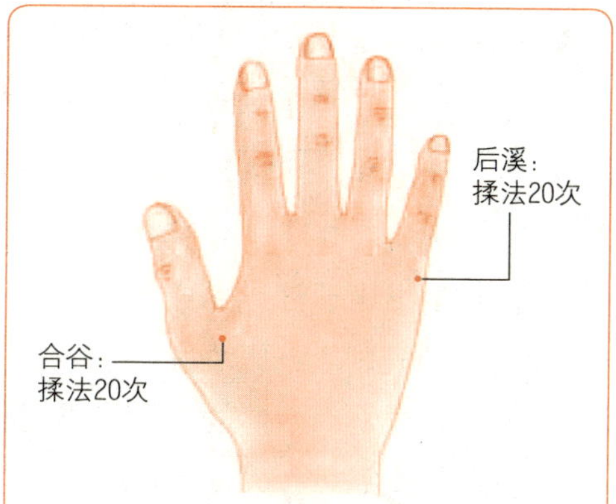


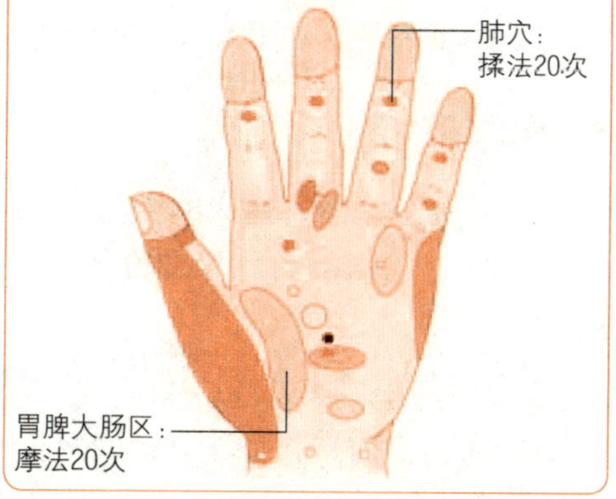


| 手疗流程 | 手疗部位 | 步骤 | 选穴 | 方法 |
|---|---|---|---|---|
| | 手心 | 第一步 | 胃脾大肠区 | 摩法20次 |
| | | 第二步 | 肺穴 | 揉法20次 |
| | 手背 | 第三步 | 后溪 | 揉法20次 |
| | | 第四步 | 合谷 | 揉法20次 |

## 对症食疗

芋头煲猪排骨：50克芋头洗净切块，100克猪排骨洗净切块，同放沙锅中加水适量，用文火煲熟，每日2次。

冬瓜芥菜汤：冬瓜200克，芥菜30克，白菜根30克，芫荽5株，所有材料入锅用水煎，加适量红糖调匀即可服用。

# 023 银屑病

银屑病又称牛皮癣，中医又名“白”，是一种以皮肤出现红斑及伴有闪光的银白色脱屑为主要症状的皮肤病。这种疾病很常见而且易于复发，目前没有一种可以彻底根治此病的方法。按照临床表现，此病可以分为寻常型、红皮型等，其中以寻常型最为常见。

## 症状反应

□ 皮肤上出现红色的丘疹。

□ 融合成斑片或斑块。

□ 斑块表面有较厚的、形状不规则的银白色磷屑。

□ 刮掉皮屑可看到薄薄的一层红膜。

□ 刮除红膜即可看到小小的出血点。

## 病因分析

（1）有银屑病家族史的人患银屑病的几率更大；

（2）在临床上有急性扁桃体炎、中耳炎、感冒等感染史的人也较容易得银屑病；

（3）精神紧张、思想焦虑、情绪抑郁、恐慌惊吓等情绪因素都会诱发银屑病；

（4）其他因素，如季节、气候、外伤、染发、暴饮暴食、吸烟、酗酒等也可能成为银屑病的诱因。

## 看手知健康

（1）1线下移，2线上移，两线形成狭窄的明堂。

（2）4线细小而弯曲。

### 专家支招

问：银屑病能预防吗？

答：首先要保持乐观的情绪，树立战胜疾病的信心，保持平和、安祥的心境；其次要进行适当的休息及运动，增强抵抗力；再次要养成良好的饮食习惯，尽量不饮酒，不吸烟，不吃辛辣刺激食物以及羊肉、海鲜等腥膻之品；此外，对于感染伤口及炎症，尤其是扁桃体化脓肿大等病患要清除病灶；最后，可经常内服叶酸、维生素A、维生素C、维生素B12等药物。

# 对症手诊手疗

## 看手诊病

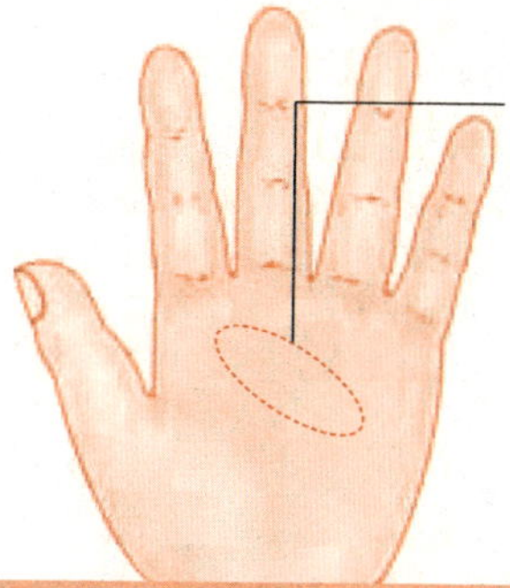


手线变化

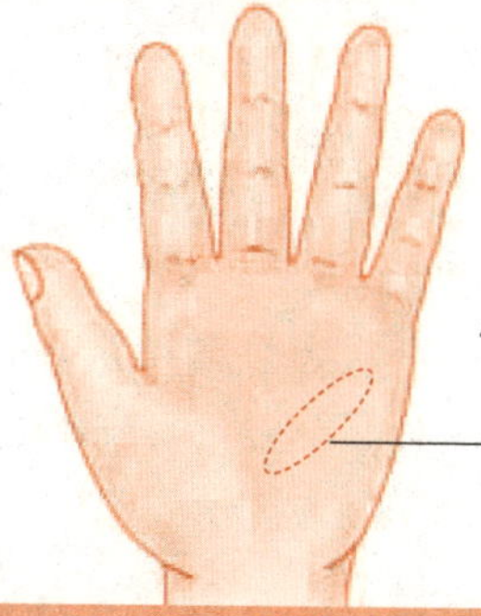


手线变化

## 手疗治病

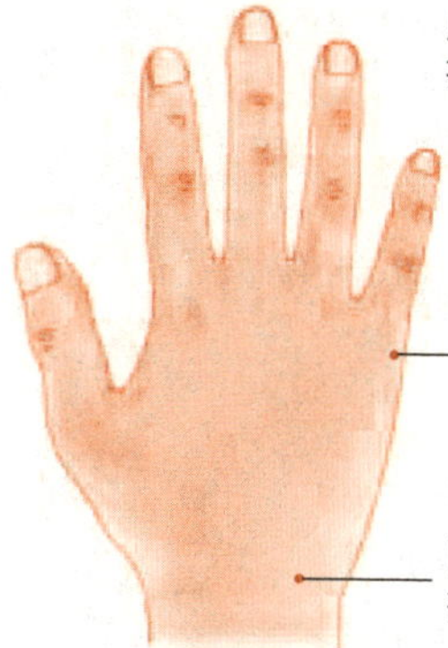


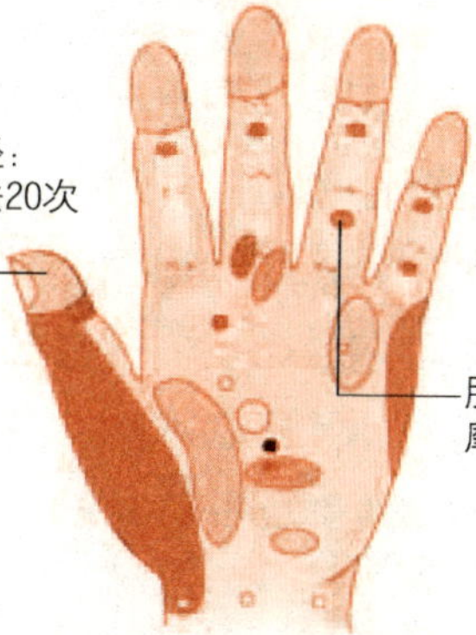


| 手疗流程 | 手疗部位 | 步骤 | 选穴 | 方法 |
|---|---|---|---|---|
| | 手背 | 第一步 | 阳池 | 按法20次 |
| | | 第二步 | 后溪 | 按法20次 |
| | 手心 | 第三步 | 肺经 | 摩法20次 |
| | | 第四步 | 肝胆穴区 | 摩法20次 |

## 对症食疗

车前子薏米粥：车前子15克，蚕沙9克，薏米30克，白糖5克。将车前子和蚕沙分别装入棉布袋内，扎紧袋口放入锅内，加水烧开半小时。取出布袋，加入薏米煮粥，快熟时用白糖调匀，即可食用。每天进食1次，10天为1个疗程。此粥能清热解毒，活血通络，祛风利湿。

# 024 湿疹

湿疹是最常见的一种急性或慢性的炎性皮肤病，主要表现为剧烈瘙痒、皮损多形性、对称分布、有渗出倾向、慢性病程、易反复发作等，任何年龄、任何部位都可能发生。湿疹的病因尚不十分清楚，一般认为与过敏或神经功能障碍等多种内外因素有关。

## 症状反应

- □ 阵发巨痒性。
- □ 洗澡、饮酒、被窝过暖及精神紧张后瘙痒严重。
- □ 急性损害多形性。
- □ 慢性湿疹边缘较清楚，皮肤有显著浸润和变厚。

## 病因分析

外因主要包括染料、药物、油漆、肥皂、洗衣粉、化妆品等各种化学物质的刺激，日光、紫外线、寒冷、炎热、干燥、潮湿、以及动物皮毛，羽绒、玻璃丝等物质的物理刺激，也可引起湿疹。胃肠功能紊乱，肠寄生虫病、精神紧张、慢性酒精中毒，新陈代谢障碍，内分泌功能失调等慢性疾病或者精神变化，失眠、疲劳等情绪因素都可引起湿疹。

## 看手知健康

（1）9线出现点断性连续，提示具有过敏性体质。

（2）两条9线重叠在一起，形成两层，或者一条9线，但很粗壮。

### 专家支招

问：中医对湿疹有没有外用药啊？

答：(1)有出水者，可用野菊花煎水作湿敷。

(2)微有出水者，可用青黛散加油调后外搽。

(3)丘疹、小水疱者，可用青黛散，黄柏粉、碧玉散（六一散加青黛）干扑。

(4)皮肤浸润肥厚者，可用青黛膏、疯油膏或湿疹膏（枯矾20克，熟石膏20克，雄黄7克，冰片1克，将药研碎过筛加凡士林200克调匀即成）外擦。

# 对症手诊手疗

## 看手诊病

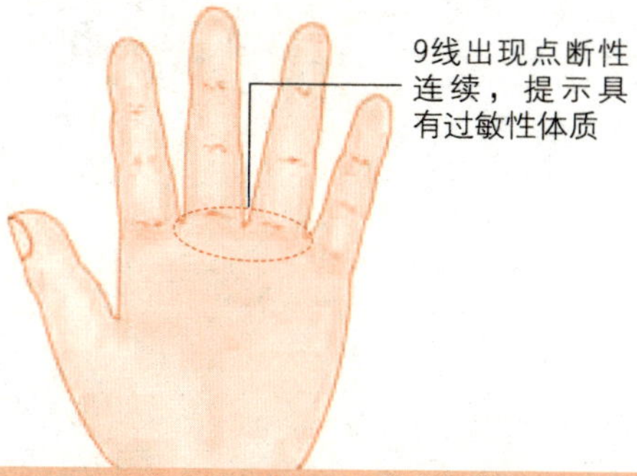


手线变化

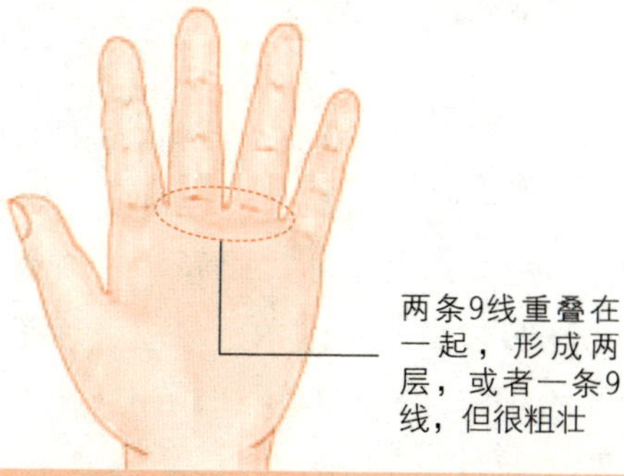


手线变化

## 手疗治病

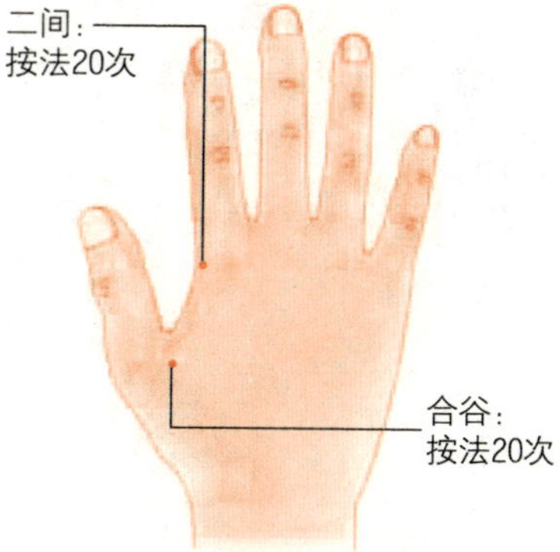


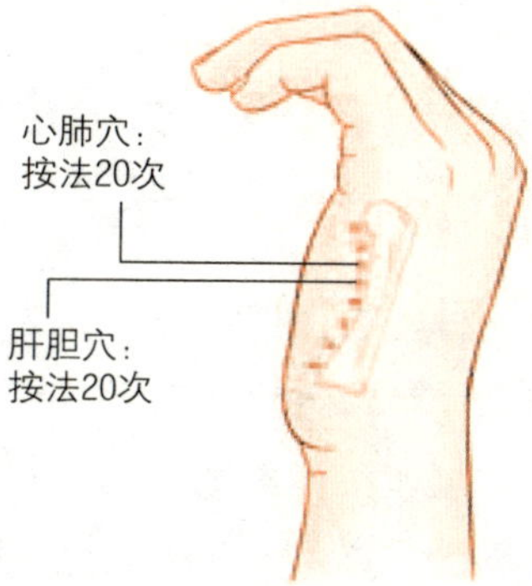


| 手疗流程 | 手疗部位 | 步骤 | 选穴 | 方法 |
|---|---|---|---|---|
| | 手背 | 第一步 | 合谷 | 按法20次 |
| | | 第二步 | 二间 | 按法20次 |
| | 手侧 | 第三步 | 肝胆穴 | 按法20次 |
| | | 第四步 | 心肺穴 | 按法20次 |

## 对症食疗

茅根苡仁粥：鲜茅根30克，生苡仁300克。先把茅根煮20分钟，去渣取汁，放入生苡仁煮成粥。可佐餐食用。

苡仁绿豆粥：绿豆50克，薏苡仁50克。绿豆和薏苡仁放入锅中， 加水煮粥。可佐餐食用，具有清热利湿的功效。

# 025 过敏性鼻炎

过敏性鼻炎又称变态反应性鼻炎，是一些特殊体质的人接触某些物质后所发生的异常反应。中医学称鼻鼽。据调查，其发病率是全部鼻病患者的40.5%，可发生于任何年龄，不分性别，但青年人多见，可呈长年性发作或季节性发作，或在气候突变和异气异物刺激时发作。

## 症状反应

- □ 眼睛发红发痒。
- □ 流泪。
- □ 鼻痒。
- □ 鼻腔不通气。
- □ 耳闷。
- □ 打喷嚏。
- □ 眼眶下黑眼圈。
- □ 嗅觉下降或者消失。
- □ 鼻涕多，多为清水涕，感染时为脓涕。

## 病因分析

过敏性鼻炎常由植物花粉作为季节性变应原引起。如树木、野草、农作物等在花粉播散季节，大量花粉随风飘游，被吸入呼吸道后，引发本病，故又称花粉症。常年性过敏性鼻炎则由与人起居密切相关的常年性变应原引起，如居室内尘土、屋尘螨虫、真菌、动物皮屑、羽毛、棉絮等。

## 看手知健康

（1）有 9 线出现。

（2）食指和中指指缝掌面处有方格纹，提示过敏性鼻炎。

### 专家支招

问：以为孩子得的是感冒，到医院一查竟然是过敏性鼻炎，幸亏发现的早！二者如何区别呢？

答：过敏性鼻炎和感冒的确有很多相似之处，很容易混淆。如果孩子早上起来打很多喷嚏，流清水鼻涕，像这种情况持续时间很长，用一般的感冒药后，症状不见好转的话，一定要考虑是否是过敏性鼻炎在作怪。鼻炎一般分为变异性鼻炎和非变异性鼻炎，儿童过敏性鼻炎比较常见。

# 对症手诊手疗

## 看手诊病

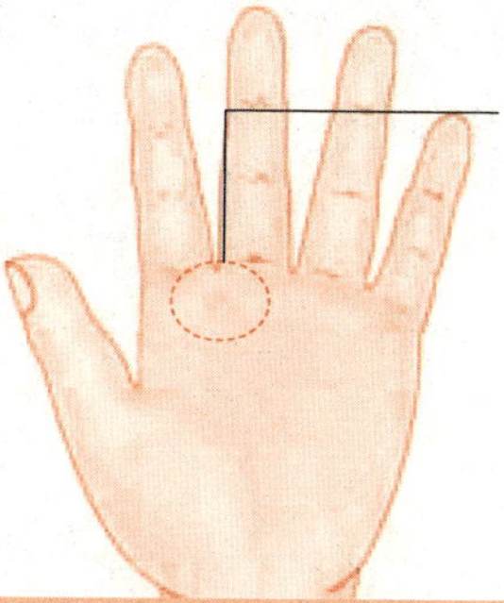


手纹变化

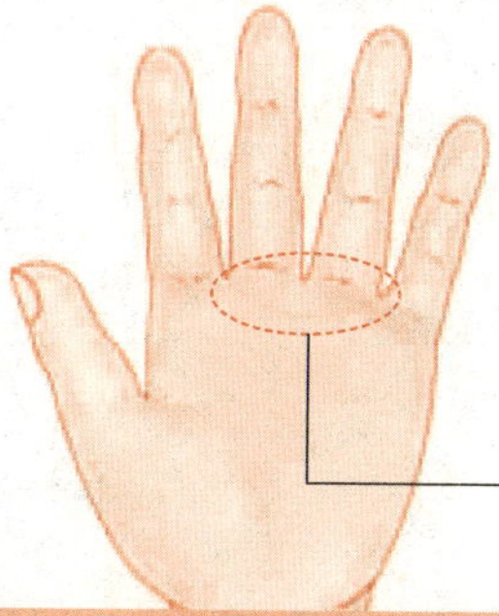


手线变化

## 手疗治病

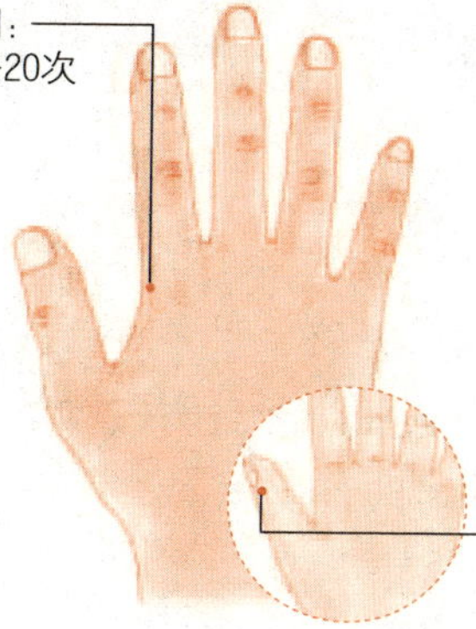


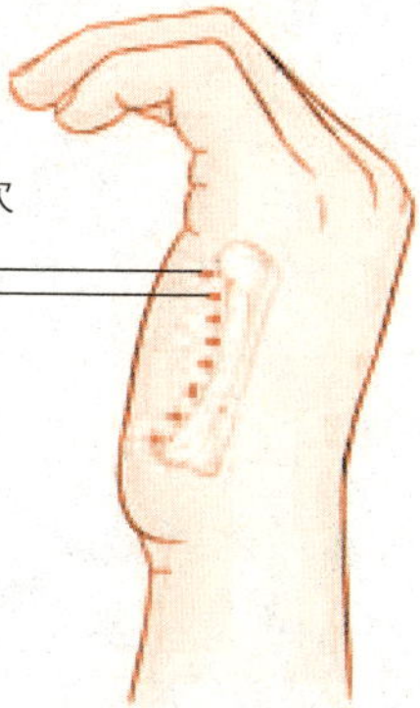


手疗流程

| 手疗部位 | 步骤 | 选穴 | 方法 |
|---|---|---|---|
| 手背 | 第一步 | 二间 | 揉法20次 |
| 手心 | 第二步 | 少商 | 揉法20次 |
| 手侧 | 第三步 | 头穴 | 揉法20次 |
| | 第四步 | 颈肩穴 | 揉法20次 |

## 对症食疗

黄花菜鱼头汤：胖头鱼鱼头100克，大枣15克，黄花菜15克，白芷8克，苍耳子6克，白术8克，生姜、盐各适量。鱼头洗净，锅内放油， 烧热后把鱼头两面稍微煎一下。将鱼头、大枣（去核）、黄花菜等放入沙锅中，加500毫升水，以文火炖煮2小时，再加调料即可。

# 026 牙痛

牙痛指牙齿因各种原因引起的疼痛，是以牙齿及牙龈红肿疼痛为主要表现的口腔疾患。其表现为：牙龈遇冷热刺激痛、面颊部肿胀等。

## 症状反应

□ 牙有伸长感，咀嚼时痛。
□ 垂直轻叩患牙有明显疼痛。
□ 冷热刺激疼痛加剧。
□ 颌下淋巴结肿、压痛。
□ 牙龈红肿、溢脓、出血。
□ 牙松动无力。
□ 横叩病牙，有明显疼痛感。
□ 根尖软组织有压痛，或有瘘管。

## 病因分析

中医认为牙痛是由于外感风邪、胃火炽盛、肾虚火旺、虫蚀牙齿等原因所致。

## 看手知健康

（1）拇指指甲前见红斑，提示得了牙龈炎、牙髓炎或龋齿。
（2）食指第二指节过粗。

### 专家支招

问：除了吃药，还有什么办法可以快速地缓解牙痛？

答：按摩中指指尖正中的中冲穴一分钟，取同侧穴位，按揉时用力要均匀稳定，不要滑移。还可以按压肩井穴来治疗，此穴在大椎与肩峰连线的中点。让家人站在牙痛者背后，用右手拇指按压疼痛同侧穴位，逐渐加力以病人能忍受为度。按压约30秒钟后即放松，再压再放松，直到牙痛缓解和消失。

# 对症手诊手疗

## 看手诊病

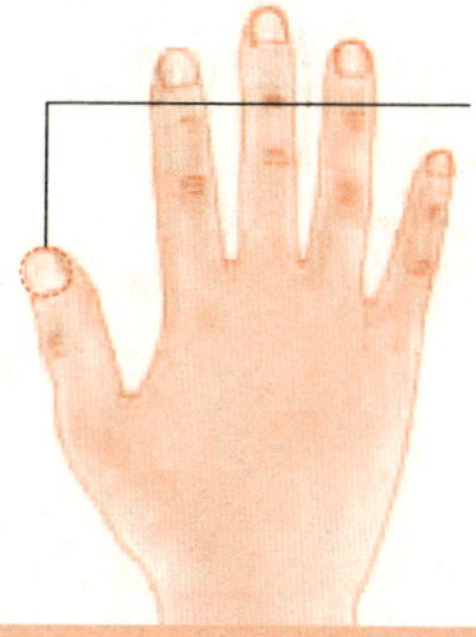


指甲特征

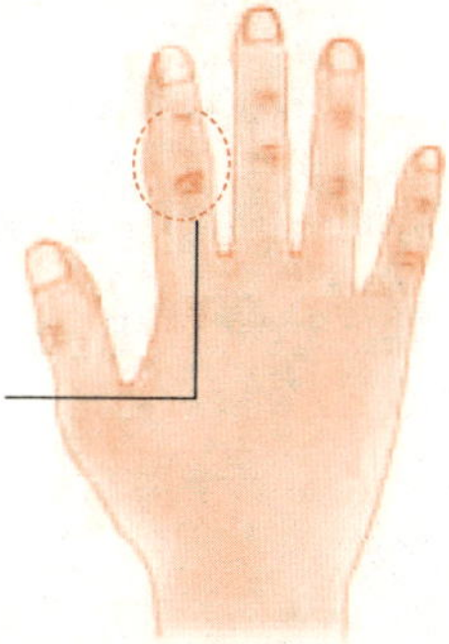


指节特征

## 手疗治病

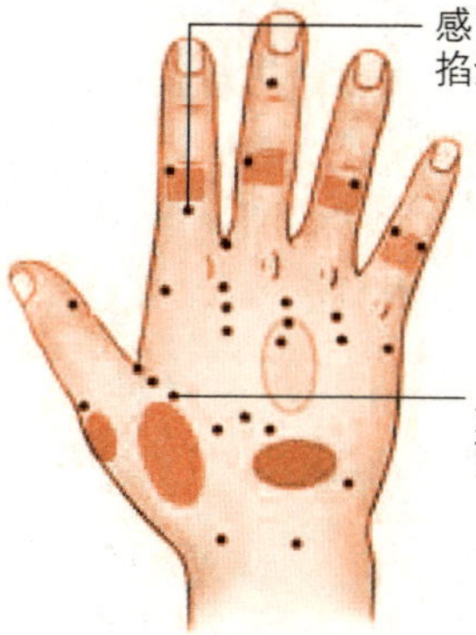


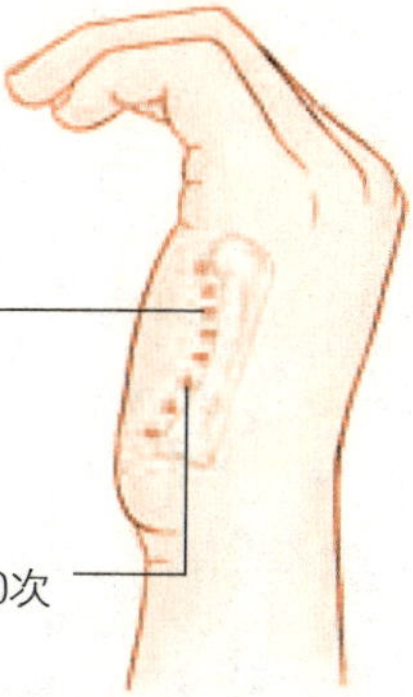


| | 手疗部位 | 步骤 | 选穴 | 方法 |
|---|---|---|---|---|
| 手疗流程 | 手背 | 第一步 | 止痛点 | 掐法20次 |
| | | 第二步 | 感冒点 | 掐法20次 |
| | 手侧 | 第三步 | 肾穴 | 擦法20次 |
| | | 第四步 | 心肺穴 | 擦法20次 |

## 对症食疗

雪梨豌豆炒百合：雪梨，豌豆（豌豆荚）200克，南瓜150克，柠檬半个，油50克，百合1个，盐、味精各5克，太白粉少许。雪梨削皮切块，豌豆、鲜百合掰开洗净，南瓜切薄片，柠檬挤汁。雪梨、豌豆、百合、南瓜过沸水后捞出，锅中油烧热，放入材料、调料炒1～2秒。用淀粉勾芡出锅即可。

# 027 白内障

白内障是由于新陈代谢或其他原因发生晶体全部或部分混浊，而引起视力障碍的眼病，中医属圆翳内障。

## 症状反应

- □ 晶状体混浊可能不是全部。
- □ 角膜混浊。
- □ 虹膜粘连。
- □ 两眼进行性的视力减退。
- □ 检查时看见瞳孔内有灰白色混浊。

## 病因分析

现代医学认为，老化、遗传、代谢异常、外伤、辐射、中毒和局部营养不良等可引起晶状体囊膜损伤，使其渗透性增加，丧失屏障作用，或导致晶状体代谢紊乱，使晶状体蛋白发生变性，形成混浊。

## 看手知健康

（1）无名指下方的1线上出现岛形纹，提示有眼病。

（2）2线过于短浅，易得白内障。

（3）无名指下的2线上出现岛形纹。

### 专家支招

问：做了白内障手术，是不是肯定就能提高视力了？

答：如果病人眼部没有其他影响视力的疾病，手术进行顺利，术后视力应该提高，特别是被植入人工晶状体的患者，裸眼远视力一般能恢复到0.5以上，甚至达到1.0以上。如果术后仍看不清，就要检查瞳孔区是否残留有混浊的晶状体皮质皮囊膜，若瞳孔区透明，应检查玻璃体，眼底检查也尤为重要，以确诊是否有视网膜黄斑部病变、视神经萎缩等。

# 对症手诊手疗

## 看手诊病

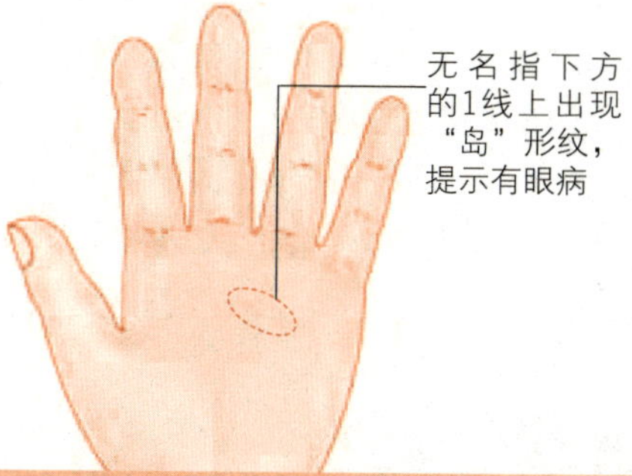


手纹变化

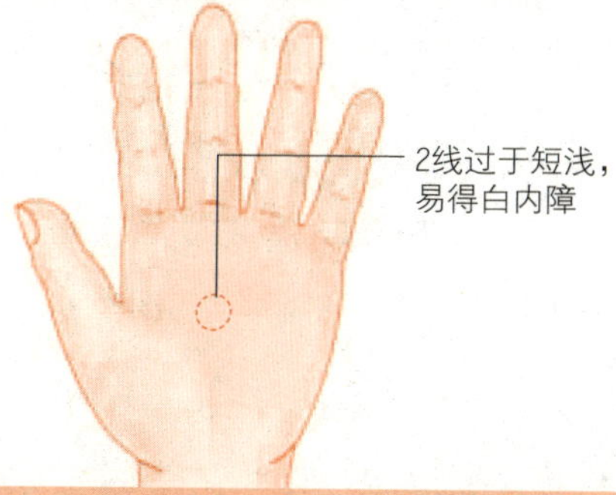


手线变化

## 手疗治病

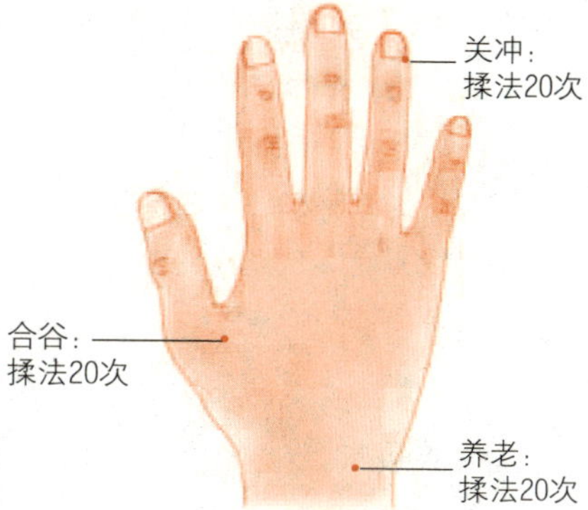


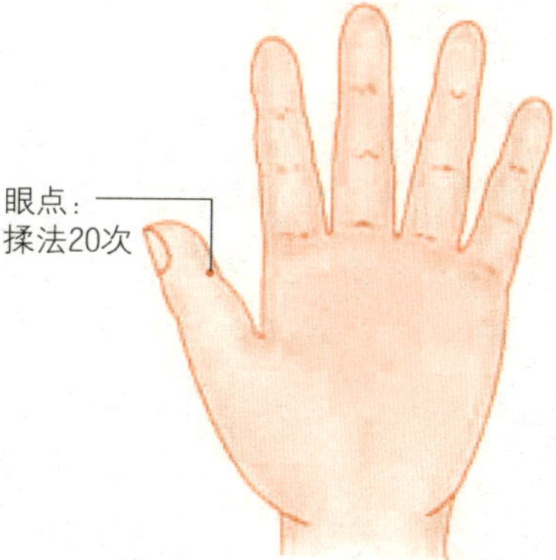


| 手疗流程 | 手疗部位 | 步骤 | 选穴 | 方法 |
| --- | --- | --- | --- | --- |
| | 手背 | 第一步 | 合谷 | 揉法20次 |
| | | 第二步 | 养老 | 揉法20次 |
| | | 第三步 | 关冲 | 揉法20次 |
| | 手心 | 第四步 | 眼点 | 揉法20次 |

## 对症食疗

山药红枣粥：山药60克，大枣30克，粳米100克。将山药切成颗粒，与大枣、粳米共煮成粥，粥成后加糖调味即可，分两次食用。

黑豆桂圆羹：黑豆30克，桂圆15克。将黑豆、桂圆洗净，加适量水一起以小火炖煮，至豆熟后即可服食。

# 028 青光眼

因青光眼患者瞳孔多少带有青绿色，故有此名。青光眼是一种以眼内压增高且伴有角膜周围充血，瞳孔散大、视力急剧减退、头痛、恶心呕吐等为主要表现的眼痛。

## 症状反应

- □ 视物发糊。
- □ 角膜混浊。
- □ 眼痛。
- □ 头痛。
- □ 恶心呕吐。
- □ 眼压逐渐升高。
- □ 眼部酸胀。
- □ 瞳孔扩大。
- □ 看灯光周围有彩色圈。

## 病因分析

原发性青光眼患者一般存在眼球小、眼轴短、远视、前房浅等解剖因素。如果再加上情绪波动、过久地在光线较暗的地方停留、低头阅读时间过长等，就可能诱发青光眼。继发性青光眼多由于外伤、炎症、出血、肿瘤等，破坏了房角的结构，使房水排出受阻而导致眼压升高而引起。

## 看手知健康

（1）1线无名指下方出现岛形纹。

（2）2线过于短浅。

（3）3线中央出现圆形纹。

### 专家支招

问：患青光眼之前，有什么先兆吗？

答：可以通过以下方面来预测一下：1.虹视症：看灯光时如果看到五颜六色的光环，就像雨。2.雾视症：视物模糊，好像在雾中看外界景物一样。3.眼胀痛：通常和雾视症同时发生，也有单独出现的。4.偏头痛：一些慢性青光眼的病人常常有偏头痛症状，也有全头痛的，这时要找眼科医生检查。

# 对症手诊手疗

## 看手诊病

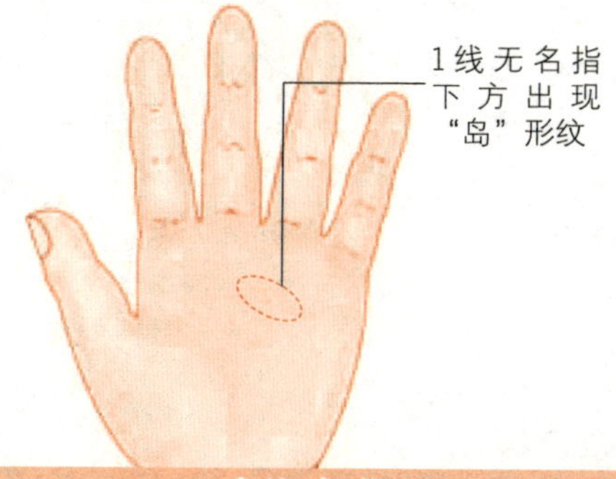


手纹变化

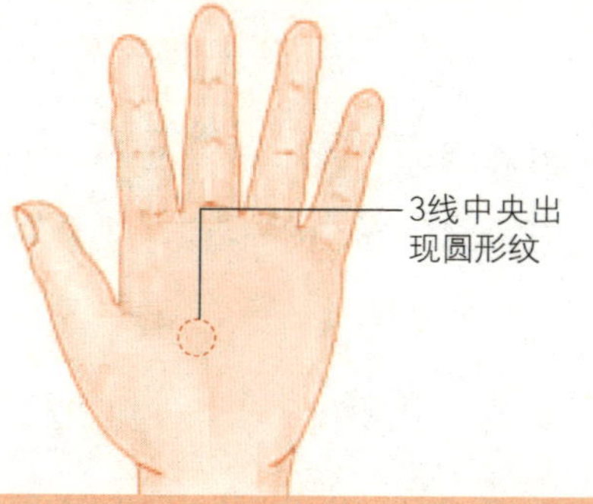


手线变化

## 手疗治病

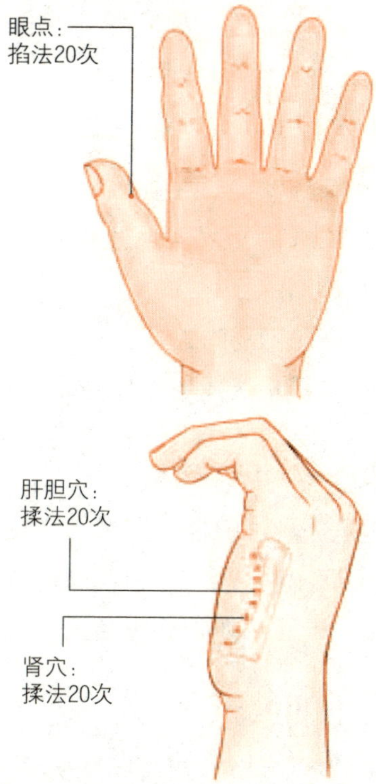


**手疗流程**

| 手疗部位 | 步骤 | 选穴 | 方法 |
|---|---|---|---|
| 手心 | 第一步 | 眼点 | 掐法20次 |
| 手侧 | 第二步 | 肝胆穴 | 揉法20次 |
|  | 第三步 | 肾穴 | 揉法20次 |

## 对症食疗

桂圆红枣汤：桂圆肉20克，红枣20枚。将桂圆肉、红枣同煮成汤。每日1剂。

豆糕：扁豆35克，豌豆35克，米粉250克。把扁豆、豌豆磨成粉，放入米粉，做成一定形状，蒸为豆糕，分次食用。

# 029 急性结膜炎

急性结膜炎是因为结膜经常与外界接触，受到外界的各种刺激和感染而引起的疾病。常见的自觉症状有异物感、烧灼感、痒感、怕光、流泪等。

## 症状反应

- □ 异物感。
- □ 烧灼感。
- □ 痒感。
- □ 怕光。
- □ 流泪。
- □ 结膜充血。
- □ 晨起不易睁眼。
- □ 眼睑重垂。
- □ 多量粘液或脓性分泌物附着于睑缘。

## 病因分析

这是一种过敏性、季节性、反复发作的双眼性结膜炎症，可有混合感染和原因不明者，也可能与感冒和疹病伴同存在，也可由风、粉尘、烟和其他类型的空气污染、电弧、太阳灯的强紫外光和积雪反射的刺激引起。

## 看手知健康

（1）无名指下方1线上出现岛形纹。

（2）3线中央处出现“○”形纹。

### 专家支招

问：游泳也会感染结膜炎吗？

答：游泳池的水经常是用漂白粉来抑制细菌的，漂白粉浓度高，强刺激容易引起眼结膜充血或导致非传染性结膜炎。如果漂白粉浓度低，容易滋生大量细菌病毒，也可能引起传染性结膜炎。所以游泳时应戴上泳镜，隔开水和眼睛的接触。游泳结束洗完手后再脱下泳镜，滴几滴具有消炎作用的眼药水，减少感染病菌的几率。如果眼睛出现充血、流泪、干涩、怕光、有异物感等症状，尽快到医院。

# 对症手诊手疗

## 看手诊病

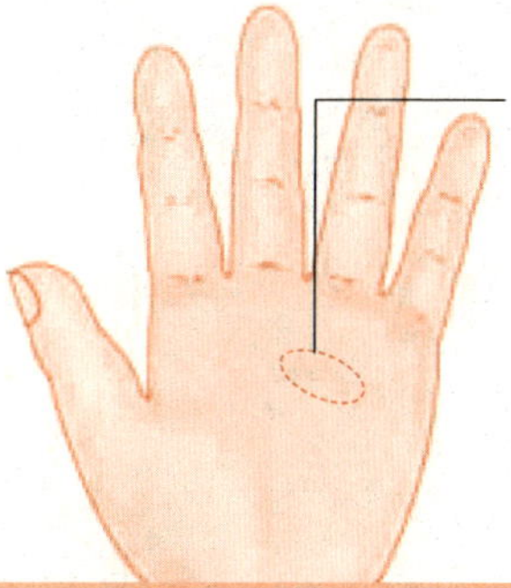


手纹变化

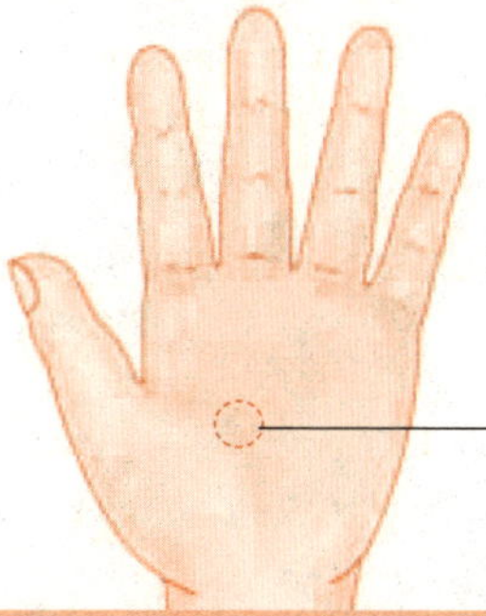


手线变化

## 手疗治病

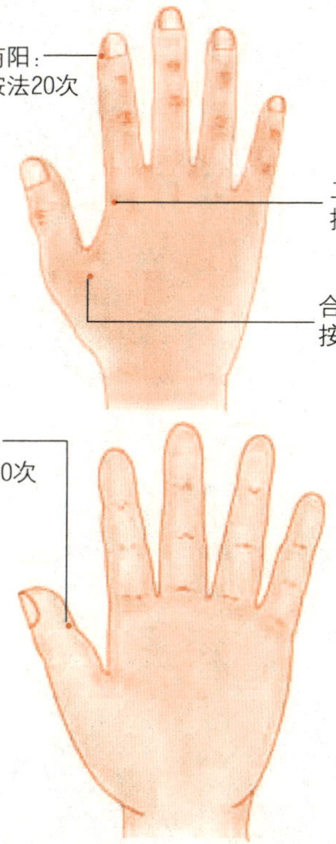


| | 手疗部位 | 步骤 | 选穴 | 方法 |
|---|---|---|---|---|
| 手疗流程 | 手背 | 第一步 | 合谷 | 按法20次 |
| | | 第二步 | 二间 | 按法20次 |
| | | 第三步 | 商阳 | 按法20次 |
| | 手心 | 第四步 | 眼点 | 揉法20次 |

## 对症食疗

冬瓜芫荽汤：冬瓜200克，芫荽10克，葱少许，调料适量。先将冬瓜去尽青皮及瓤子，切成薄片，油炒，后人葱、姜等调料，加水煮沸至熟，出锅时加入芫荽佐餐。

凉拌西瓜皮：西瓜皮200克，盐、味精、葱、姜适量。西瓜皮削去绿衣，洗净，切丝，加入调料，拌匀后佐餐食用。

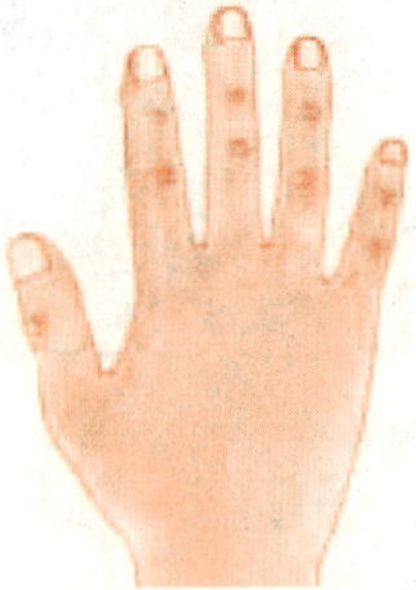

# 第五章

DIWUZHANG

# 呼吸系统疾病的手疗法

呼吸系统疾病是一种常见病、多发病，主要病变在气管、支气管、肺部及胸腔，病变轻者多咳嗽、胸痛、呼吸受影响，重者呼吸困难、缺氧，甚至呼吸衰竭而致死。呼吸系统在人体的各种系统中与外环境接触最频繁，接触面积大。本章节主要教你如何判断呼吸系统疾病的手诊知识及自我治愈和缓解病情的手疗法。

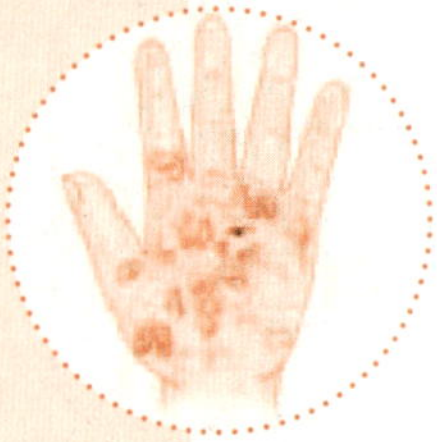

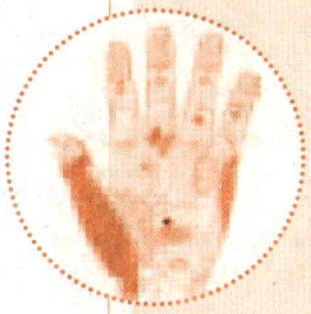

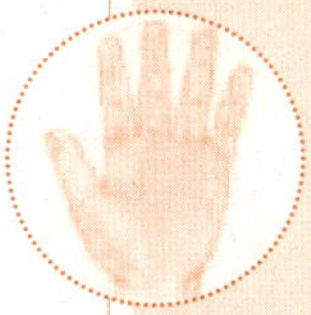

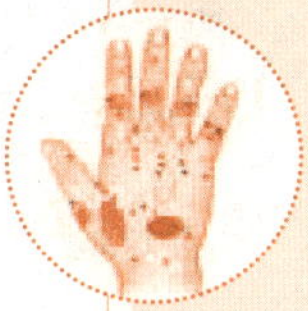

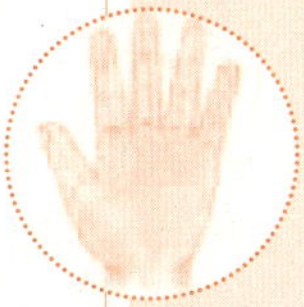

# 本章看点

- **支气管炎**

  支气管炎的特点是支气管腺体增生、黏液分泌增多

- **哮喘**

  哮喘是由支气管痉挛所引起的常见的呼吸道疾病

- **肺结核**

  肺结核是由结核杆菌引起的一种呼吸道传染病

- **咽喉炎**

  咽喉炎是由细菌引起的一种疾病，属耳鼻喉科

- **肺炎球菌性肺炎**

  肺炎球菌性肺炎是肺炎链球菌引起的急性肺泡性炎症

# 030 支气管炎

慢性支气管炎是由于感染或非感染因素引起气管、支气管粘膜及其周围组织的慢性非特异性炎症，其特点是支气管腺体增生、黏液分泌增多。化学气体如氯、氧化氮、二氧化硫等烟雾刺激支气管粘膜，使肺清除功能遭受损害，导致慢性支气管炎；吸烟和呼吸道感染为慢性支气管炎主要的发病因素；过敏因素与慢性支气管炎的发病有一定关系。

## 症状反应

- □ 发作咳嗽。
- □ 咳痰不停，冬秋加剧。
- □ 气急不能平卧。
- □ 并发肺气肿。
- □ 咯痰。
- □ 哮喘样发作。
- □ 伴有喘息。
- □ 呼吸困难。

## 病因分析

慢性支气管炎是由感染或理化因素等引起的气管、支气管黏膜及其周围组织的慢性炎症，机体免疫力低下及植物神经功能失调对慢性支气管炎的形成及发展亦起重要作用。急性支气管炎是由病毒和细菌感染，或因物理、化学因素的刺激而引起的急性炎症。慢性支气管炎也是由病毒、细菌感染或是由物理、化学因素刺激所引起的。

## 看手知健康

（1）患者指甲色暗，甲面上出现纵沟，提示气管开始有炎症侵入。

（2）1线紊乱，出现羽毛状细纹，小鱼际兑位可见纵纹，提示呼吸系统功能低下，不能抵御外邪，易患感冒。

### 专家支招

问：我爷爷卧病在床，有慢性支气管炎，总有痰，排痰时要注意什么吗？

答：在家庭中可以一般用翻身、叩背法，确实不能起床的患者也应由家属经常为之翻身、叩背，因为这些活动能够产生体位改变和肺部震动，利于痰液排出。叩背时家属将五指并拢，掌心屈曲，要顺气管走向，从下往上、由两侧向中间轻叩患者背部，同时鼓励患者咳嗽，顺利地将痰液排出。

# 对症手诊手疗

## 看手诊病

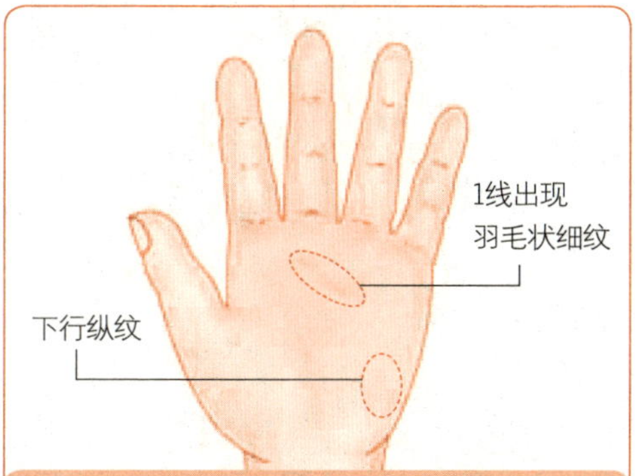


手纹变化

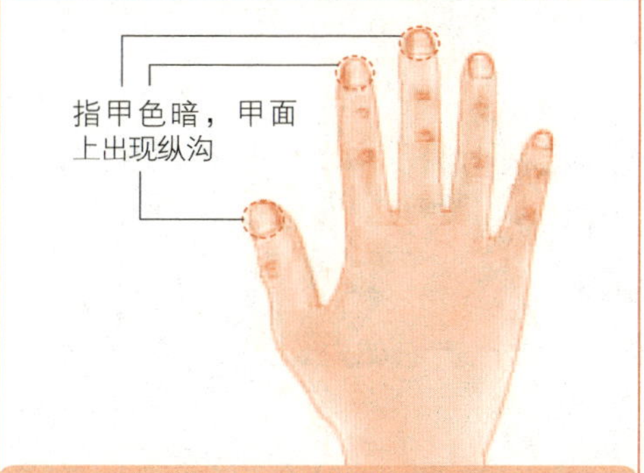


指甲特征

## 手疗治病

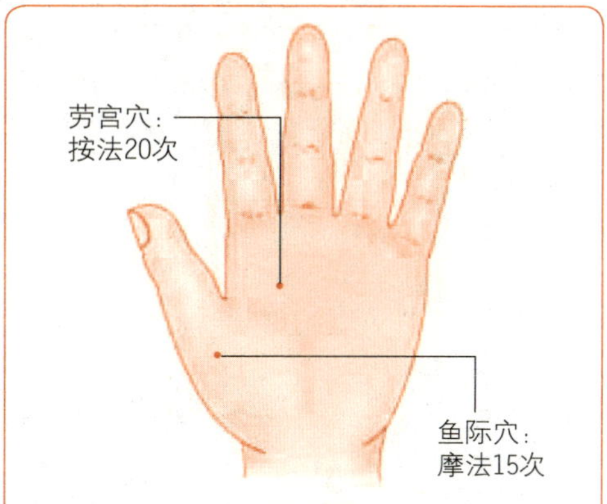


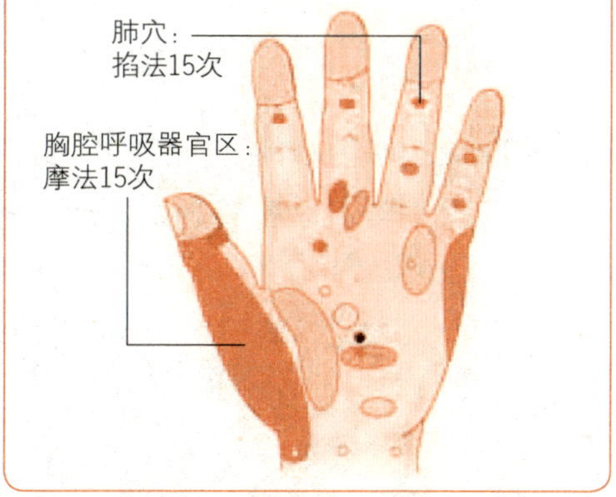


| | 手疗部位 | 步骤 | 选穴 | 方法 |
|---|---|---|---|---|
| 手疗流程 | 手心 | 第一步 | 劳宫穴 | 按法20次 |
| | | 第二步 | 鱼际穴 | 摩法15次 |
| | 手心 | 第三步 | 肺穴 | 掐法15次 |
| | | 第四步 | 胸腔呼吸器官区 | 摩法15次 |

## 对症食疗

无花果糖水：无花果30克、枸杞少许、冰糖适量。将无花果、枸杞洗净。无花果与枸杞加水一起放入沙煲内，再加入冰糖煮沸即可。

川贝梨子饮：川贝10克，梨子1个，冰糖适量。将川贝冲洗净；梨子去皮、核，切成块。川贝、梨子下入锅中，加适量的水和冰糖，煮开后再煲10分钟即可。

# 031 哮喘

哮喘，是由支气管痉挛所引起的，是一种很常见的呼吸道疾病。临床表现为反复发作的喘息、气促、胸闷或咳嗽等症状，呼气性呼吸困难反复发作，发作时不能平卧，发并会咳出白色泡沫痰。多在夜间或凌晨发病。

## 症状反应

- □ 干咳。
- □ 胸闷。
- □ 发作时不能平卧。
- □ 白色泡沫痰。
- □ 流涕。
- □ 咳嗽。
- □ 呼吸困难。

## 病因分析

遗传因素是哮喘的一个重要病因。环境因素在哮喘发病中也起到重要的促发作用。相关的诱发因素较多，包括吸入性抗原，如尘螨、花粉、真菌、动物毛屑等，各种非特异性吸入物，如二氧化硫、油漆、氨气等；感染因素，如病毒、细菌、支原体或衣原体等引起的呼吸系统感染；食物性抗原如鱼、虾蟹等。

## 看手知健康

（1）1线、2线变浅。有9线或10线出现，平时会出现干咳和流涕。

（2）1线尾端纹线深重杂乱、色暗，无名指下有“丰”字纹，病情加重会出现呼吸困难、胸闷等症状。

**专家支招**

问：喷雾剂要怎么用才算正确呢？

答：使用时先深吸一口气，将气呼出后，再将雾化器的接口端放入口内，按下压力阀将药雾喷入口中，缓缓深吸气，一边吸气一边雾化，根据病情需要喷1至数次。喷完药物气，深吸一口气使药物到达气道，然后屏住呼吸5～10秒，让药物沿气管、支气管进入下呼吸道远端再恢复呼吸，最后用水反复漱口，吐出。

# 对症手诊手疗

## 看手诊病

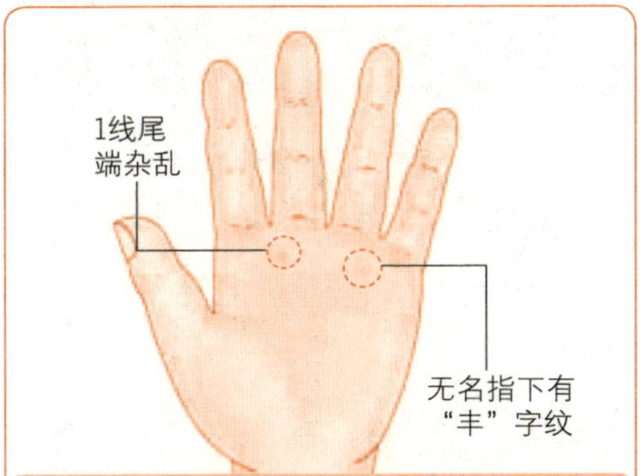


手纹变化

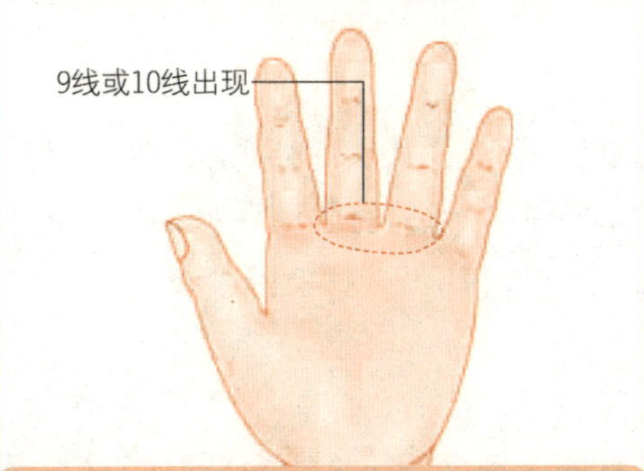


手线变化

## 手疗治病

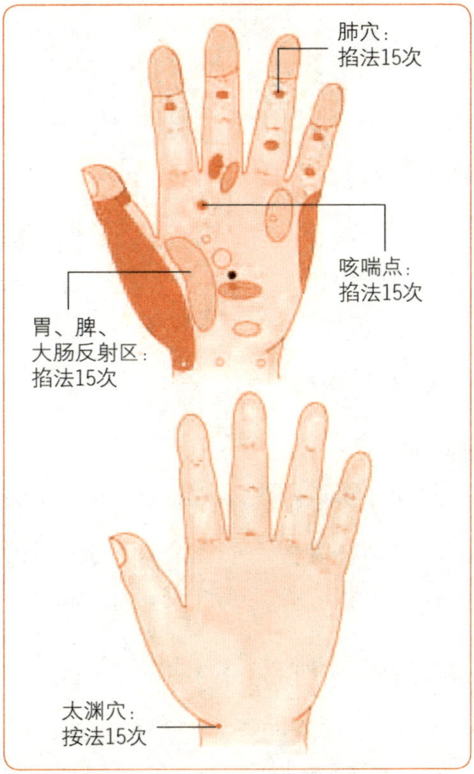


| 手疗流程 | 手疗部位 | 步骤 | 选穴 | 方法 |
|---|---|---|---|---|
| | 手心 | 第一步 | 肺穴 | 掐法15次 |
| | | 第二步 | 胃、脾、大肠反射区 | 掐法15次 |
| | | 第三步 | 咳喘点 | 掐法15次 |
| | 手心 | 第四步 | 太渊穴 | 按法15次 |

## 对症食疗

肉丝炒菠菜：瘦猪肉150克，菠菜300克，小虾15克，豆油50毫升，醋、味精、香油各适量。将菠菜用开水泡透后捞出，入冷开水中过凉。瘦猪肉切丝；小虾用温水泡发；锅内放入豆油烧热，下入肉丝、菠菜、小虾煸炒，再加少许酱油、醋、味精、香油拌匀即可。

# 032 肺结核

结核病是由结核杆菌引起的一种慢性传染病。其传染途径主要是由口、鼻经呼吸道侵入，故多以肺部直接感染常见。正常人靠先天性免疫可抑制结核菌繁殖，获得免疫。如果机体免疫力低下或侵入的细菌量多，毒性强，则可形成结核病灶，导致肺结核。

## 症状反应

- □ 低热。
- □ 咳嗽。
- □ 乏力。
- □ 盗汗。
- □ 食欲不振。
- □ 少量咯血。
- □ 体重减轻。
- □ 干咳或只有少量黏液。

## 病因分析

肺结核是由结核杆菌引起的一种呼吸道传染病。多数患者是通过呼吸道感染的。结核杆菌在阴暗潮湿的环境中可以存活几个月。当患有活动期肺结核的病人吐痰后，结核菌就可随干了的痰迹飞散到四周，随时都可以感染健康人。

## 看手知健康

（1）感染初期局部颜色绯红，随病情进展逐渐变暗变淡，至病灶愈合，肺一区大面积表现为灰色。肺二区光泽暗淡，有固定的青色斑点。

（2）1线、2线、3线开端紊乱，中间有障碍线切过。

### 专家支招

问：我的女朋友是肺结核人群，我和她在一起会被传染吗？我该怎样防范？

答：如果你女友的肺结核处于发病期，痰菌的检查又为阳性，那么，传染性是很强的，最好隔离。如果她的肺结核处于恢复期，痰菌性质为阴性，那么，传染性很小，平时在家中保持空气对流，注意经常开窗通风，你与她最好不要近距离或是亲密接触，等到她的肺结核病完全治愈后，就没有问题了。

# 对症手诊手疗

## 看手诊病

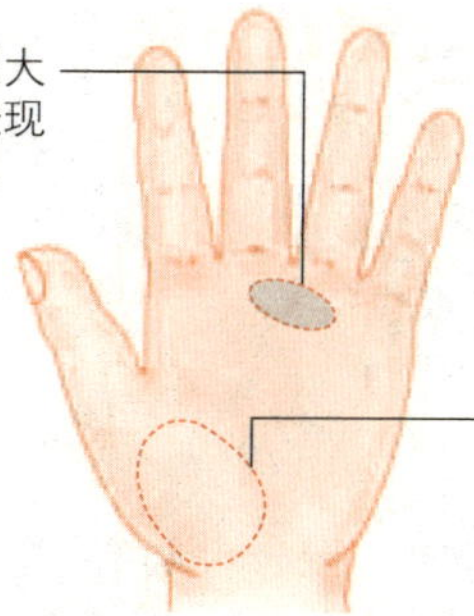


色泽特征

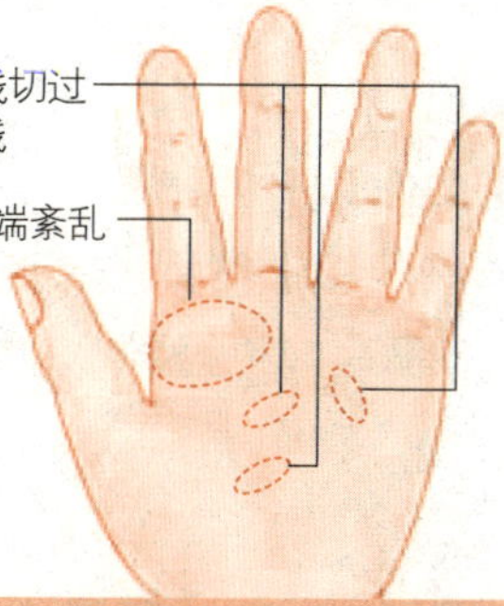


手线变化

## 手疗治病

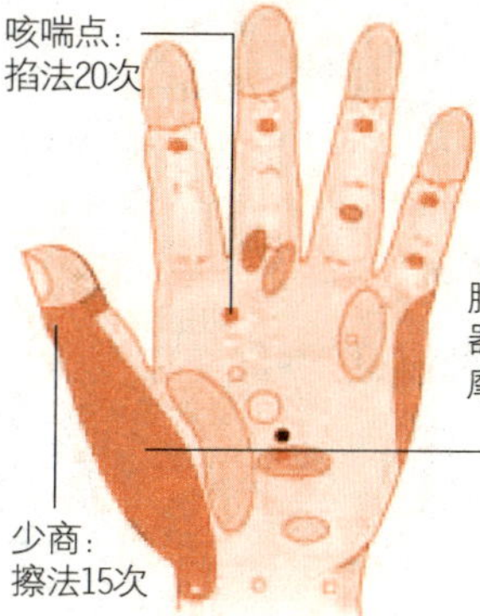


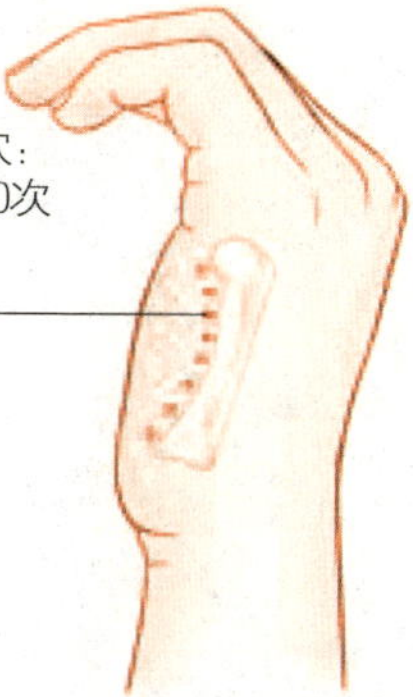


| 手疗流程 | 手疗部位 | 步骤 | 选穴 | 方法 |
|---|---|---|---|---|
| | 手心 | 第一步 | 咳喘点 | 掐法20次 |
| | | 第二步 | 少商 | 擦法15次 |
| | | 第三步 | 胸腔呼吸器官区 | 摩法20次 |
| | 手侧 | 第四步 | 心肺穴 | 掐法20次 |

## 对症食疗

羊髓生地羹：羊脊髓、蜂蜜各50克，黄酒25克，熟羊脂油15克，生地10克，生姜丝、精盐各少许。把羊脊髓、生地放入锅内，加水煮汤至熟透，去渣取汁，加入熟羊脂油、生姜丝、黄酒、蜂蜜、精盐等，加热至沸即可。具有滋阴清热，止咳化痰的功效，可用于治疗肺结核之低热、咳嗽、咳痰等症。

# 033 咽喉炎

咽喉炎是由细菌引起的一种疾病，属耳鼻喉科的常见疾病。可分为急性咽喉炎和慢性咽喉炎两种，咽部粘膜和淋巴组织的炎性病变为慢性咽炎。

## 症状反应

- □ 流涎。
- □ 咽部触压敏感。
- □ 咽腔潮红肿胀。
- □ 咽痛。
- □ 咽痒。
- □ 吞咽困难。
- □ 发热。
- □ 声音嘶哑。
- □ 声粗。
- □ 失音。
- □ 似常有痰而又不易咳出。

## 病因分析

咽喉炎常由受凉、劳累等诱发，因细菌、病毒侵犯咽喉部的黏膜而引起。长期吸烟、饮酒、食用辛辣刺激、油煎炸类食物容易引起咽喉炎。鼻炎、支气管炎、鼻窦炎、牙龈炎等疾病治疗不力都可能造成慢性咽喉炎。贫血、便秘、下呼吸道慢性炎症、心血管疾病等也可继发本病。

## 看手知健康

（1）离位有一条与1线平行的6线，颜色多偏红。

（2）离位的6线上有“米”字纹、“十”字纹或“井”字纹。咽喉区有“井”字纹、凸起的黄色斑点或青暗色斑。

### 专家支招

问：姐姐得了咽喉炎，但是要给宝宝喂奶，这种情况宝宝会被传染吗?

答：咽喉炎不属于传染病，不会影响宝宝，但是最好不要过分亲近宝宝，因为得了咽喉炎会有口气。

# 对症手诊手疗

## 看手诊病

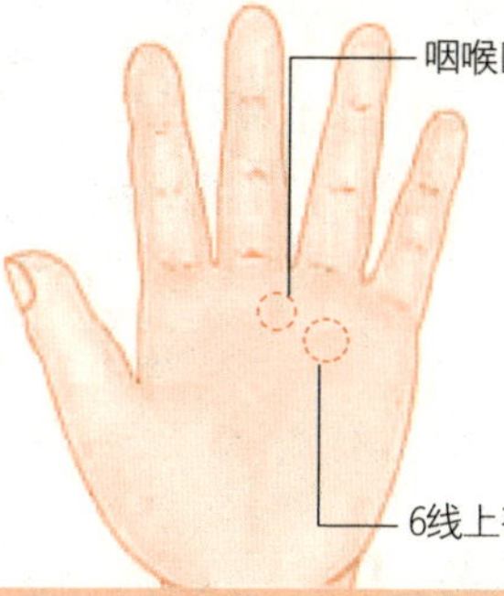


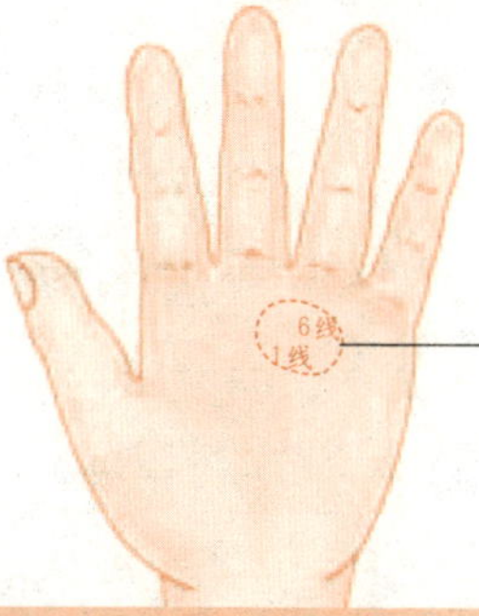


## 手疗治病

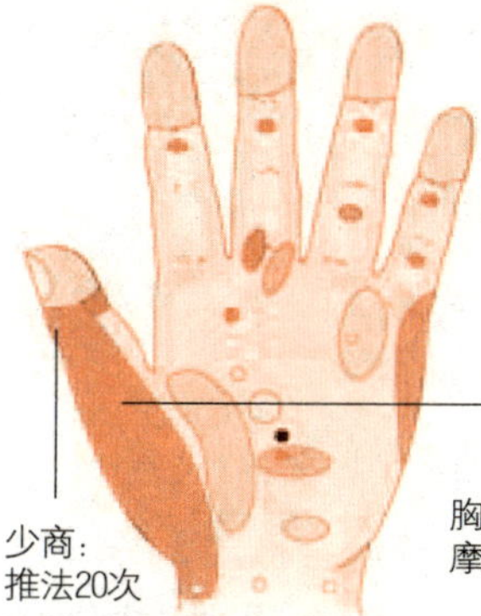


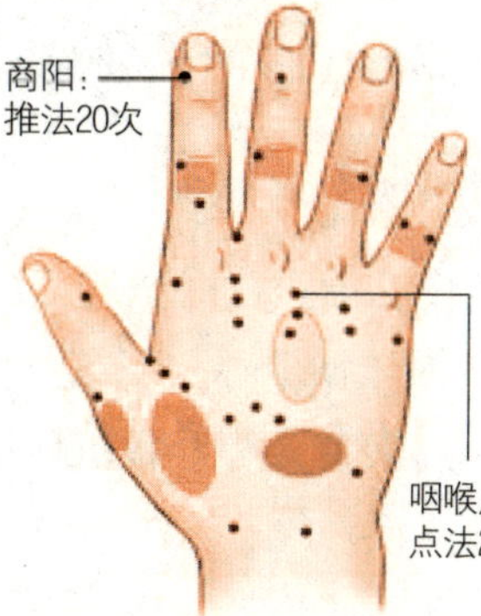


| 手疗流程 | 手疗部位 | 步骤 | 选穴 | 方法 |
|---|---|---|---|---|
| | 手心 | 第一步 | 少商 | 推法20次 |
| | | 第二步 | 胸腔反射区 | 摩法20次 |
| | 手背 | 第三步 | 商阳 | 推法20次 |
| | | 第四步 | 咽喉点 | 点法20次 |

## 对症食疗

海带汤：海带300克，适量白糖。将海带洗净，切丝，用沸水烫一下捞出，加适量白糖腌3日，可佐餐食用。

橄榄茶：橄榄两枚，绿茶1克。先将橄榄连核切成两半，与绿茶一起放入杯中，冲入开水加盖闷5分钟后饮用。

# 034 肺炎球菌性肺炎

肺炎球菌性肺炎是肺炎链球菌引起的急性肺泡性炎症。临床上以突发寒战、高热、胸痛、咳嗽为其特点，以20～40岁的青壮年患病较多，冬春季发病率较高。

## 症状反应

- □ 起病多急骤。
- □ 高热。
- □ 寒战。
- □ 全身肌肉酸痛。
- □ 胃纳锐减。
- □ 恶心。
- □ 腹痛或腹泻。
- □ 痰少，可带血或呈铁锈色。
- □ 体温通常在数小时内升至39～40℃。
- □ 患侧胸痛，咳嗽或深呼吸时加剧。

## 病因分析

机体免疫功能正常时，肺炎链球菌是寄居在口腔及鼻咽部的一种正常菌群，其带菌率常随年龄、季节及免疫状态的变化而有差异。当患者受凉、淋雨、疲劳、醉酒、病毒感染等导致机体免疫功能受损时，有毒力的肺炎链球菌入侵人体则会致病。

## 看手知健康

（1）3线起始处靠近大拇指下有干扰线切过，提示肺炎信号。

（2）无名指与中指的交界处有一“井”字纹，3线中央部位有狭长岛纹，提示这种肺炎是一种急性肺泡性炎症。

### 专家支招

问：肺炎球菌性肺炎是怎样引起的？

答：肺炎链球菌存在于正常人的上呼吸道，当机体抵抗力降低时，细菌侵入下呼吸道，在肺泡内繁殖。肺炎链球菌不产生毒素，不引起组织坏死或形成空洞，只引起炎症，可为肺段或整个肺叶的炎症性实变，上呼吸道感染、受凉、雨淋、醉酒、过度疲劳常为诱因。

# 对症手诊手疗

## 看手诊病

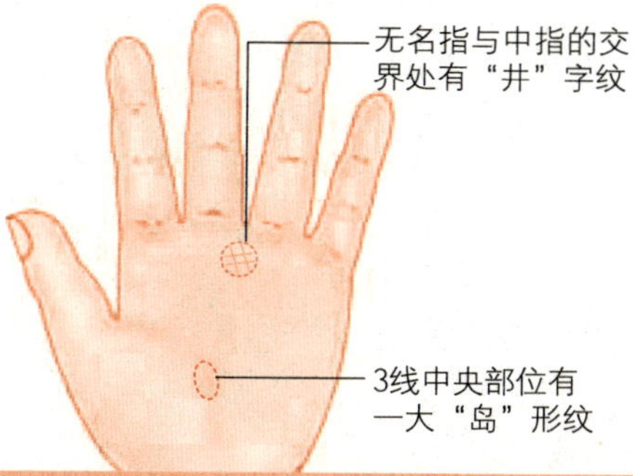


手纹变化

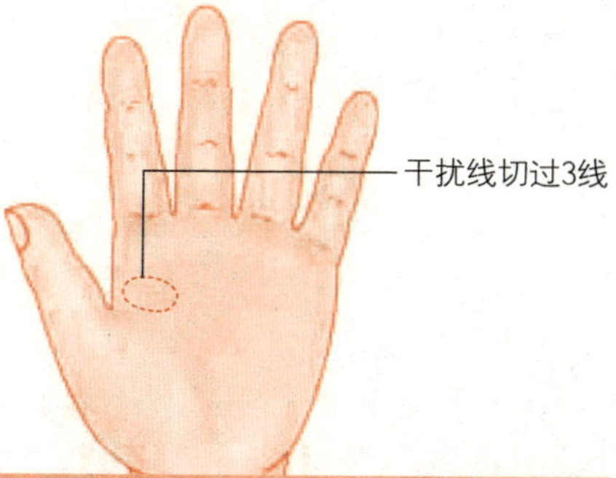


手线变化

## 手疗治病

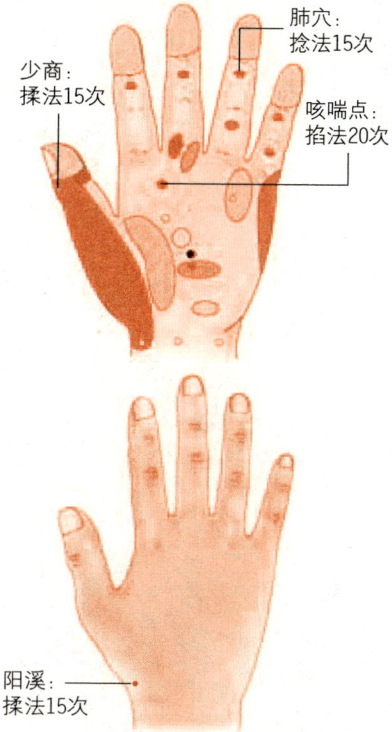


| 手疗流程 | 手疗部位 | 步骤 | 选穴 | 方法 |
|---|---|---|---|---|
| | 手心 | 第一步 | 肺穴 | 捻法15次 |
| | | 第二步 | 咳喘点 | 掐法20次 |
| | | 第三步 | 少商 | 揉法15次 |
| | 手背 | 第四步 | 阳溪 | 揉法15次 |

## 对症食疗

土茯苓煲瘦肉：瘦猪肉450克，山药30克，土茯苓20克，盐适量。瘦猪肉滚烫后切成小块。全部材料入沙锅加1000毫升水，煮开后再用小火煲3小时，加盐调味起锅。

第六章

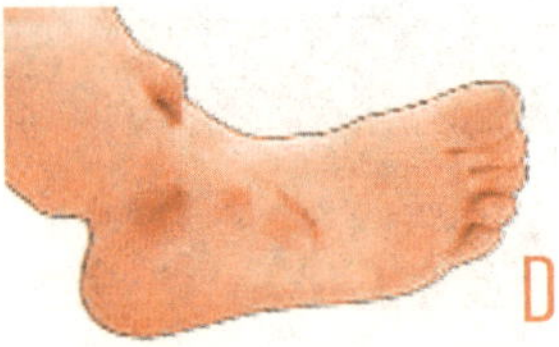

DILIUZHANG

# 认识足疗

足部是人体经络循环中的重要组成部分，祖国医学早就有『上病取下，百病治足』的说法，即全身许多疾病可以从足部治愈。足疗就是运用中医原理，集检查、治疗和保健为一体的无创伤自然疗法，包括足浴和足部按摩两个部分。足部是人体的『第二心脏』，如同人体的阴晴表，能够很准确地反映出身体的健康状况。

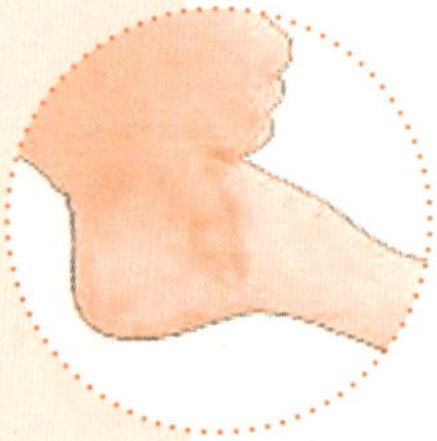

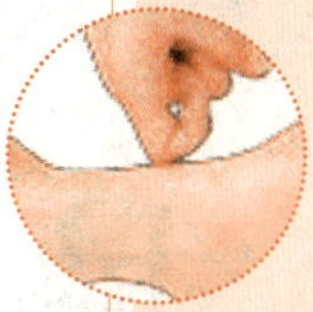

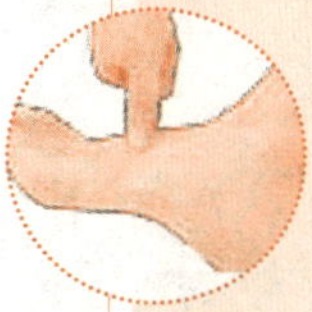

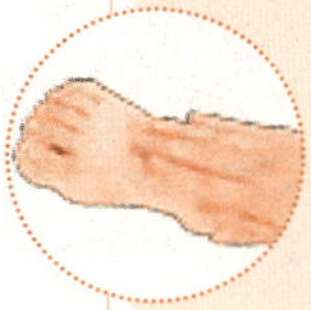

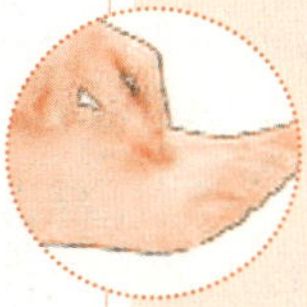

# 本章看点

- **足疗概述**

  足疗法是通过手法作用于足位体表的特定部位，以达到驱病康复的目的

- **足部穴位分布**

  足部共有分布着传统穴位33个，奇穴74个

- **足部反射区**

  足部的反射区可以反映机体周身健康状况

- **足部按摩手法**

  足部按摩手法讲究“持久、有力、均匀、柔和”八字要诀

# 035 足疗概述

中国足疗源远流长，早在《春秋》《礼记》中就记载了以中草药煎汤熏、浸泡的“熏、蒸、浸、泡”疗法。“足是人之根，足疗治全身”，古时候神医扁鹊根据人们的生活习惯，发现了用中草药热水泡脚的祛病方法，据说这就是中药浴足、足疗的前身。足疗法早在唐代以前就已出现。唐宋以后，虽被排斥于正统医学之外，但医书中仍有记载，如宋《圣济总录·神仙导引》云：“以手扳脚梢，闭气取太冲之气”。清末，逐渐流传到欧美等国家，被称做反射疗法或区域疗法。足疗法是通过手法作用于足位体表的特定部位，以调节机体的生理、病理状况达到驱病康复的目的。

我国是足部疗法起源最早的国家。早在几千年前，我国就有关于足部按摩的记载。据考证，当年足疗与针灸在我国为“同根生”的疗法。人之有足，如树之有根，树枯根先竭，人老足先衰证明了足部是人体经络循环中重要的组成部分，因此，祖国医学上有“上病取下，百病治足”之说，即全身许多疾病可以从足而治愈。足部与全身脏腑经络关系密切，承担身体全部重量，故有“足是人体的第二心脏”之说。有人观察到足与整体的关系类似胎儿平卧在足掌面，头部向着足跟，臀部朝着足趾，脏腑即分布在跖面中部。根据以上原理和规律，刺激足穴可以调整人体全身功能，治疗脏腑病变。人体解剖学也表明，脚上的血管和神经比其他部位多，无数的神经末梢与头、手、身体内部各组织器官有着特殊的联系。所以，单纯对足部加以手法按摩，就能治疗许多疾病。在治疗法上，脚底按摩是刺激脚底与腿侧的点、线、带和区，而不仅仅是纯粹按摩脚底反射区，最终目的是舒经活络，松弛神经。

如果说，手，为我们创造了一切，那么，不容否认这一切是“足”来让其实现或成为可能的。脚在人体中距心脏最远，如果脚部末梢循环产生障碍，很容易导致血液循环不畅，进而导致新陈代谢不畅、全身组织器官功能下降。进行足部按摩，可使足部的血液循环顺畅，促进全身血液循环，加速机体新陈代谢、补充营养，使机体健康、正常地运转。在人体十二经脉中有六条经脉到达足部即足三阴经 (足太阴脾经、足厥阴肝经、足少阴肾经) 、足三阳经 (足阳明胃经、足少阳胆经、足太阳膀胱经) 。通过足部按摩治疗，可以疏通经络，解除病痛，调节和恢复人体脏腑功能，使失调、病变的脏腑功能得以重新修复和调整，进而康复。

# 中国足疗发展简史

| | |
|---|---|
| 约5000年前 | 上古黄帝时代，就有名医俞跗按摩足部治愈疾病的记载。 |
| 约3600年前 | 殷商年代的甲骨文显示，当时已有足部推拿按摩。 |
| 约2300年前 | 道家的庄子就有“真人之息以踵”的句子。 |
| 约2200年前 | 《黄帝内经》中曾多处提到了按摩治病的原理，得出“不通则痛，通则不痛”的疏通经络气血的治病机制。并记录“人体足部有38个穴位，认为足三阴经脉、足三阳经脉都是通过足部的循行通达至脏腑”。 |
| 公元2～3世纪 | 东汉名医华佗编“五禽戏”，并专门在《华佗秘笈》中以“足心道”为名解释了脚部按摩法。 |
| 公元3～4世纪 | 晋朝葛洪在《肘后备急方》中谈到了摩足心疗法，同时代的皇甫谧所著的《针灸甲乙经》更详细地记录了足部按摩。 |
| 公元6世纪 | 隋朝高僧知仕《摩河止观》中有“意守足养生”的记载。 |
| 公元7世纪 | 唐朝药王孙思邈在《备急千金要方》中有“足下暖”的总结。 |
| 公元13世纪 | 元代时，意大利人马可波罗游历中国，将足部按摩法带回欧洲传播。 |
| 清朝末年 | 随着外强的入侵，足疗法也被流传到欧美等国家，并被接受和发展，称为反射疗法或区域疗法。 |
| 1982年 | 台湾瑞士籍神父吴若石成立《国际若石健康研究会》。 |
| 20世纪末 | 足部按摩健康法在国内得到重视，各种学术团体成立，专门的足疗按摩院等逐渐兴起。 |
| 1991年 | 中国足部反射区健康法研究会正式成立。 |
| 今 | 足疗已作为一种劳动技能而被国家劳动和社会保障部门承认，并可颁发相应的资格证书，已经成为医疗保健行业中的一个分支，被人们接受并继续发扬光大。 |

# 036 足部穴位分布

足部分布着十二正经中六条经的部分经穴，分为传统经穴和奇穴两种。足部共有传统穴位33个，奇穴74个。

经穴：经穴是指分布于十二经脉和督、任二脉的循行路线上的穴位，又称为十四经穴，经络与皮肤交会之处即是经穴所在，是腧穴的主体部分。十二经脉左右各有一条，故十二经脉上的腧穴都是左右对称，一个穴名有两个穴位；任、督二脉是“单行线”，任、督二脉上的腧穴是单穴，一个穴名只有一个穴位。经穴在《内经》上共有160个穴名，到现代已发展为361个穴名。经穴分布于十四经的循行路线上，故与经脉的关系密切。

奇穴：凡未归入十四经穴范围，有具体位置和名称的经验效穴，统称“经外奇穴”，简称“奇穴”，奇穴主治范围比较单一，多数对某些病症有特殊疗效。包括即球后、上迎香、翳明、定喘、腰宜、下志室、腰痛点、外劳宫、阑尾、胆囊、内膝眼和膝眼等48处位置的经外奇穴，已于1987年汉城会议和1989年日内瓦会议上通过。奇穴被确认的标准为：该穴位被广泛使用；该穴位须对临床有效；有很明确的解剖位置；若一个奇穴与已存在的穴位同名，必须加上一个前缀。足部的奇穴是人类长期实践总结的结果，具有十分重要的临床意义。中医认为经络是人体全身气血运行的通路，内脏若有疾病，在身体表面上的相关部位会有所表现，呈现异状。下面结合图解分别说明经穴和奇穴在足部的分布情况：

## 经穴

### 涌泉

**位置** 足趾跖屈时，约当足底前1/3凹陷处。

**适用症** 昏厥，惊风，咽喉肿痛，口干，腹泻，足干裂，休克，高血压，中风，中暑，失眠，心悸，晕眩，头顶痛，小便不利，大便闭结。

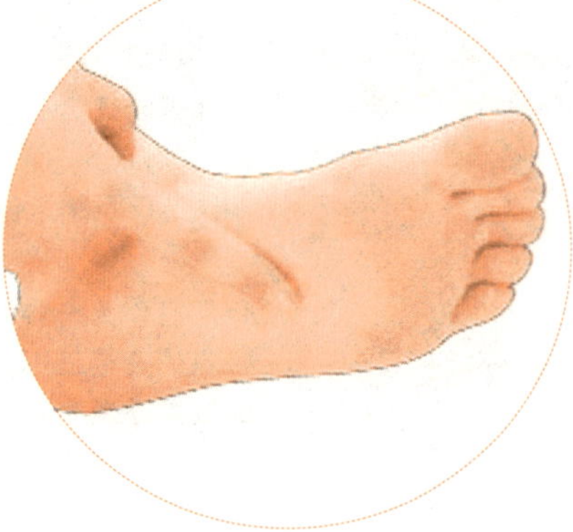

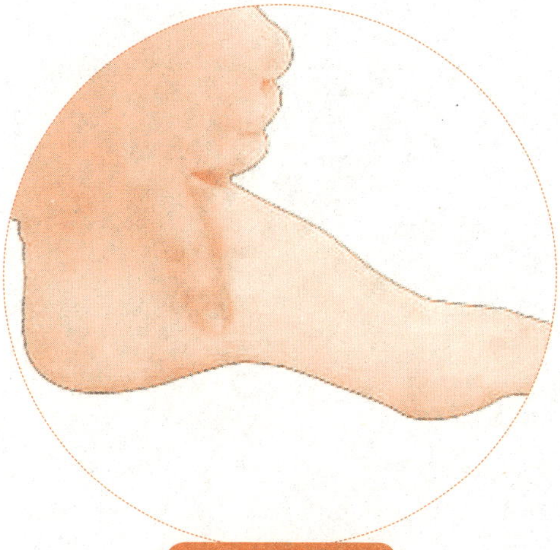

## 然谷

位置　足内侧缘，足舟骨粗隆前下缘凹陷中。

适用症　月经不调，咳血，遗精，阴部瘙痒，消渴，失音不语，咳痰带血，小儿惊风，足背肿痛。

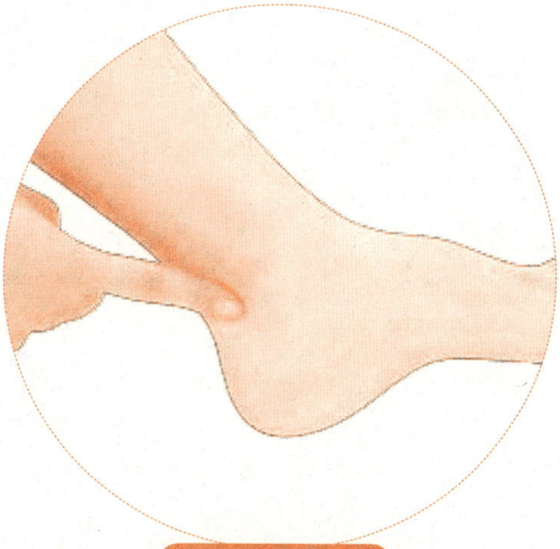

## 太溪

位置　在足内侧内踝与跟腱之间凹陷中。

适用症　牙痛，耳鸣，消渴，咽肿痛，咯血，月经不调，腰痛，尿频，失眠，哮喘，遗精，阳痿，膀胱炎。

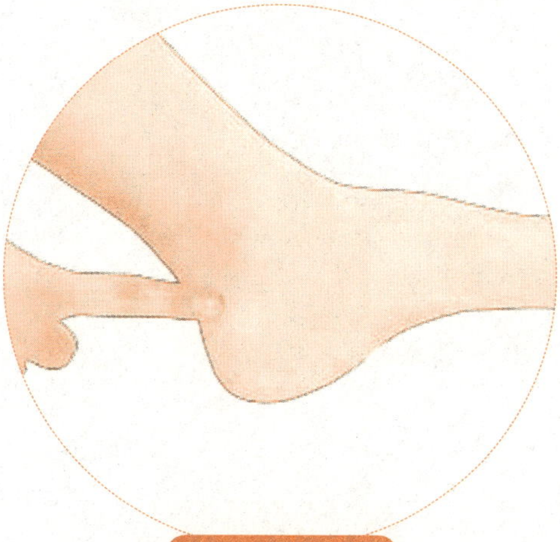

## 大钟

位置　太溪穴下0.5寸稍后，跟腱内缘处。

适用症　小便不利，便秘，足跟痛，痴呆，咯血，气喘，牙痛，月经不调，腰神经痛。

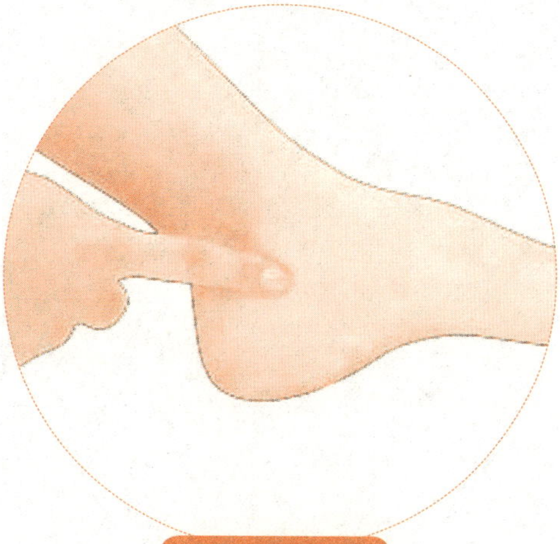

## 照海

位置　内踝高点正下缘凹陷中。

适用症　咽干，月经不调，阴挺，带下，癃闭，失眠，癫痫病，尿频。

036

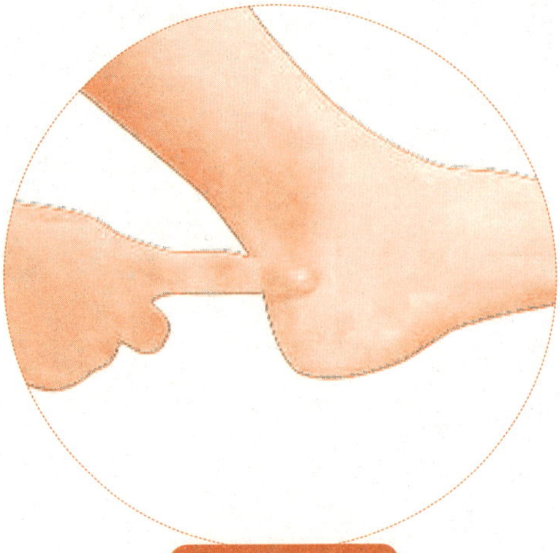

## 水 泉

**位 置** 太溪穴直下1寸，跟骨结节之内侧上缘，即太溪穴直下1寸处。

**适用症** 近视，月经不调，痛经，阴挺，小便不利。

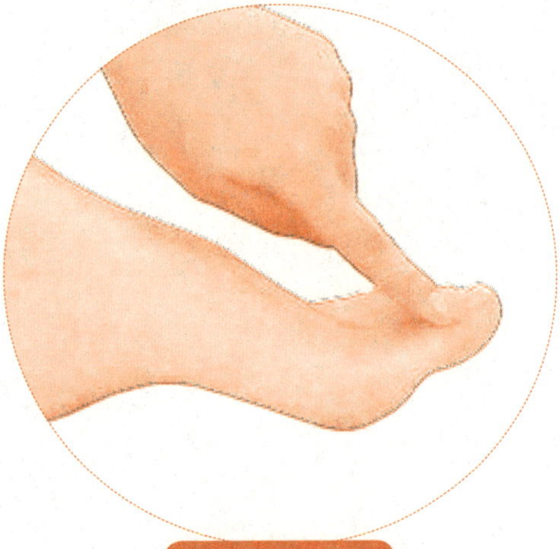

## 隐 白

**位 置** 足大趾内侧趾甲角旁约0.1寸。

**适用症** 腹满，月经过多，癫狂，急性肠炎，消化道出血，惊风，失眠多梦等。

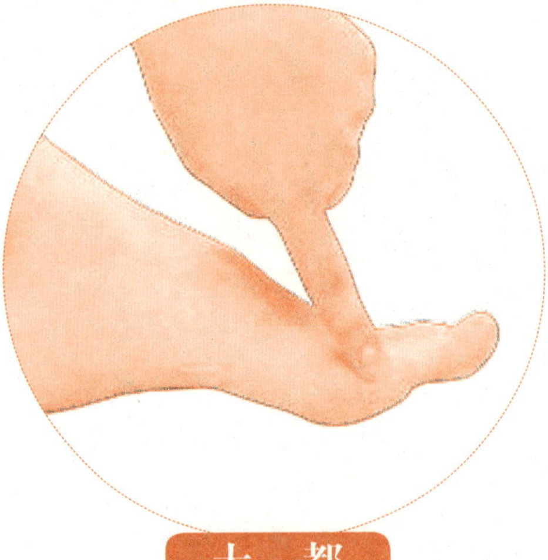

## 大 都

**位 置** 足大趾内侧，第一跖趾关节前下方，赤白肉际处。

**适用症** 腹胀，胃病，呕吐，腹泻，热病汗不出，胸满。

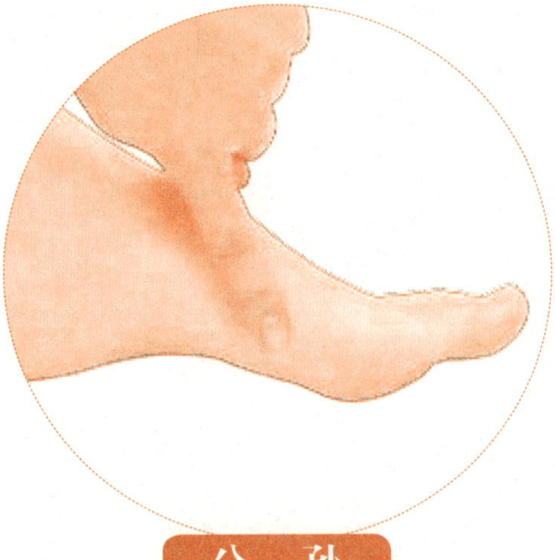

## 公 孙

**位 置** 第1跖骨基底部的前下方，赤白肉际处。

**适用症** 胃痛，呕吐，消化不良，腹痛，腹泻，痢疾，癫痫，心烦失眠。

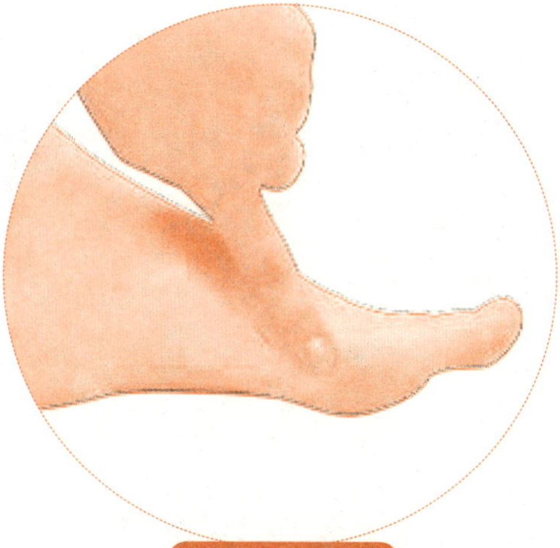

## 太白

位置 第1跖骨小头后缘，赤白肉际凹陷处。

适用症 腹胀，胃痛，呕吐，腹泻，身重，食后不化，胸胁胀满，腹鸣，痢疾，便秘，下肢神经痛及麻痹，腰股酸痛。

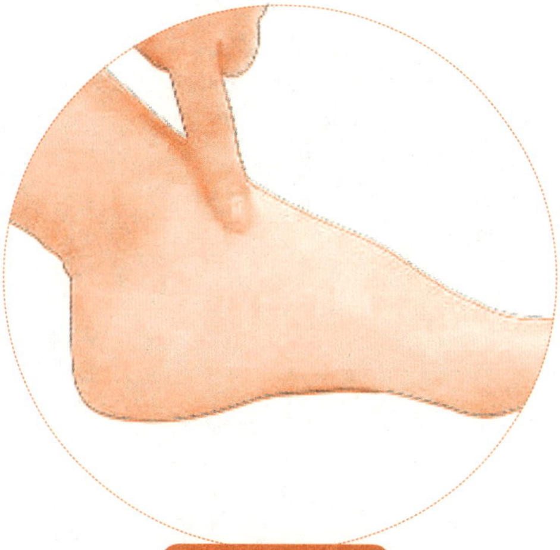

## 商丘

位置 内踝前下方凹陷中，舟骨结节与内踝连线的中点处。

适用症 腹胀，腹泻，黄疸，饮食不化，足踝痛。

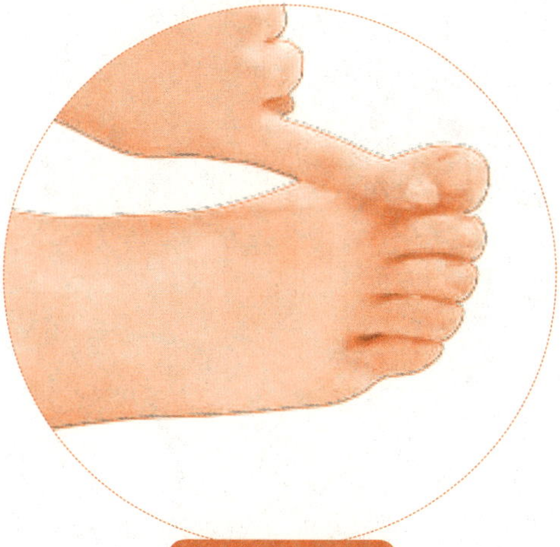

## 大敦

位置 足大趾外侧趾甲角旁约0.1寸。

适用症 疝气，目赤肿痛，崩漏，阴挺，遗尿，阴囊湿疹，子宫脱垂，月经不调，大便不通等。

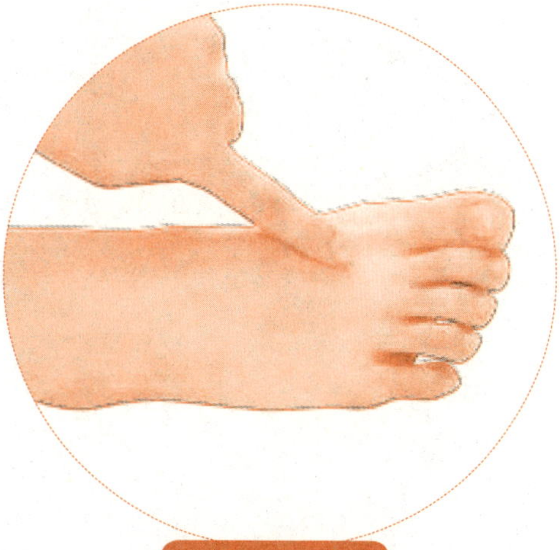

## 太冲

位置 在足背第1、2跖骨接合部之前凹陷处。

适用症 肝胆疾病，高血压，疝气，崩漏，失眠，晕眩，头顶痛，目赤，胁痛，小儿惊风，小便不通，黄疸，腹胀。

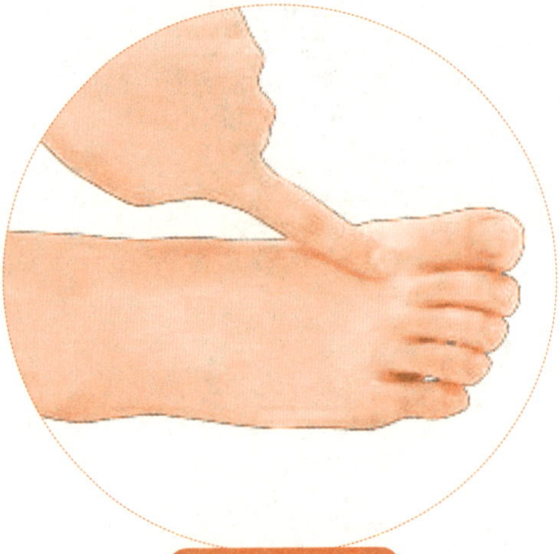

## 行间

位置　足背第1、2趾间的趾蹼缘上方纹头处。

适用症　头顶痛，胁痛，疝痛，雀目，癫痫，月经不调，尿道痛，遗尿，小便不通，便秘，疝气，烦热失眠，膝关节痛。

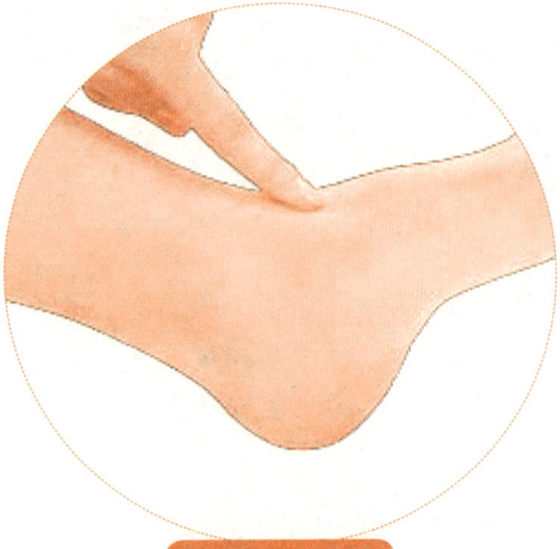

## 中封

位置　内踝前1寸，胫骨前肌腱内缘凹陷中。

适用症　疝痛，遗精，尿闭，小腹痛，肝炎，踝关节痛。

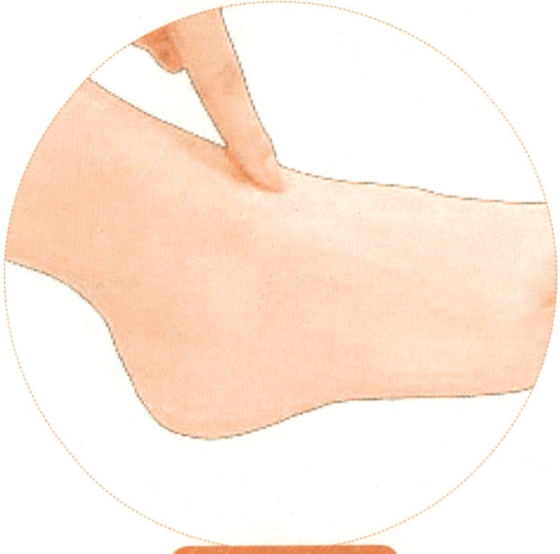

## 解溪

位置　足背踝关节横纹中央凹陷处，拇长伸肌腱与趾长伸肌腱之间。

适用症　头痛，癫痫，下肢痿痹，脚腕痛，消化不良，晕眩，腹满胀气，肠炎，便秘。

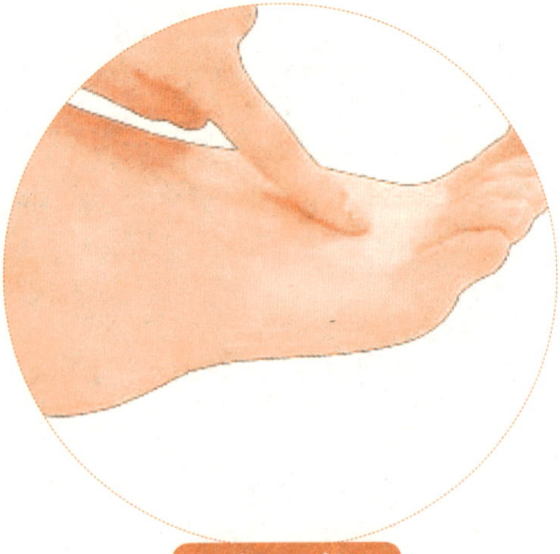

## 陷谷

位置　在足背2、3跖骨接合部前第2、3跖趾关节后凹陷处。

适用症　肠鸣，腹痛，足背肿痛，颜面浮肿，水肿。

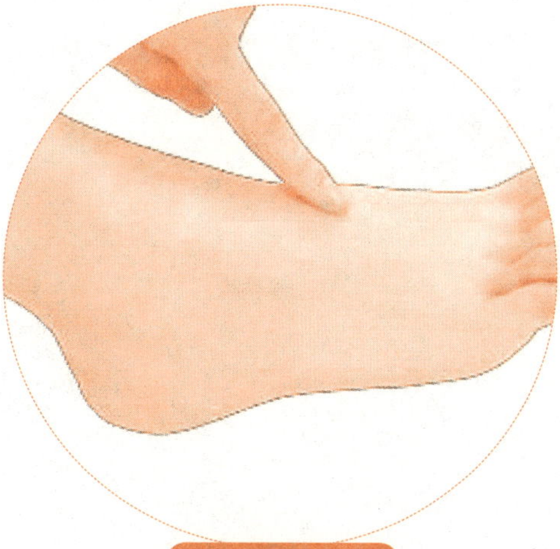

## 冲阳

**位置** 足背最高点，足背动脉搏动处。

**适用症** 口眼歪斜，牙痛，食欲减退，呕吐，颜面神经痛及麻痹，腹坚大，足背肿痛，精神病。

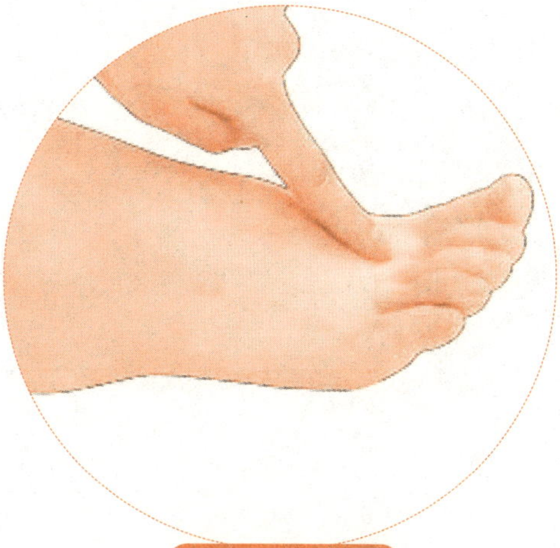

## 内庭

**位置** 足背第2、3趾间跖趾关节前的缝纹端。

**适用症** 齿痛，腹胀，痢疾，热病、喉痹，鼻血，胃痛，泄泻，消化不良，跖关节痛，足肿痛。

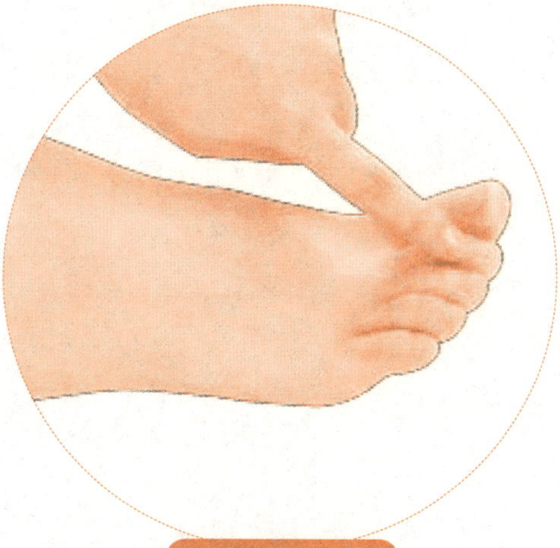

## 厉兑

**位置** 足2趾外侧距趾甲角旁0.1寸。

**适用症** 心腹痛，癫痫，精神分裂症，喉痹，齿龈炎，失眠多梦，热病，鼻血。

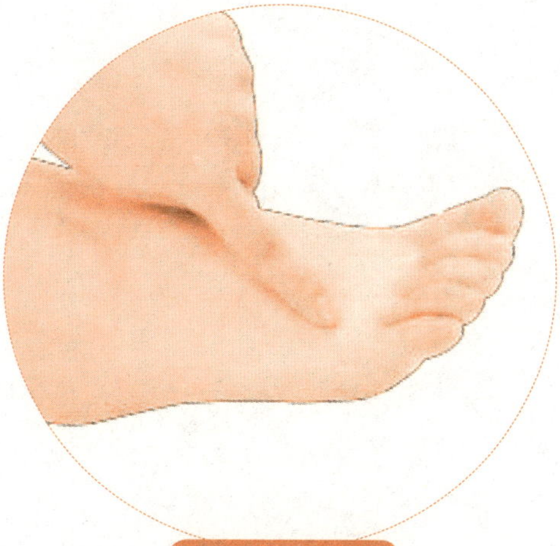

## 足临泣

**位置** 第4跖趾关节的后方足小趾伸肌腱的外侧胁肋疼痛。

**适用症** 目疾，耳聋，偏头痛，肋胸痛，胆痛疾患，疟疾，足麻痹，足挛急及疼痛，足附红肿，乳腺炎，瘰疬。

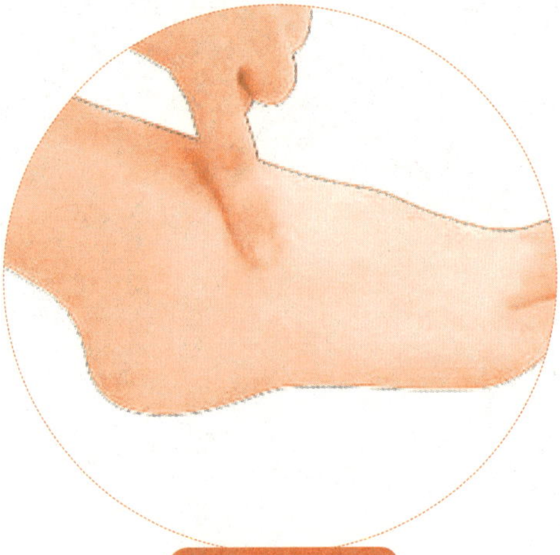

## 丘墟

**位置** 外踝前下方处，趾长伸肌腱外侧凹陷中。

**适用症** 偏头痛，落枕，胸胁痛，下肢痿痹，坐骨神经痛，阳疝痛，颈项痛，踝关节痛。

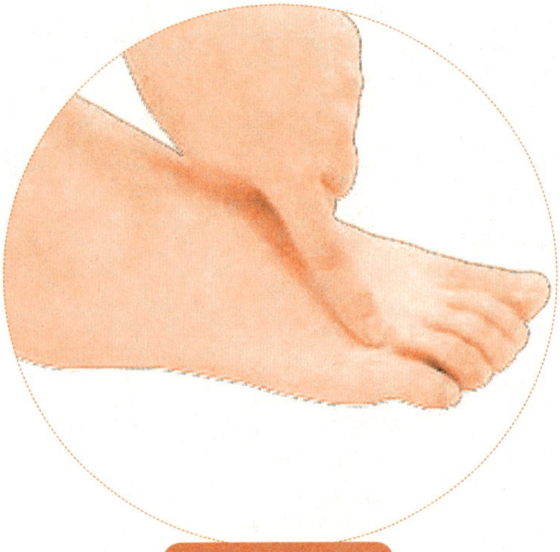

## 侠溪

**位置** 足背第四、五趾间趾蹼缘后方赤白肉际处纹头上凹陷处。

**适用症** 目疾，耳鸣，耳聋，胁痛，热病足背肿痛，五趾拘挛，头痛，四肢浮肿，周身痛无定处，下肢麻痹，高血压，足心热。

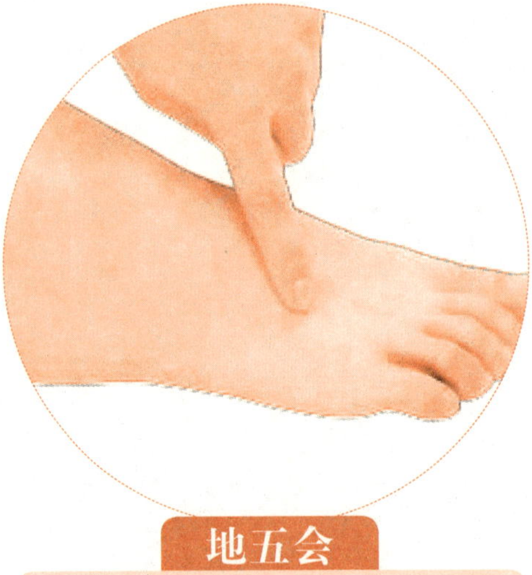

## 地五会

**位置** 第4、5跖骨间，第4跖趾关节稍后方，当小趾伸肌腱的内侧缘处。

**适用症** 风湿痛，足背肿痛，目赤痛，咳血，乳腺炎，腋下肿痛。

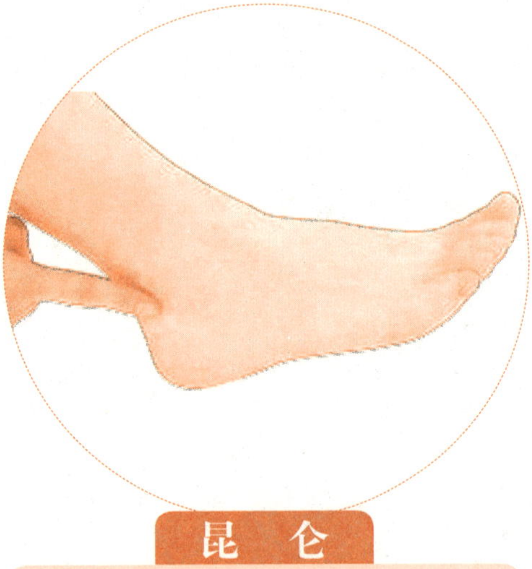

## 昆仑

**位置** 外踝尖与跟腱之间的凹陷中。

**适用症** 头痛，项强，腰背痛，髋痛，脚跟肿痛，小儿惊风，滞产，胞衣不下，晕眩。

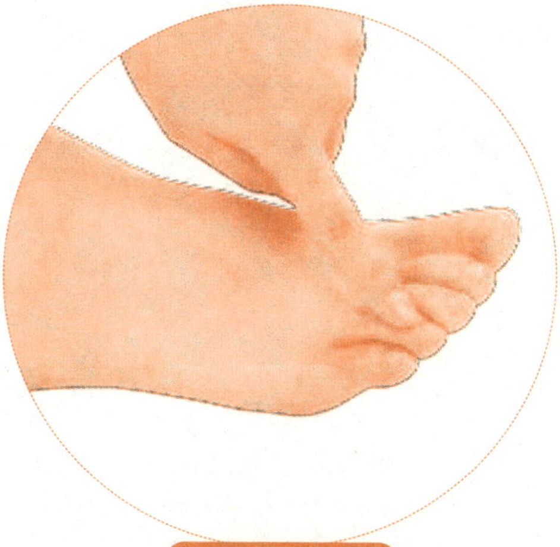

## 足窍阴

位置 第4趾外侧趾甲角旁约0.1寸处。

适用症 偏头痛，目痛，胁痛，热病，呃逆，耳鸣，多梦。

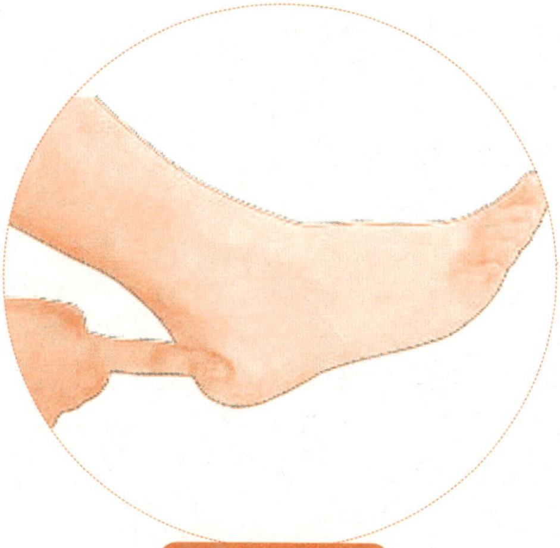

## 仆参

位置 昆仑穴直下，跟骨外侧赤白肉际处。

适用症 足跟痛，足痿不收，膝肿痛，脚气，癫痫，下肢痿痹。

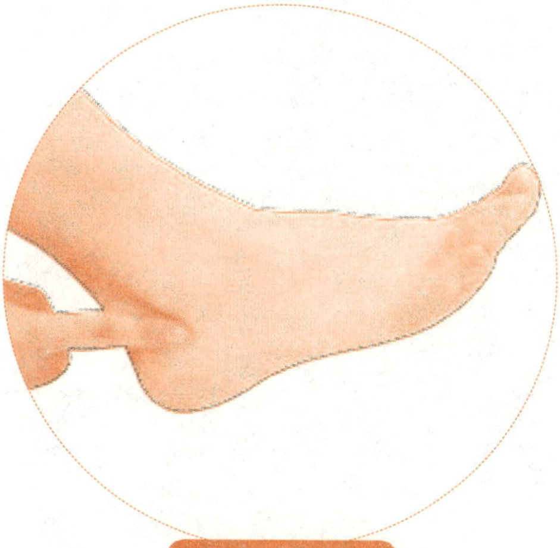

## 中脉

位置 外踝直下方凹陷中。

适用症 头痛，晕眩，腰腿酸痛，癫痫，中风，脚气。

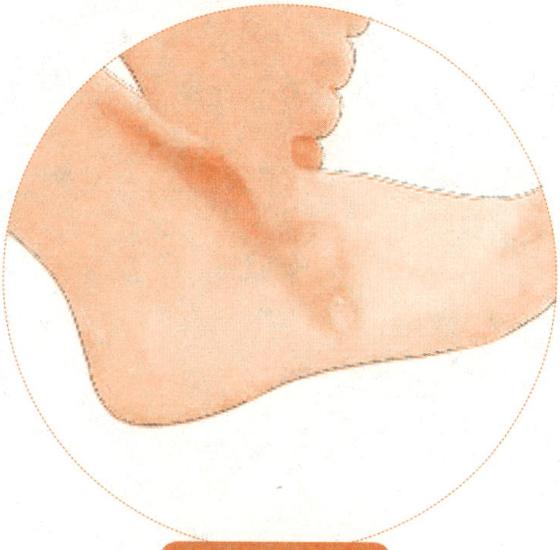

## 京骨

位置 第5跖骨粗隆下方，赤白肉际处。

适用症 头痛，项强，癫痫，腰腿痛，心肌炎，目翳，膝关节痛，鼻血。

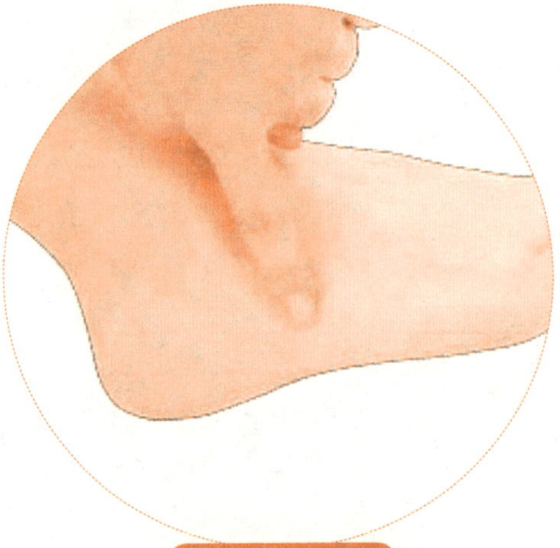

## 金 门

**位置** 申脉穴前下方，骰骨外侧凹陷中。

**适用症** 癫痫，小儿抽搐，耳聋耳鸣，腰痛，外踝痛，头痛，牙痛。

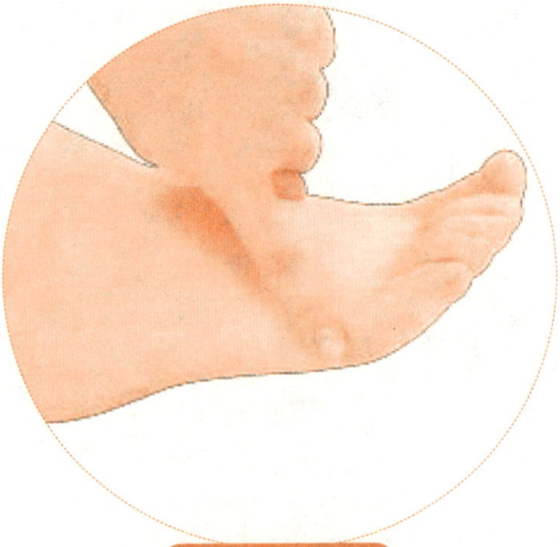

## 束 骨

**位置** 第5跖骨小头后缘，赤白肉际处。

**适用症** 癫痫，头晕，头痛，目疾，身热，耳聋，项强，腰腿痛，小腿后部剧痛，痢疾、痔疮。

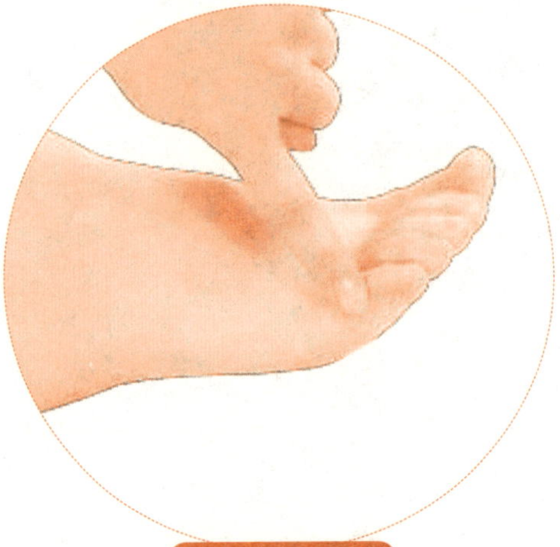

## 足通谷

**位置** 第5跖趾关节前下方凹陷处，赤白肉际处。

**适用症** 头痛，目眩，鼻血，项强，癫狂。

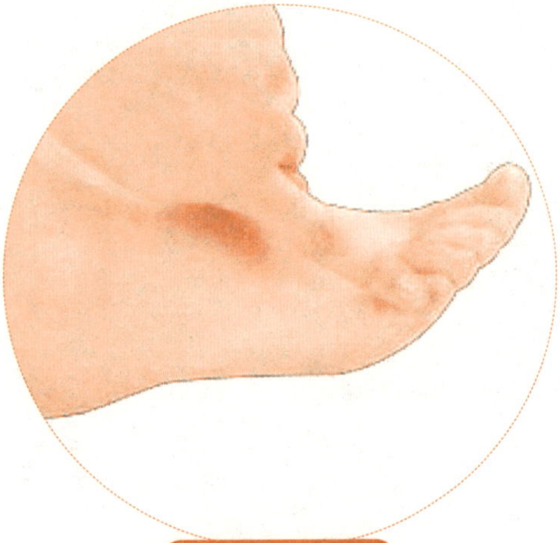

## 至 阴

**位置** 足小趾外侧趾甲角旁约0.1寸处。

**适用症** 头痛，目痛，胎位不正，难产，胞衣不下，鼻塞，鼻血，中风，遗精。

# 奇穴

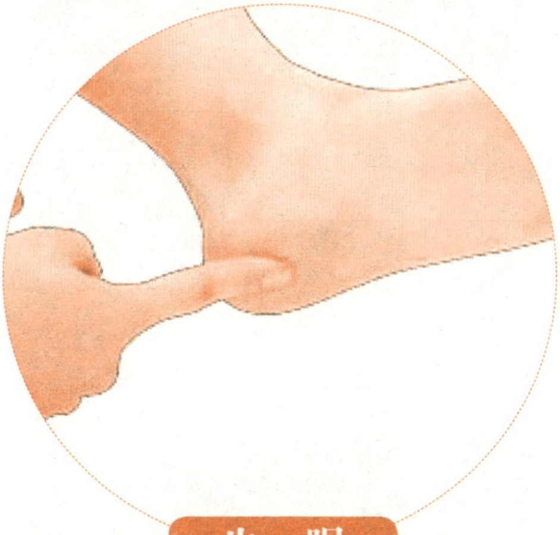

## 失眠

位置 足跟部正中点。

适用症 失眠，脚底痛。

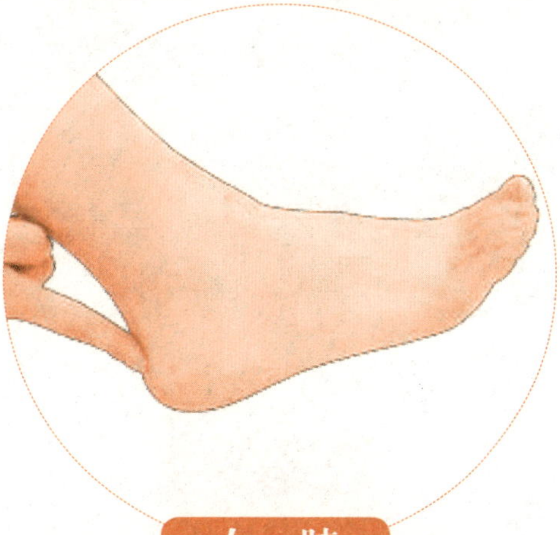

## 女膝

位置 足跟后正中线赤白肉际处。

适用症 齿槽炎，齿槽脓疡，惊悸，癫痫，鼻血鼻塞。

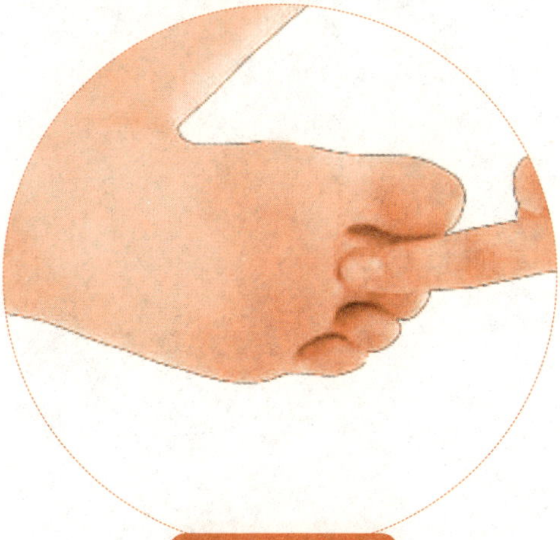

## 里内庭

位置 在足底第2、3趾缝之间，与内庭相对。

适用症 足趾疼痛，小儿惊风，消化不良，癫痫。

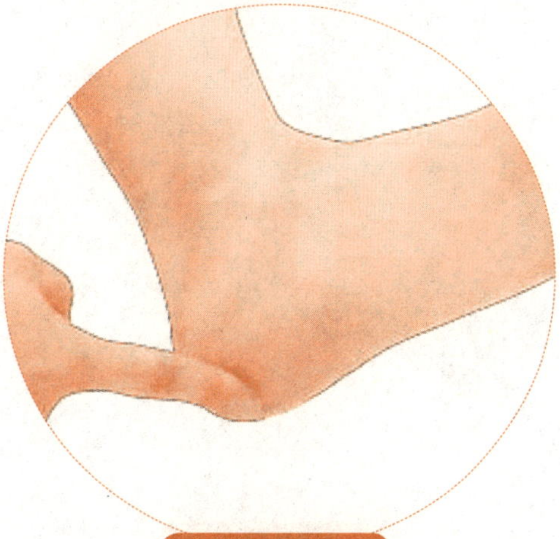

## 1号穴

位置 足底后缘中点上1寸。

适用症 感冒，头痛，上颌窦炎，鼻炎。

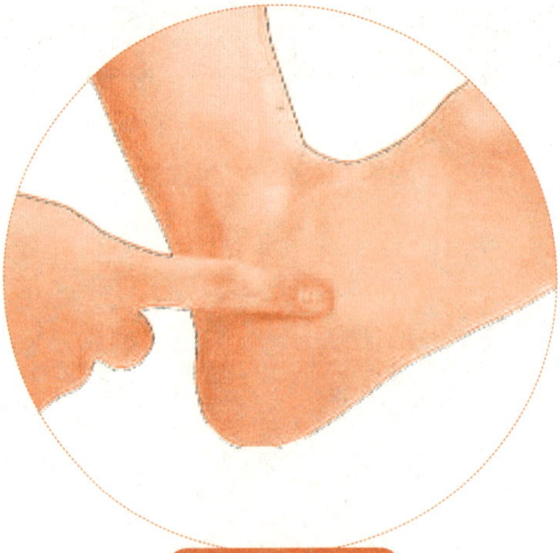

## 2号穴

位置 足底后缘中点直上3寸，内旁开1寸。

适用症 三叉神经痛。

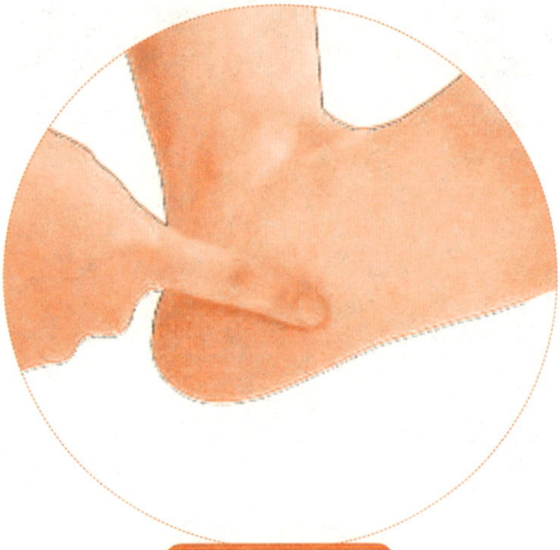

## 3号穴

位置 足底后缘中点直上3寸。

适用症 神经衰弱，失眠，低血压，昏迷。

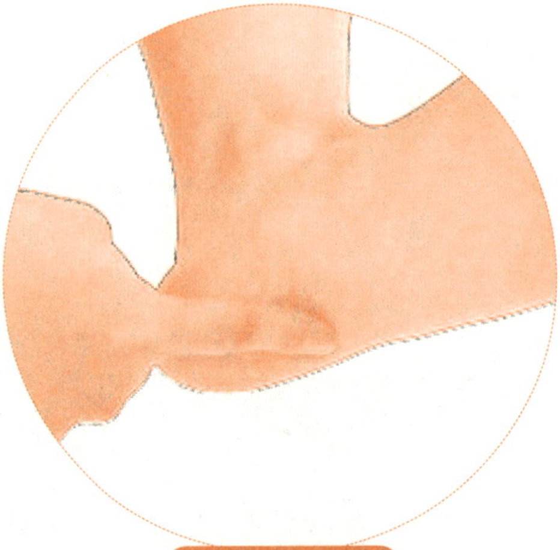

## 4号穴

位置 足底后缘中点直上3寸，外旁开1寸。

适用症 肋间神经痛，胸痛，胸闷。

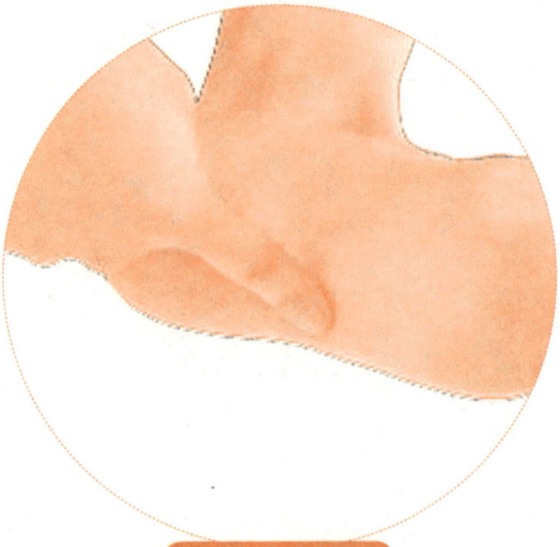

## 5号穴

位置 足底后缘中点直上4寸，外旁开1.5寸。

适用症 坐骨神经痛，阑尾炎，胸痛。

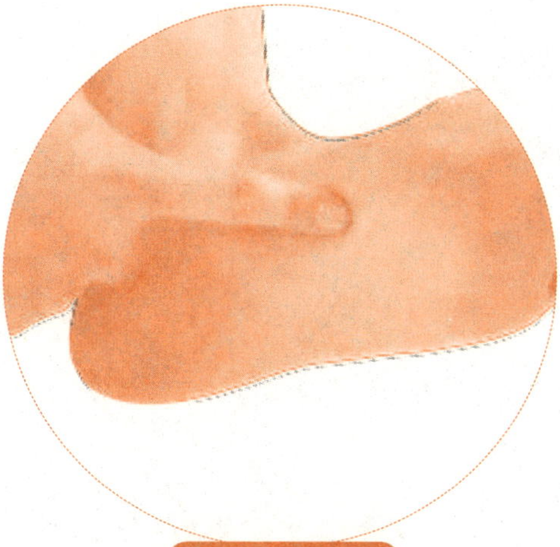

## 6号穴

位置 足底后缘中点直上5寸，内旁开1寸 。

适用症 痢疾，腹泻，十二指肠溃疡。

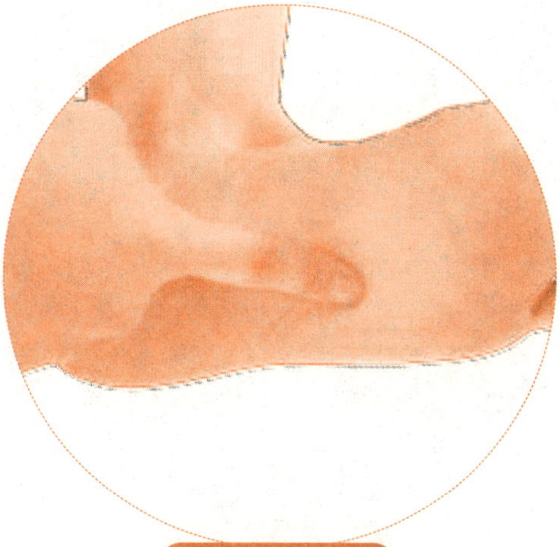

## 7号穴

位置 足底后缘中点直上5寸。

适用症 哮喘，大脑发育不全。

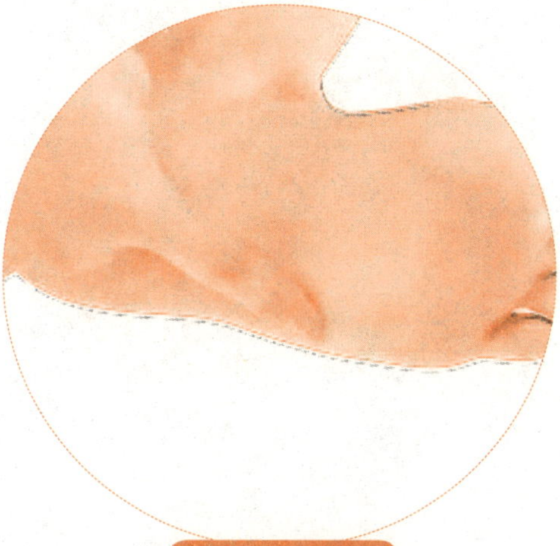

## 8号穴

位置 7号穴外旁开1寸。

适用症 神经衰弱，癫痫，神经官能症。

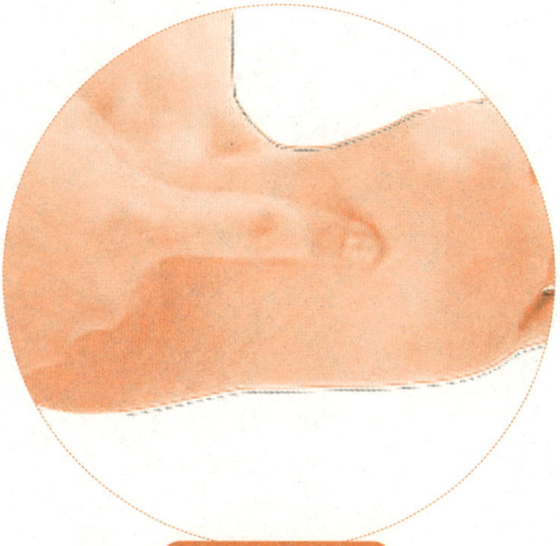

## 9号穴

位置 足大趾与第2趾间后4寸。

适用症 痢疾，腹泻，子宫炎。

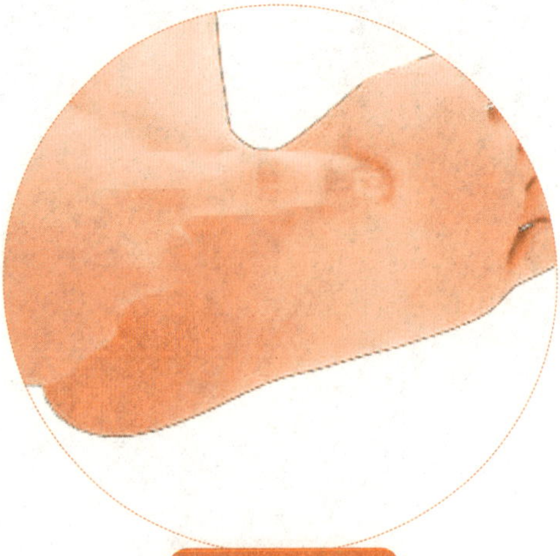

## 10号穴

位置 涌泉穴内旁开1寸。

适用症 慢性胃肠炎，胃痉挛。

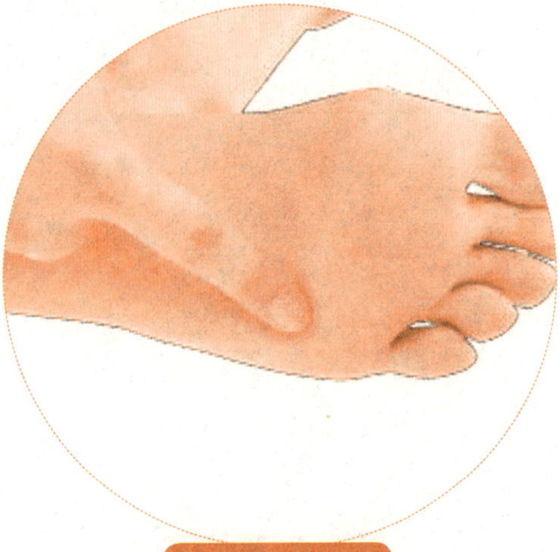

## 11号穴

位置 涌泉穴外旁开2寸。

适用症 肩痛，荨麻疹。

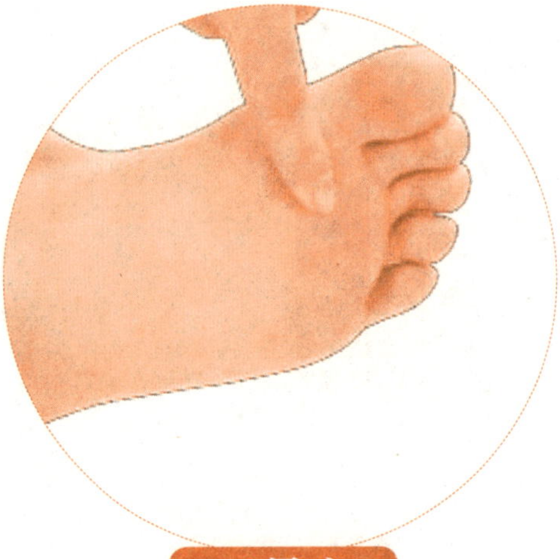

## 12号穴

位置 足底足大趾、第二趾之间后1寸。

适用症 牙痛。

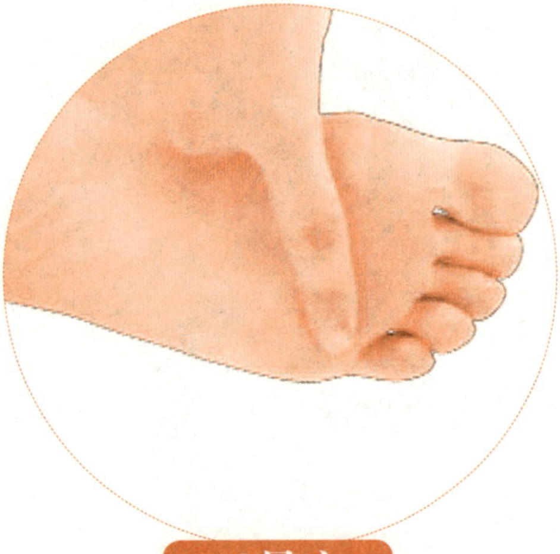

## 13号穴

位置 足底小趾横纹中点后1寸。

适用症 牙痛。

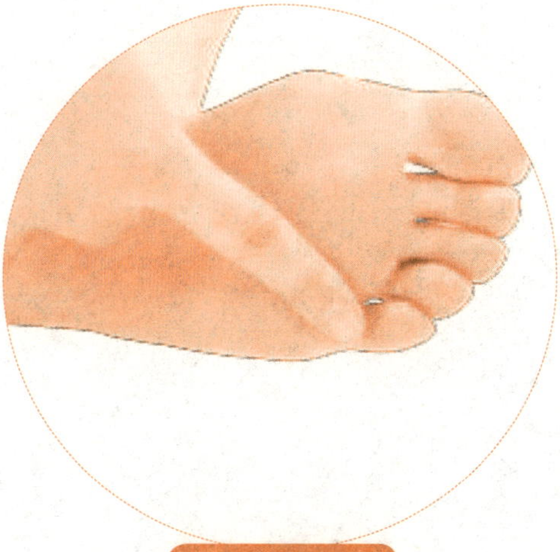

## 14号穴

位置 足底小趾横纹中点。

适用症 尿频，遗尿。

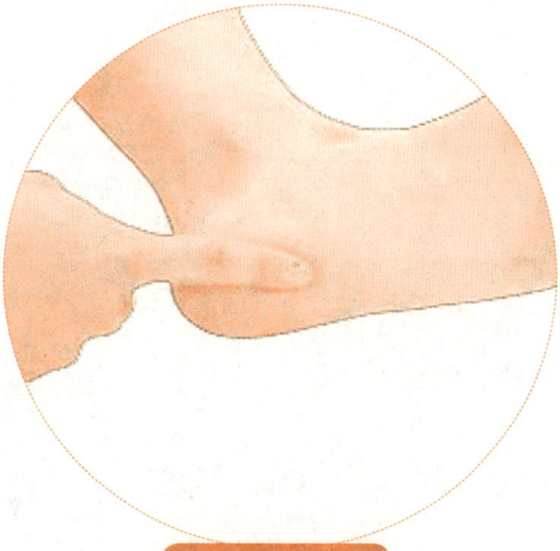

## 再 生

位置 足底正中线后1/4与前3/4之交点。

适用症 脑部恶性肿瘤，鼻血，鼻塞。

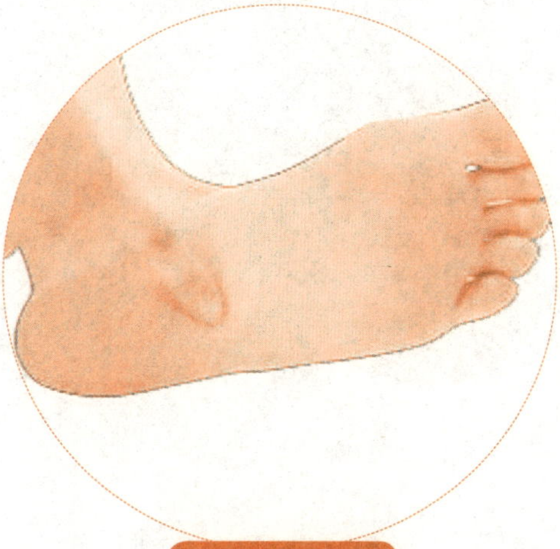

## 头 区

位置 3号穴上0.5寸。

适用症 头痛，失眠。

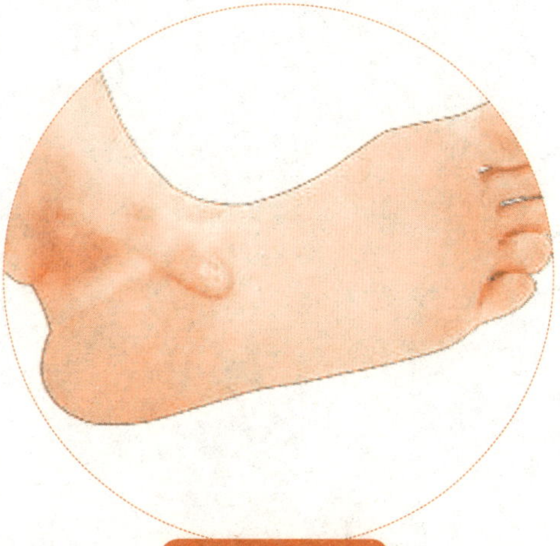

## 目 区

位置 2号穴上0.5寸。

适用症 目赤肿痛。

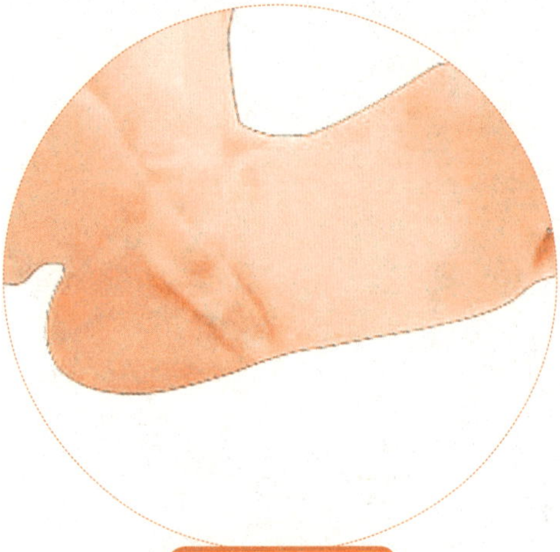

## 耳 区

**位置** 4号穴上0.5寸。

**适用症** 缓解紧张，消除疼痛。

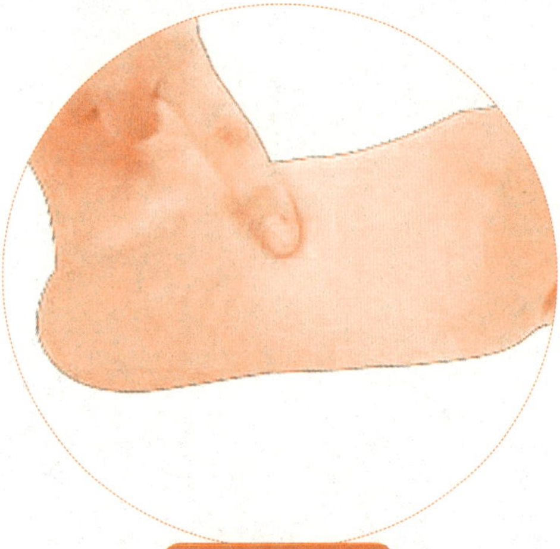

## 大肠区

**位置** 6号穴下0.5寸，即目区点上1寸。

**适用症** 腹痛，泄泻，阑尾炎，急性胃痛。

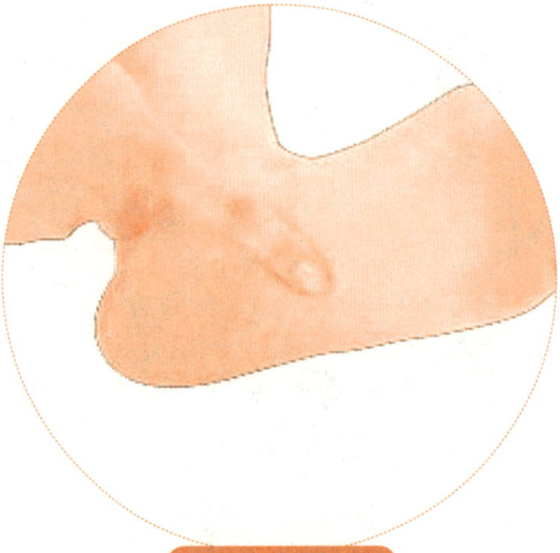

## 胃 区

**位置** 大肠区点外旁开1寸。

**适用症** 癫狂症，急性胃痛，腹痛，泄泻，阑尾炎、牙痛、骨槽风。

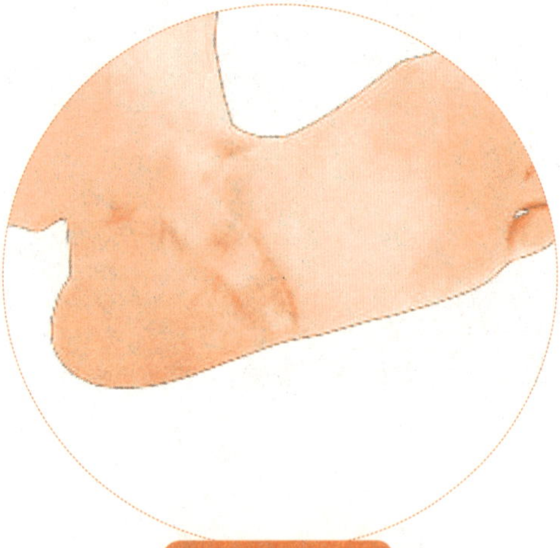

## 小肠区

**位置** 胃区点外旁开1寸。

**适用症** 腹痛，腹泻，阑尾炎，小便癃闭。

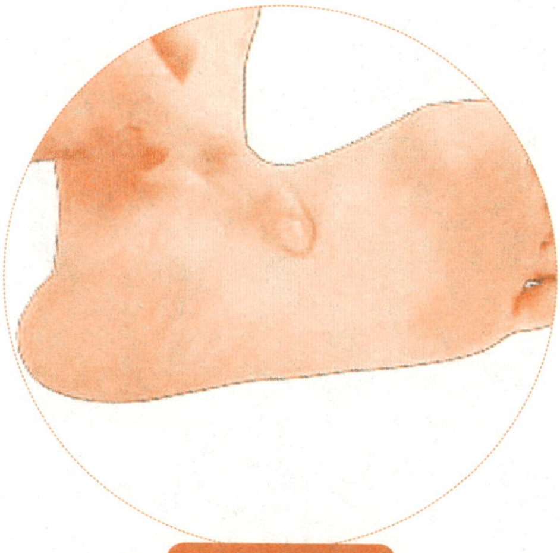

## 脾 区

位置 大肠区点上1寸。

适用症 疝痛，睾丸炎，小儿惊风，中风不语，急性胃痛，遗精。

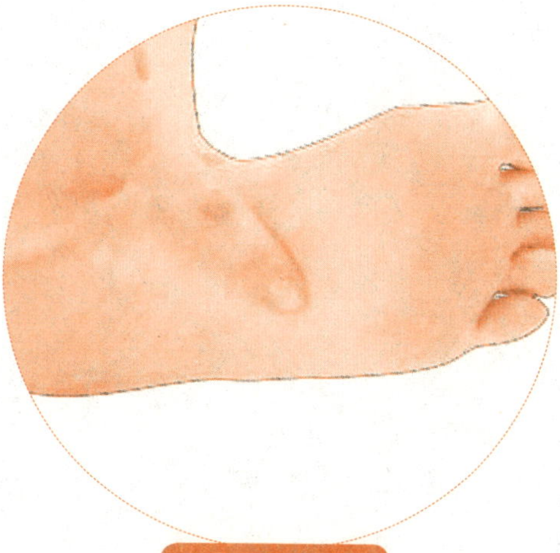

## 心包区

位置 胃区点上1寸。

适用症 癫狂症，失眠。

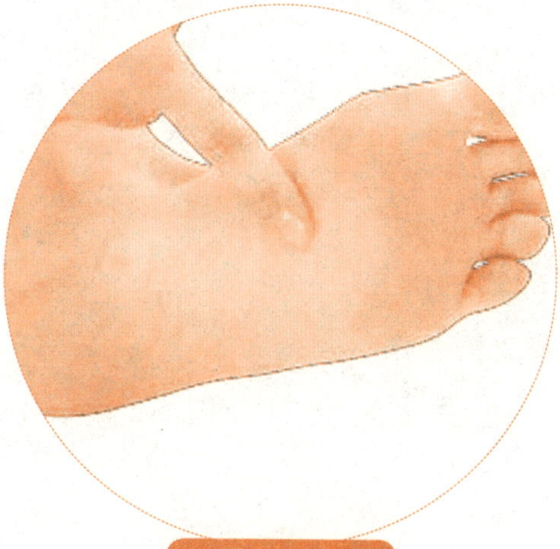

## 肺 区

位置 脾区点上1寸。

适用症 咳嗽，胸痛。

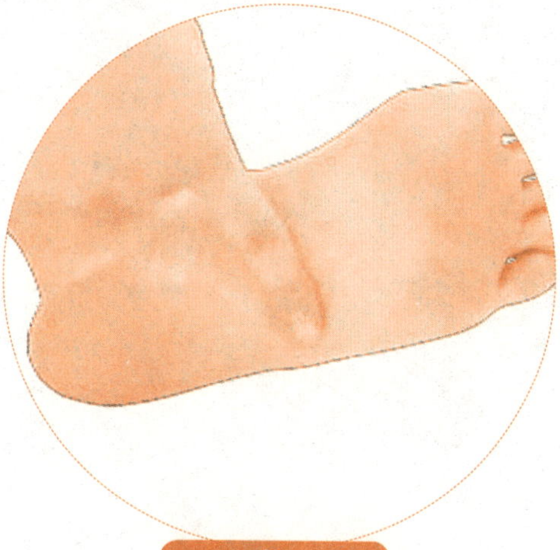

## 三焦区

位置 小肠区点上1寸。

适用症 咳嗽，胸痛，癃闭，耳鸣。

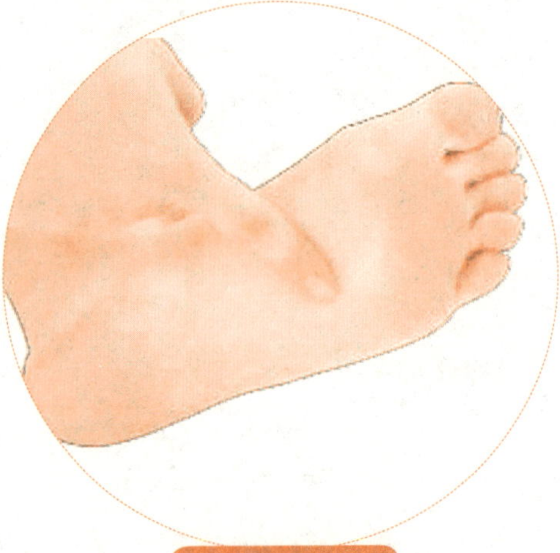

## 心 区

位置 心包区点上1寸。

适用症 高血压，癫狂症、高热昏迷，中风不语，遗精，失眠。

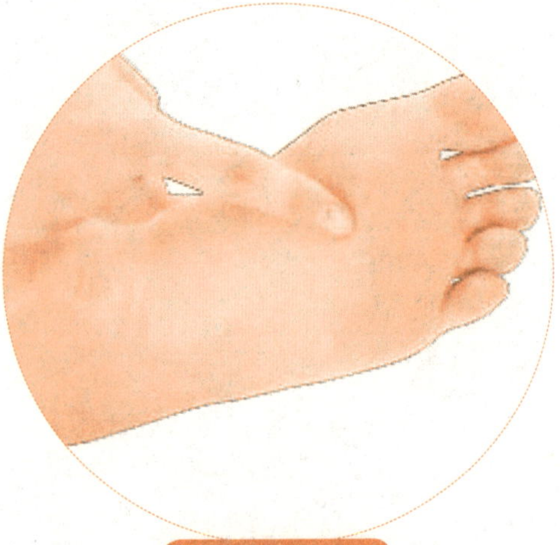

## 肝 区

位置 肺区点上1寸。

适用症 疝痛，睾丸痛（炎），高血压，癫狂症，高热昏迷，小儿惊风，中风不语，遗精，头痛，目赤肿痛。

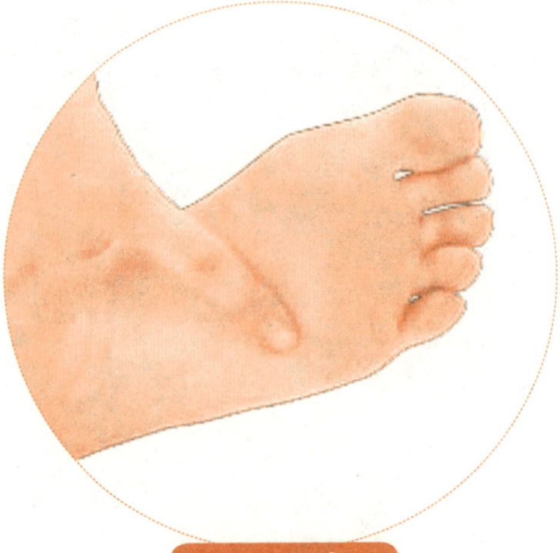

## 平 痛

位置 11号穴内旁开1寸。

适用症 腰痛，急慢性肠胃炎，痛经。

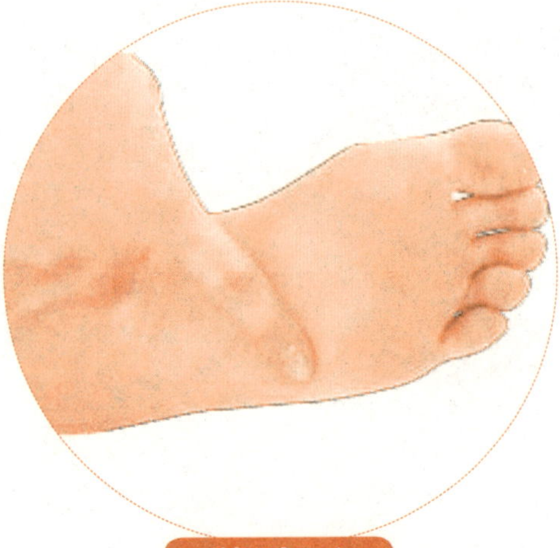

## 膀胱区

位置 11号穴下0.5寸。

适用症 癃闭，鼻血，鼻塞，耳鸣。

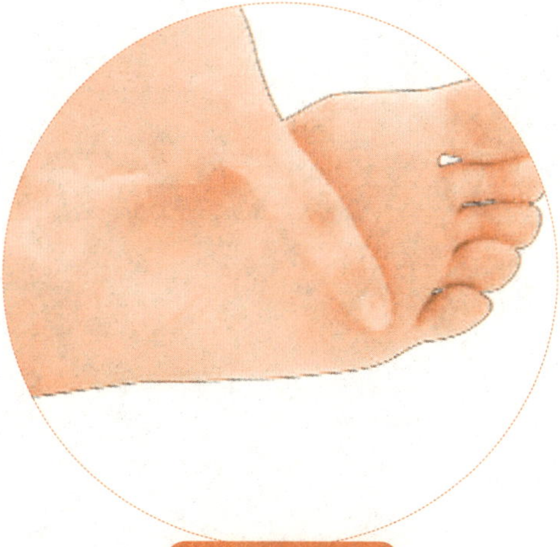

## 胆区

位置 11号穴上0.5寸。

适用症 高血压，高热昏迷，小儿惊风，咳嗽，肋痛，耳鸣。

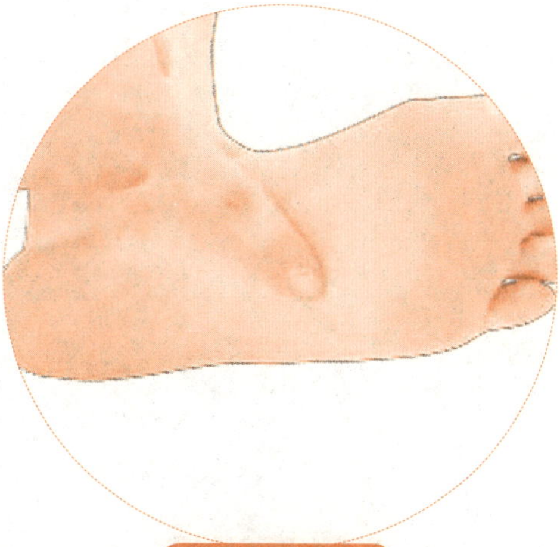

## 肾区

位置 肝区外旁开1寸。

适用症 疝痛，睾丸炎，高血压，高热昏迷，小儿惊风，中风不语，咳嗽，胁痛，小便癃闭，遗精，牙痛，骨槽风，头痛，目赤肿痛。

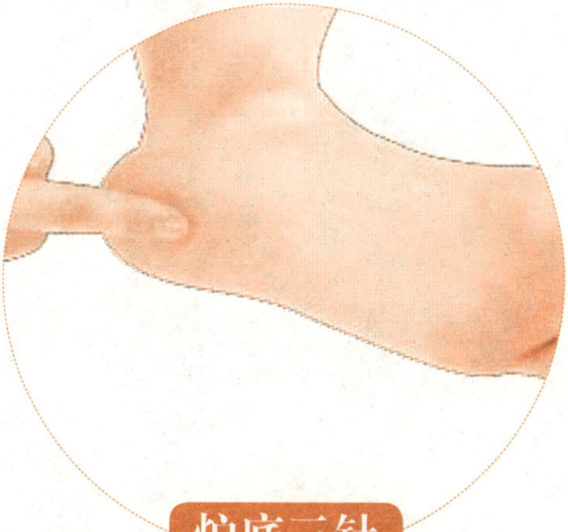

## 炉底三针

位置 足底侧，由外踝高点与跟腱之间点引线与足底正中线之交点前1.5寸一穴，左右旁开0.5寸各一穴，一侧计3穴，左右计6穴。

适用症 高烧，头痛，耳鸣，胃痛，肝脾痛，便秘，鼓肠，肠炎，痢疾，腹水，乳腺炎，瘫痪。

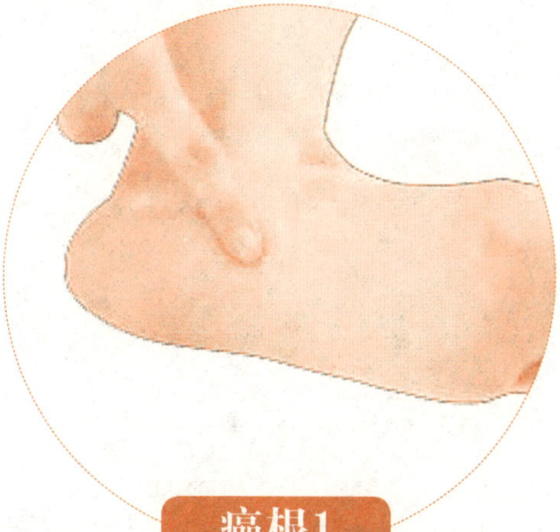

## 癌根1

位置 足底部第一跗跖关节向内过白肉际一横指，屈拇肌腱外侧。

适用症 食道癌，胃癌，肝癌，淋巴转移癌，慢粒性白血病。

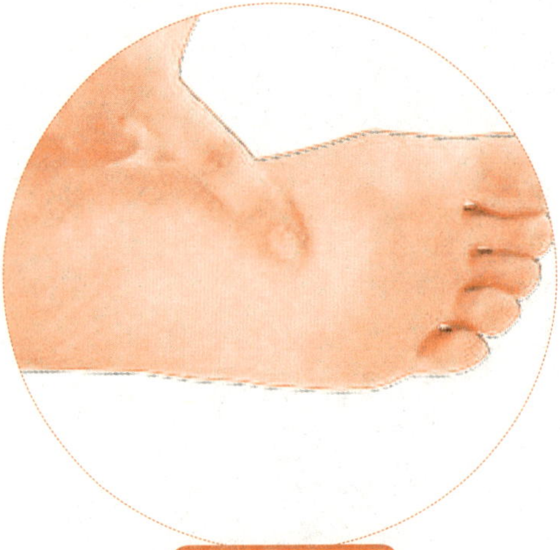

## 癌根2

位置 足底，第1跖趾关节后，向内过赤白肉际各一横指处。

适用症 食道癌，直肠癌，宫颈癌，淋巴转移癌。

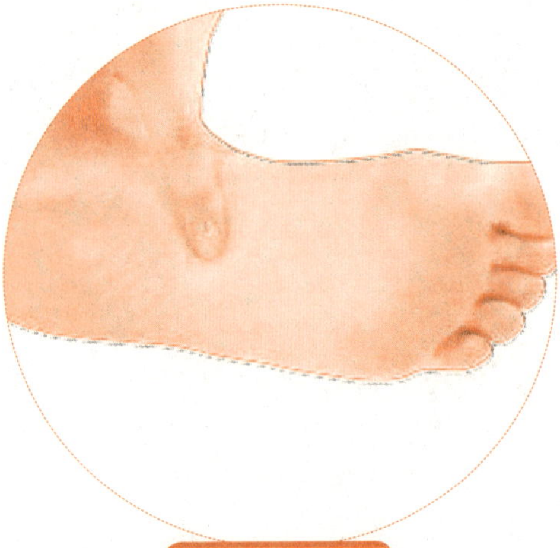

## 癌根3

位置 足底部，直对距跗关节向内过赤白肉际一横指处。

适用症 肝癌，鼻咽癌，乳腺癌。

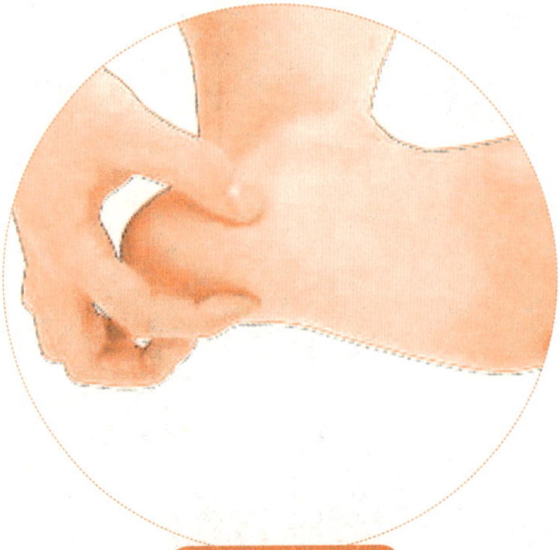

## 内外虫曲

位置 足后四白穴沿正中在线3寸处画一横线，线与内侧缘交点为内曲线，线与外侧缘交点为外曲线。

适用症 足内外翻，下肢瘫痪。

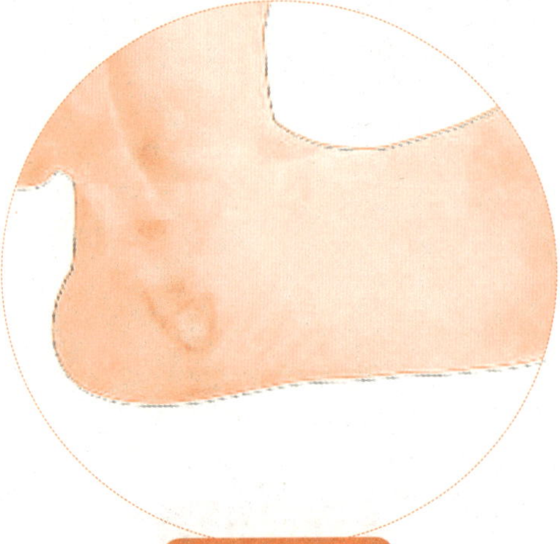

## 足后四白

位置 足底纵正中线与外踝高点至跟腱之间点引垂线的交点。

适用症 脱肛，夜尿，头痛，小儿惊厥，偏瘫，脑脊髓膜炎，垂足，小儿吐乳等等。

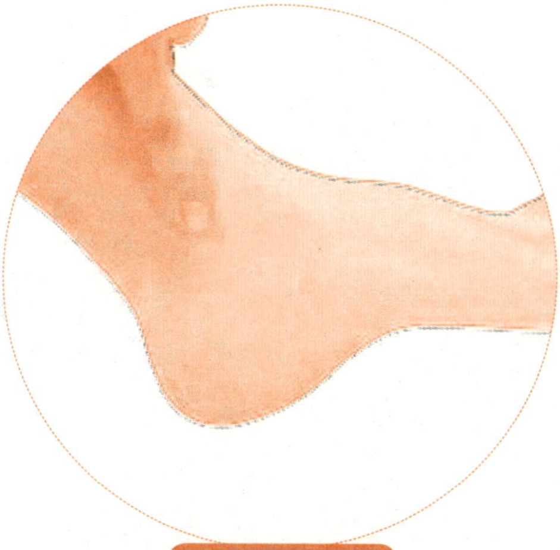

## 内踝尖

位置　内踝骨最高点。

适用症　下牙痛，足内转筋，小儿不语，恶漏。

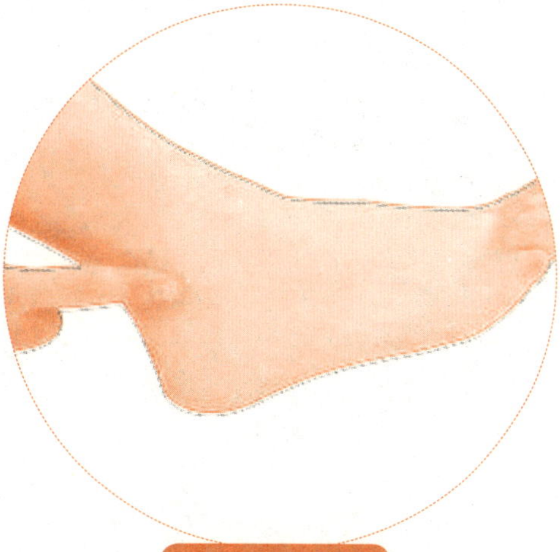

## 外踝尖

位置　外踝骨最高点。

适用症　足外转胁，足十趾朐挛，牙痛，淋病，小儿重舌，脚气。

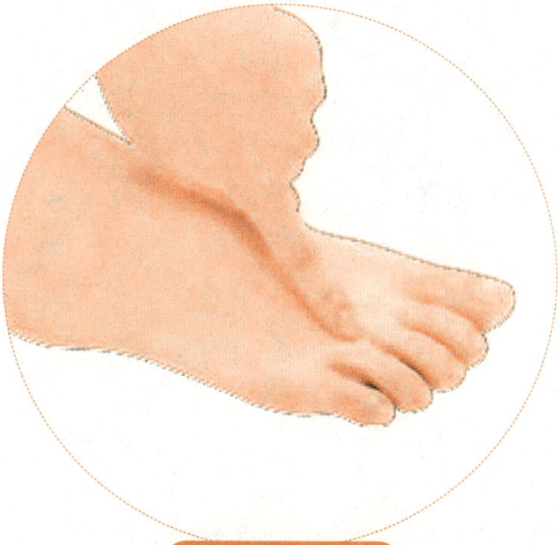

## 八　风

位置　足背各趾缝端凹陷中，左右共8穴。

适用症　脚背红肿，脚气，头痛，齿神经痛，间歇热，肺充血，月经不调，蛇咬伤。

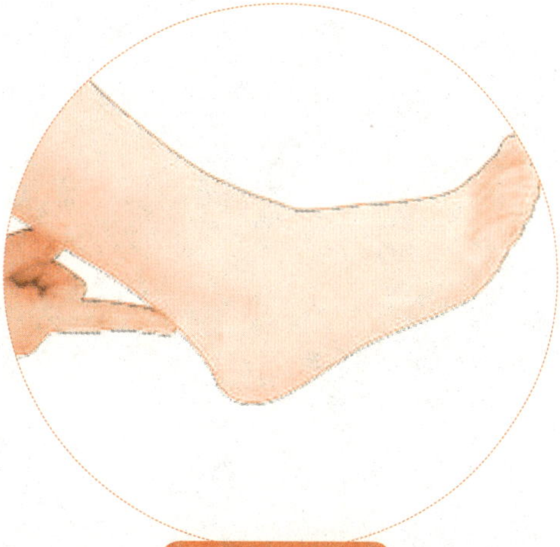

## 一跟平

位置　内外踝连接中点，足跟部小腿三头肌腱上。

适用症　小儿麻痹后遗症，足下垂。

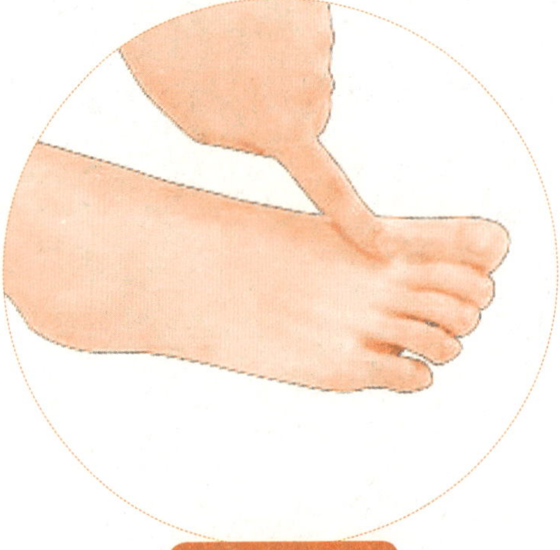

## 降　压

位置　足大趾外侧大敦穴与太冲穴之间。

适用症　高血压。

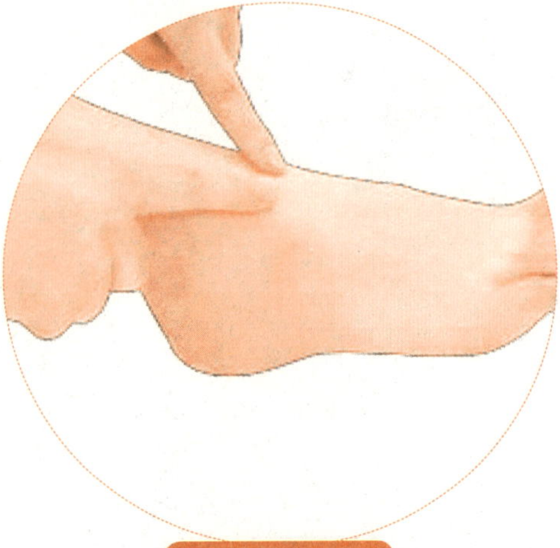

## 15号穴

位置　踝关节前横纹中点下0.5寸两旁凹陷中，为双穴。

适用症　腰腿痛，腓肠肌挛急。

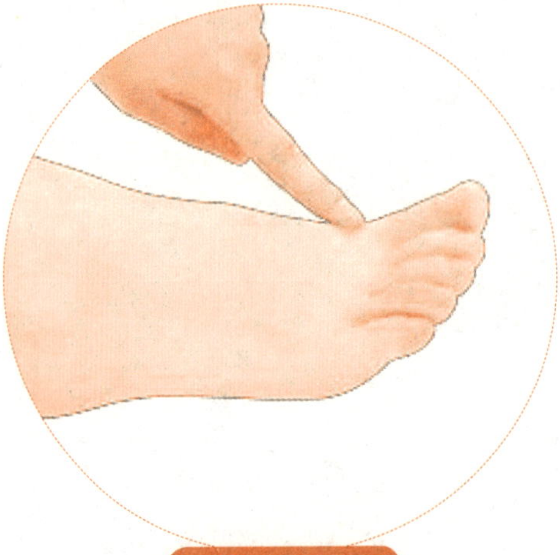

## 趾　平

位置　跖趾关节背侧中点，左右共10穴。

适用症　小儿麻痹症，截瘫，足下垂。

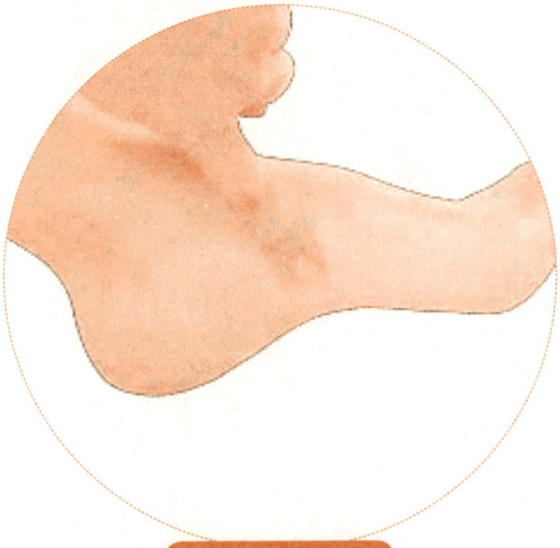

## 16号穴

位置　足内侧舟骨突起上凹陷中。

适用症　高血压，腮腺炎，急性扁桃腺炎。

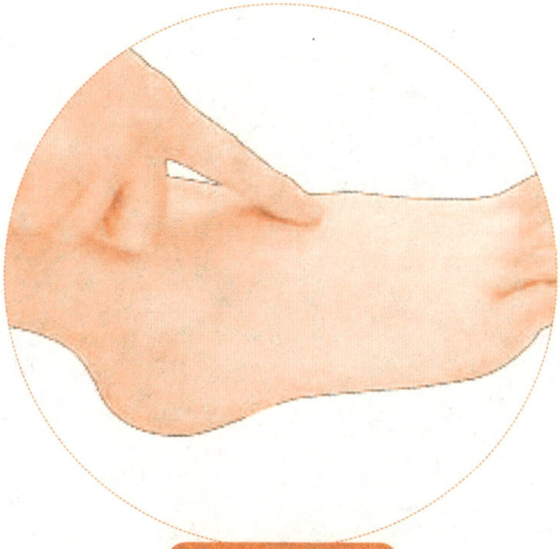

## 17号穴

位置 踝关节前横纹中点下2.5寸。

适用症 心绞痛，哮喘，感冒。

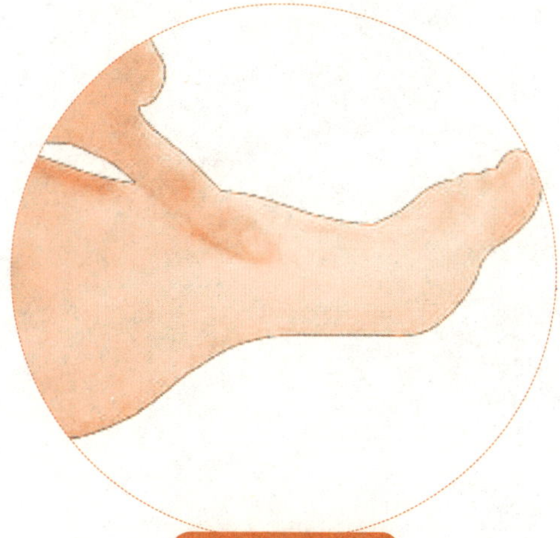

## 18号穴

位置 足背第一跖骨头内前凹陷中。

适用症 胸痛，胸闷，急性腰扭伤。

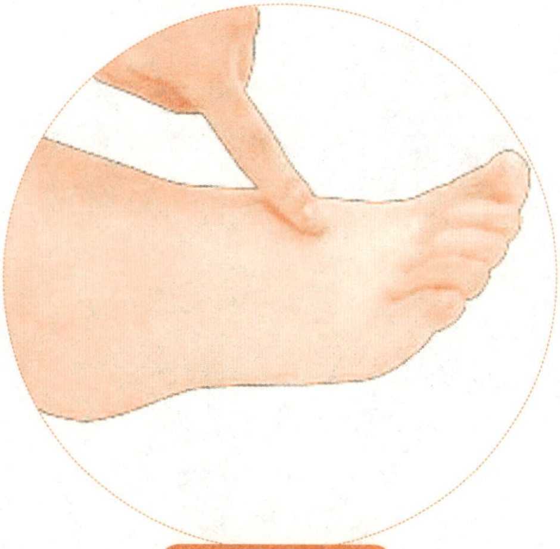

## 19号穴

位置 足背2、3趾间后3寸。

适用症 头痛，中耳炎，急慢性胃肠炎，胃及十二指肠溃疡。

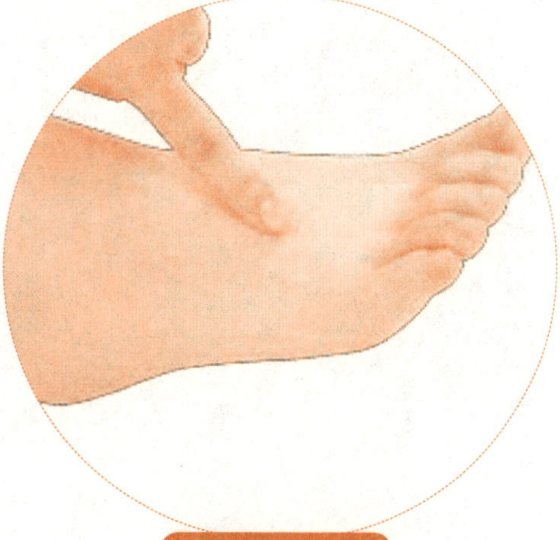

## 20号穴

位置 足背3、4趾间后2寸。

适用症 落枕。

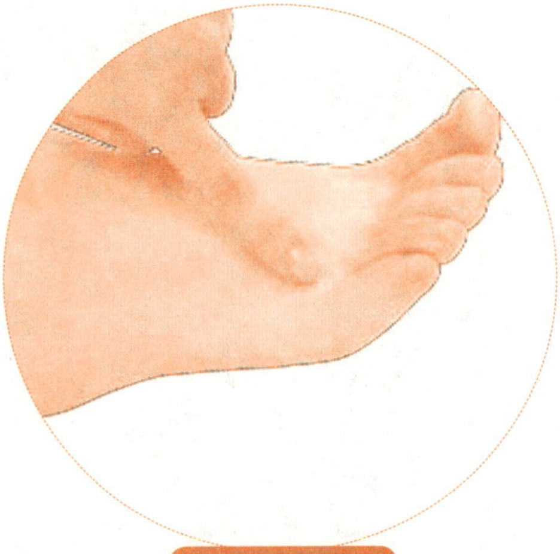

## 21号穴

位置 足背4、5趾间后0.5寸。

适用症 坐骨神经痛，腮腺炎，扁桃腺炎。

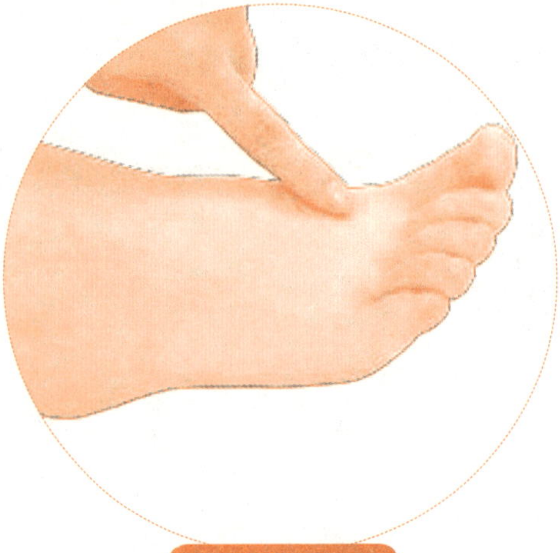

## 22号穴

位置 足背1、2趾间后1寸。

适用症 急性扁桃腺炎，流行性腮腺炎，高血压。

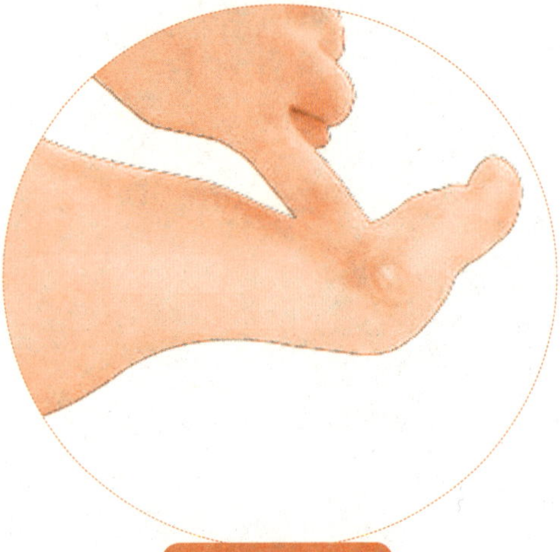

## 23号穴

位置 伸肌腱内侧足大趾关节处。

适用症 急性扁桃腺炎，流行性腮腺炎，高血压，湿疹，荨麻疹。

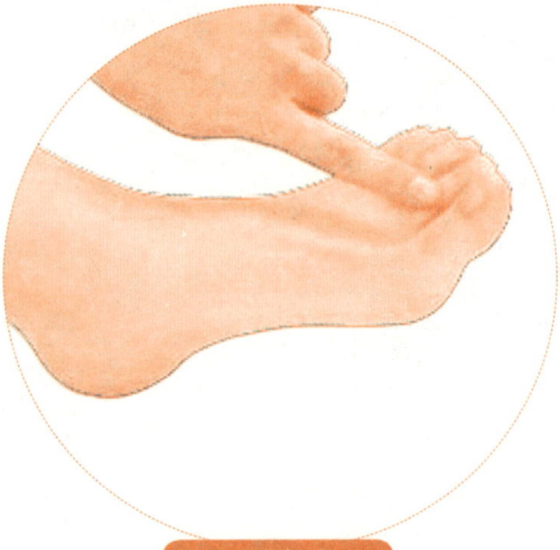

## 24号穴

位置 第2趾近端趾间的关节内侧赤白肉际处。

适用症 头痛，中耳炎。

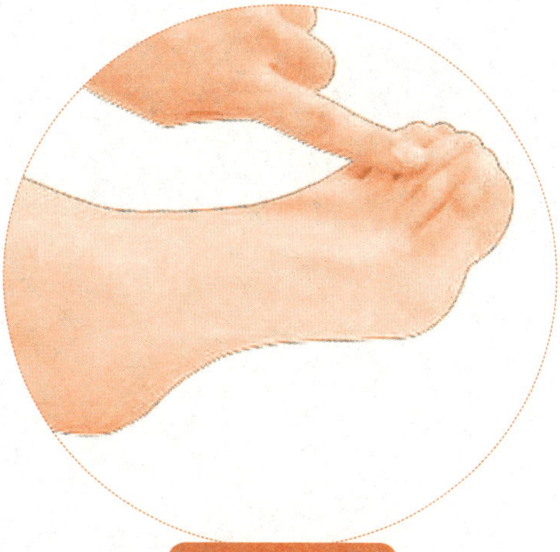

## 25号穴

位置 第3趾的第2关节内侧，赤白肉际处。

适用症 头痛。

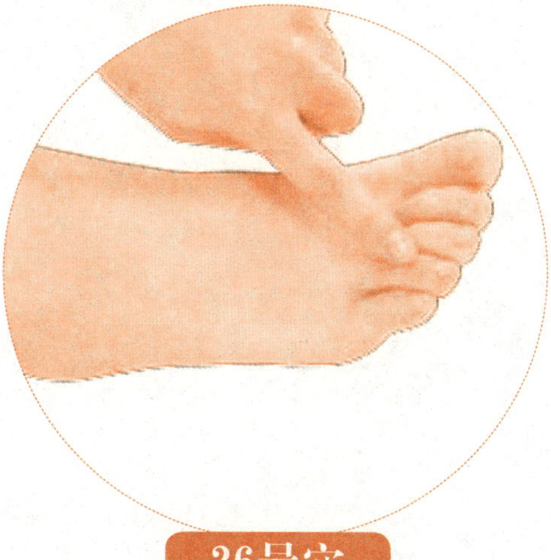

## 26号穴

位置 第4趾的第2关节内侧，赤白肉际处。

适用症 头痛，低血压。

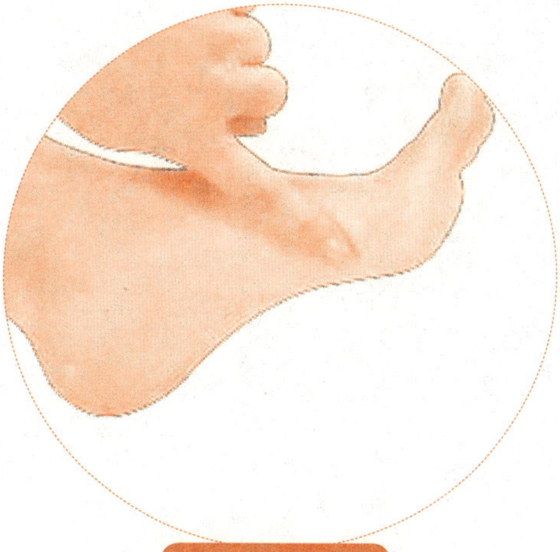

## 27号穴

位置 太白穴与公孙穴连接中点。

适用症 癫痫病，腹痛。

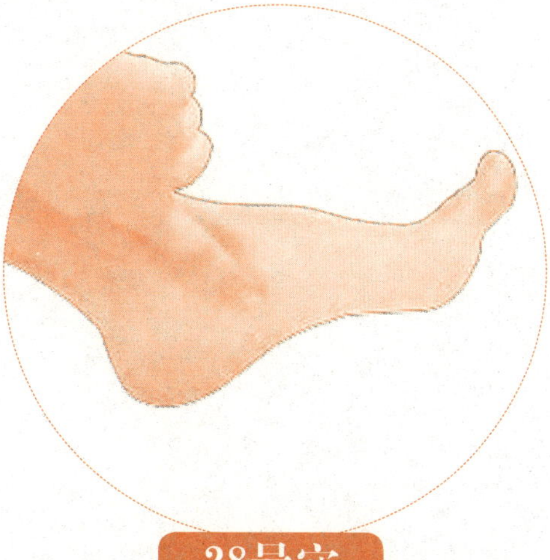

## 28号穴

位置 足内侧舟状骨突起下后凹陷中。

适用症 痛经，子宫功能性出血，附件炎。

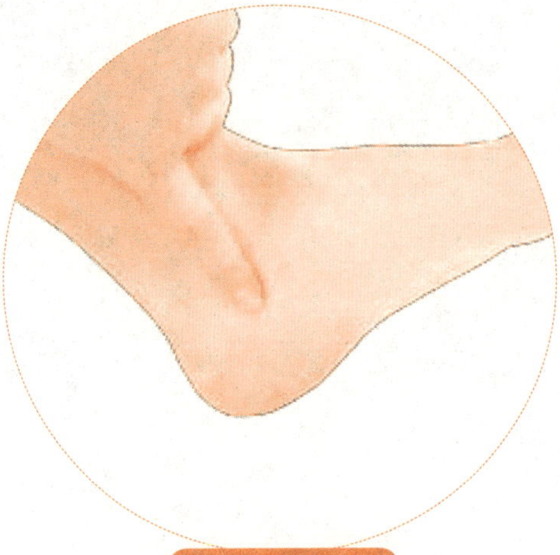

## 29号穴

位置 内踝正中直下2寸处。

适用症 子宫功能性出血，支气管炎，哮喘等。

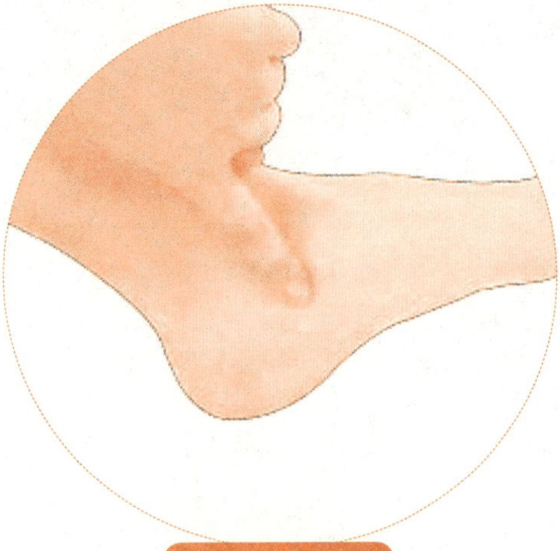

## 重 肾

位置 足踝前缘前0.5寸直下，足胫侧下缘向足底移行部。

适用症 小儿腹股沟疝。

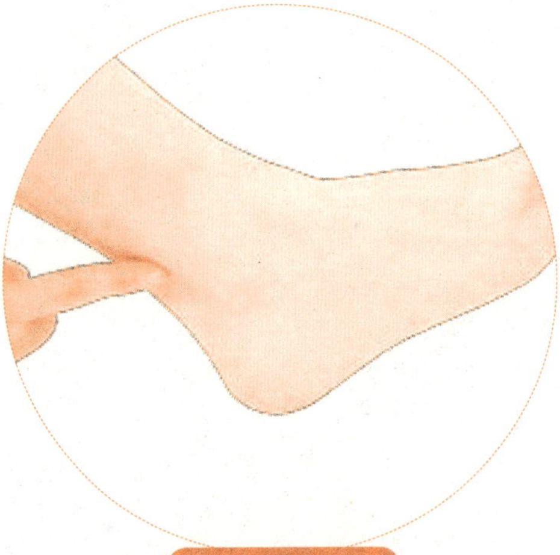

## 30号穴

位置 足外踝后上方1.5寸。

适用症 坐骨神经痛，腰痛，头痛。

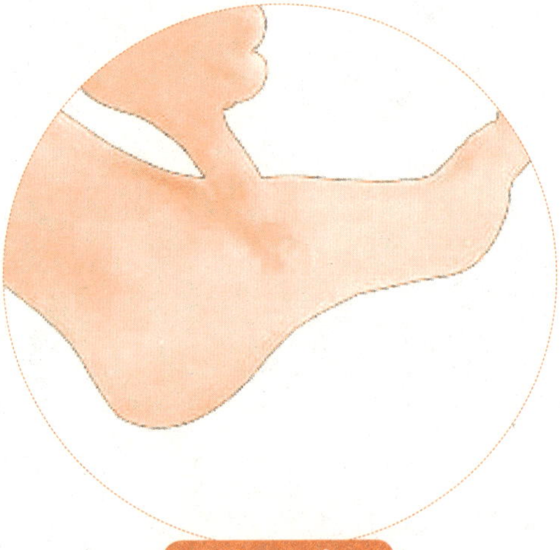

## 截 癌

位置 在足内侧舟骨粗隆下方凹陷直下0.5寸处。

适用症 喉癌，鼻咽癌，食道癌，胃癌，乳癌，子宫癌，肝癌，直肠癌，肺癌等各种癌症。

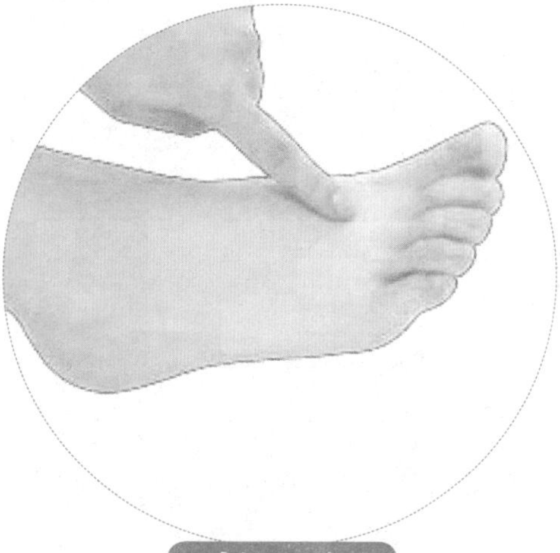

## 松腹

位置 足背第2、3趾骨小头之后缘凹陷稍近内侧处。

适用症 阑尾切除术中腹肌紧张与疼痛。

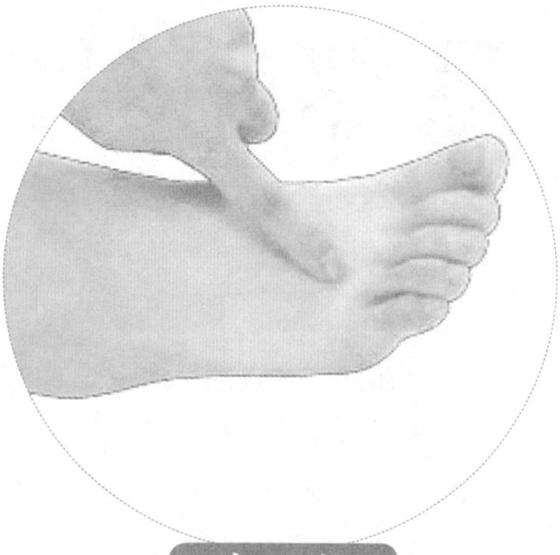

## 旁谷

位置 在足背第3、4跖骨间前1/2段的中点处。

适用症 小儿麻痹后遗症。



足部按摩主要是依照刺激穴位的原理，按摩病变器官或者腺体的反射区带，使其恢复原有功能，达到治疗效果，保持健康。在认识了足部的穴位之后， 接下来就是找到足部的反射区。

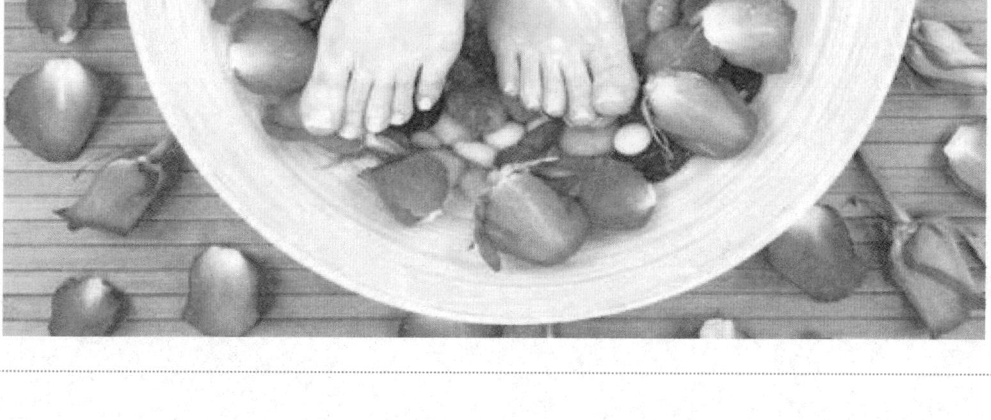

# 037 足部反射区

中医认为，足底部的反射区分布是将人体整体缩小投影，反射到足部，是局部反应整体的一种表现。

当人体脏腑、器官发生病理改变的时候，会在双足对应的反射区产生压痛，在治疗的时候就以这些反射区作为重点。用手指或按摩工具在人体足部相应的反射区上施以按、压、刮等手法，就能调节人体各脏腑器官的生理功能，从而达到诊断疾病、治疗疾病、自我保健的目的。

人的双足悄无声息地左右着机体的健康状况，足部的反射区犹如一面镜子，无时无刻不在用无声的语言诉说着与其相关的健康情况，反映着机体周身健康状况。专家指出：当病变程度达10%时，足部反射区就会反映相应的征兆，而人体产生自觉症状，能够被医疗仪器检测出来时，病已达70%。所以，在做足部按摩的时候，根据具体病症找到正确的反射区很重要。

## 肾上腺反射区

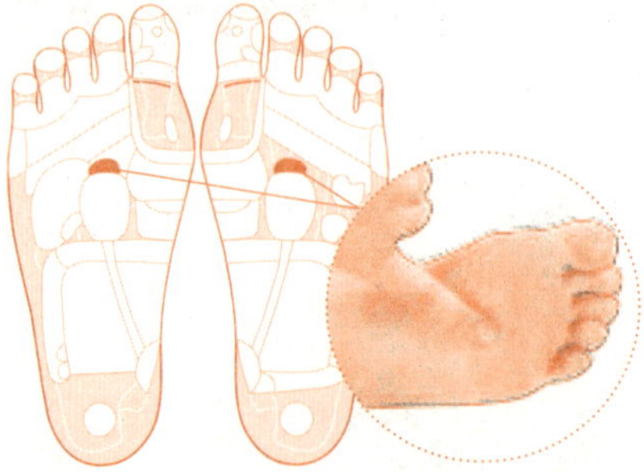

**位置**

位于双足掌中第一跖骨与趾关节间，足底“人”字形交叉点凹陷处。

**适用症**

肾上腺皮质功能亢进或低下、各类感染、炎症、心律不齐、疼痛、过敏性疾病、哮喘、风湿、关节炎、高血压症。

**按摩手法**

用中指扣拳法寻找敏感点，向深部多次按压。以出现痛胀或酸麻为佳。

## 心脏反射区

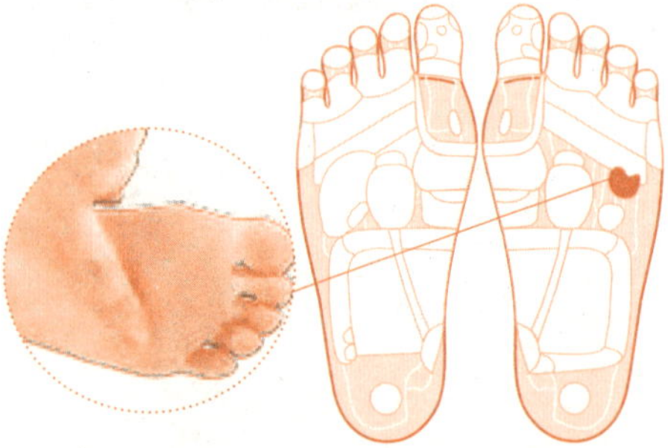

**位置**

左足掌第四、五跖骨间，肺及支气管反射区的后方。

**适用症**

心脏疾病、血管病、高血压、低血压、休克及肺部疾病等。

**按摩手法**

拇指点推掌法，一手握足背，一手拇指点腹内侧面从跟向足趾推按。

## 肾反射区

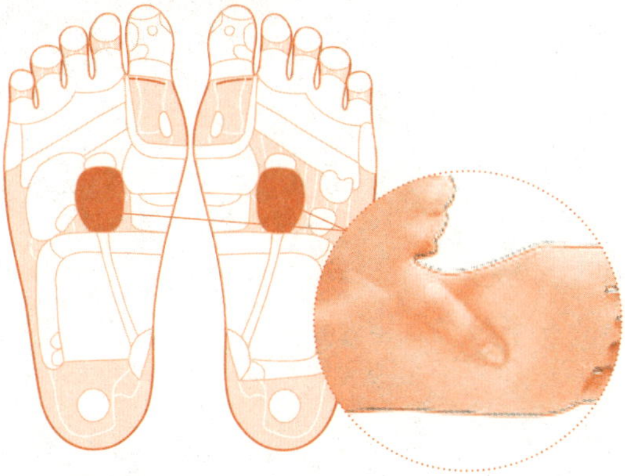

**位置**

位于双足掌中第一跖骨与趾跖关节间所形成“人”字形交叉凹陷处稍微靠后区域。

**适用症**

各种肾脏疾病、水肿、风湿症、关节炎、泌尿感染，高、低血压，贫血、动脉硬化、静脉曲张、耳鸣、湿疹。

**按摩手法**

食指或中指第一指间关节面施力，由脚趾向足跟方向稍慢推至输尿管区。

## 输尿管反射区

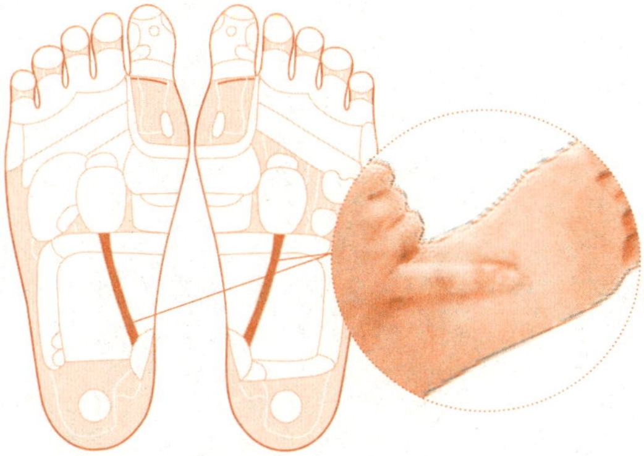

**位置**

位于双足掌中膀胱反射区和肾反射区之间，呈线弧形状的片区。

**适用症**

排尿困难、泌尿系统感染、输尿管结石、输尿管狭窄、高血压、动脉硬化、关节炎、肾盂积水、毒血症、尿毒症。

**按摩手法**

用食指和中指第一指间关节面施力，从足趾往足跟方向推至膀胱区。

## 膀胱反射区

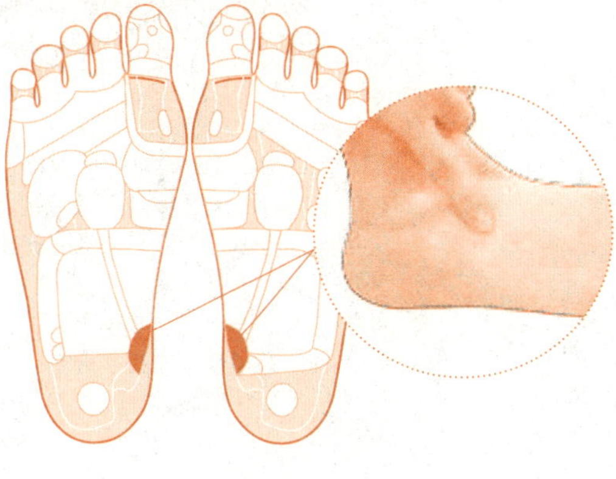

**位置**

位于双足内踝前下方，内侧舟骨下方，拇展肌侧旁突出处。

**适用症**

泌尿系统疾患、高血压、各种结石、动脉硬化等。

**按摩手法**

食指或中指第一间关节顶点定点按压，3次以上，6次以下。

## 额窦反射区

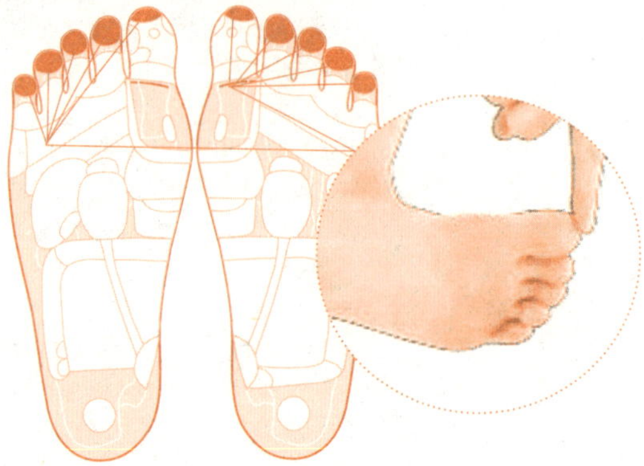

**位置**

位于十趾趾端，左额窦反射区在右足上，右额窦反射区在左足上。

**适用症**

头痛、失眠、发烧、感冒及眼、耳、鼻、鼻窦炎等。

**按摩手法**

一手握脚固定，一手食指、中指弯曲，以中指关节施压。6次以下。

## 脑垂体反射区

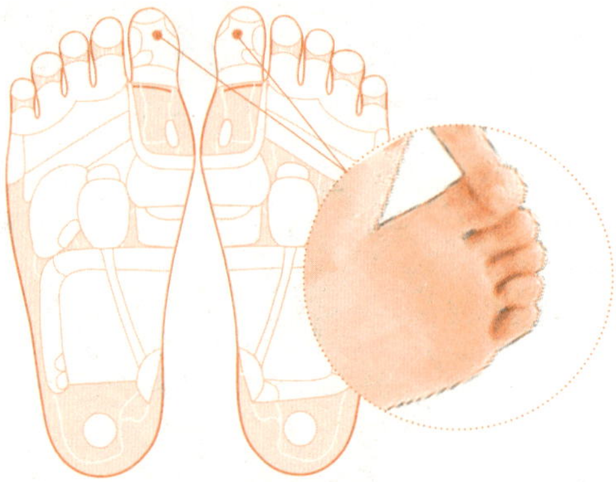

**位置**

位于双足拇趾趾腹的中央。

**适用症**

内分泌失调症、小儿生长发育不良、遗尿、更年期综合征等。

**按摩手法**

一手四指挟足背以固定脚拇趾，手腕轻抬施力深入压按或揉，宜揉按。

## 小脑及脑干反射区

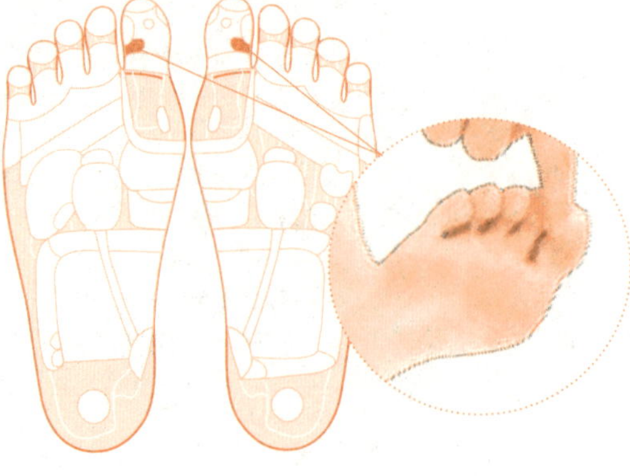

**位置**

位于双足拇趾根部靠近第二趾骨处。左、右部分小脑及脑干反射区分别在左、右足。

**适用症**

脑萎缩、脑震荡、脑肿瘤、心律不齐、心跳过缓、心跳过速、痴呆症、头痛、失眠、头晕、高血压、肌腱关节疾患等。

**按摩手法**

使用扣指法或中指扣拳法，定点按压，节奏稍缓，力度均匀。

## 三叉神经反射区

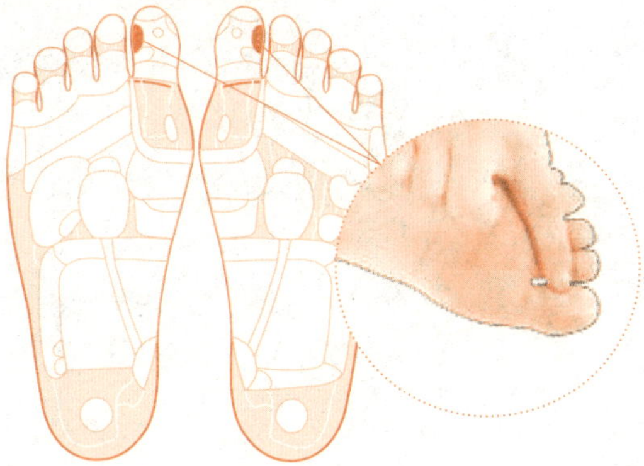

### 位置

位于双足拇趾趾腹外侧（靠近第二趾一侧）。左、右侧三叉神经反射区分别在右、左足上。

### 适用症

头面部及眼、耳、鼻、牙疾患，偏头痛、眼眶痛、面神经瘫痪、中风、斜视、腮腺炎、失眠等。

### 按摩手法

使用拇指点揉按法，以拇指点端施力，揉按。

## 鼻反射区

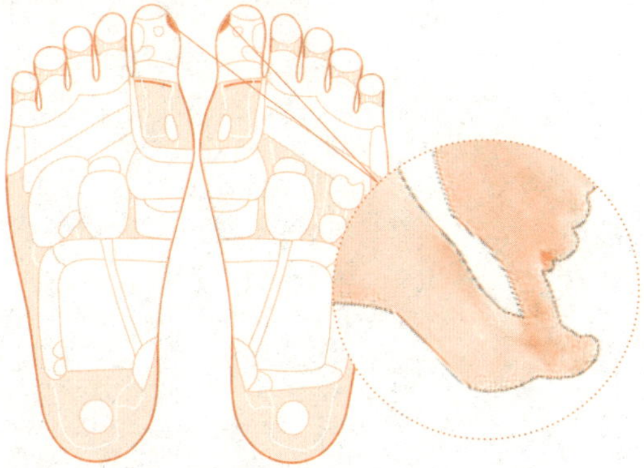

### 位置

位于双足拇趾趾腹内侧自趾甲的根部到第一趾间关节前部。左、右鼻反射区在右、左足上。

### 适用症

急、慢性鼻炎，鼻塞、过敏性鼻炎、鼻血、鼻窦炎及上呼吸道疾病等。

### 按摩手法

使用拇指点揉按法，以拇指点端揉按施力，节奏稍缓。

## 颈项反射区

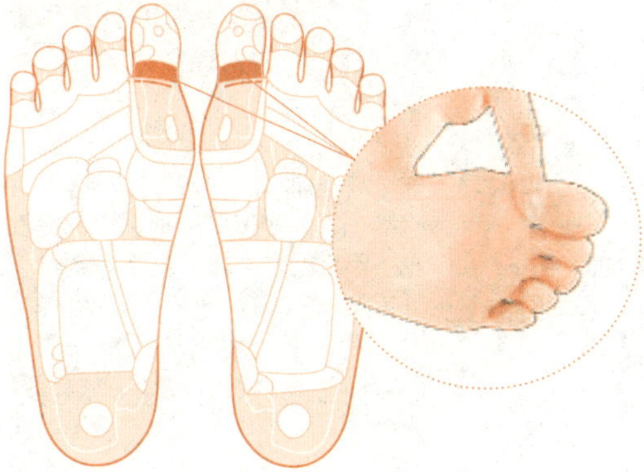

### 位置

位于双足拇趾趾根的区域，第一、二趾骨节缝绕拇趾根部一圈部位。

### 适用症

颈部酸痛、颈部损伤、高血压、落枕、颈椎病、消化道疾病等。

### 按摩手法

食指端沿着脚背面拇趾根部，由内向外侧推压，均向心施力。

## 颈椎反射区

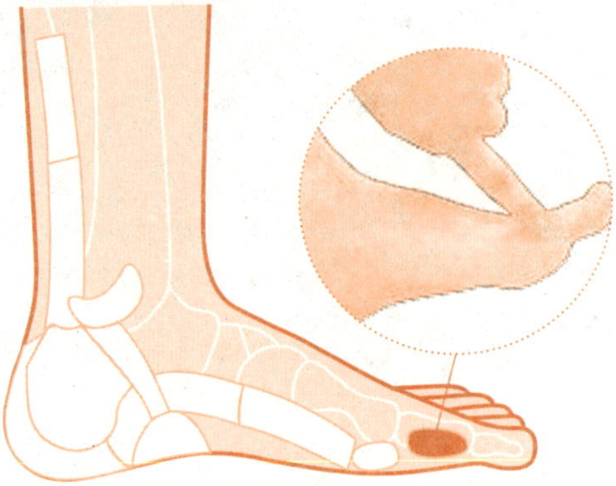

**位置**

位于双足拇趾根部内侧横纹肌尽头处。

**适用症**

各种颈椎病变、颈项僵硬、疼痛等。

**按摩手法**

以食指第二节指骨内侧固定于反射区位置，拇指点在其上施力，定点按压。

## 甲状旁腺反射区

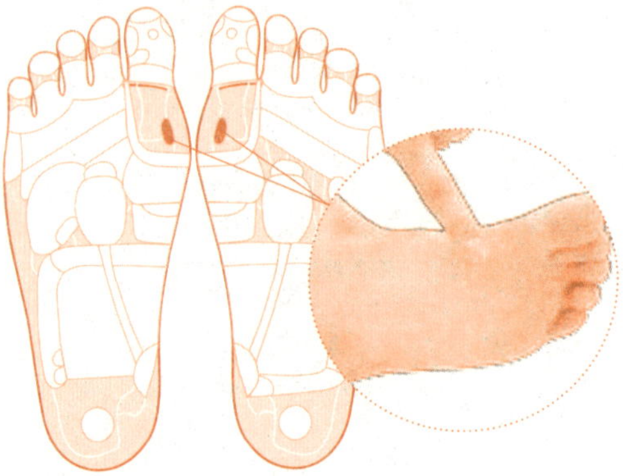

**位置**

位于双足掌内第一跖骨至第二跖骨关节之间凹陷处。

**适用症**

甲状腺功能低下及功能亢进引起的病症、失眠、喉及气管痉挛、惊厥等。

**按摩手法**

拇指点在其上施力，中指置拇趾与第二趾间不施力，节奏缓。

## 甲状腺反射区

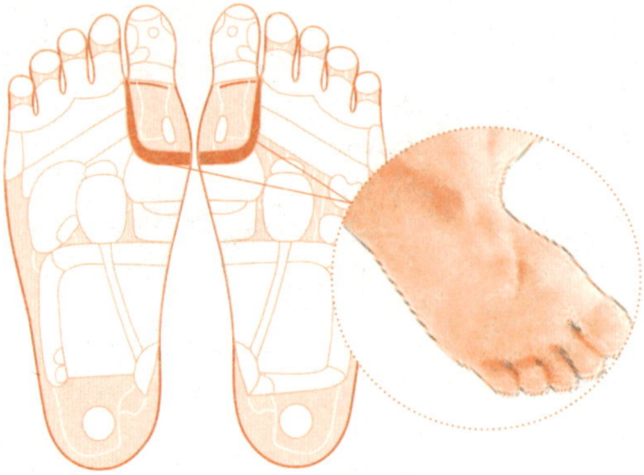

**位置**

位于双足足底第一趾骨与第二跖骨之间弯向远程的大区域，成带状。

**适用症**

甲状腺炎、心悸、失眠、情绪不稳、消瘦、肥胖症、甲状腺肿大、甲状腺功能亢进或低下等。

**按摩手法**

一手握足背，一手点端推按，由内向外拐弯处直推按至指缝施力。

## 眼反射区

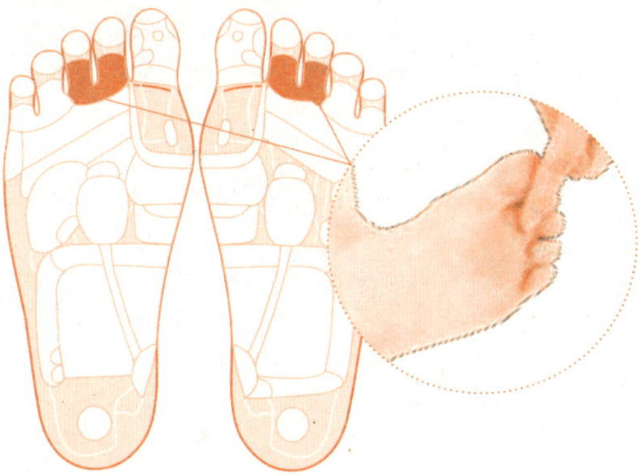

**位置**

位于双足第二与第三趾骨的根部，包括足掌、背面。左、右眼的反射区在右足、左足上。

**适用症**

结膜炎、视神经炎、青光眼、白内障，近、远、斜视，迎风流泪等。

**按摩手法**

用食或中指第一指关节在趾根部、横纹处取四个方向施力按压。

## 耳反射区

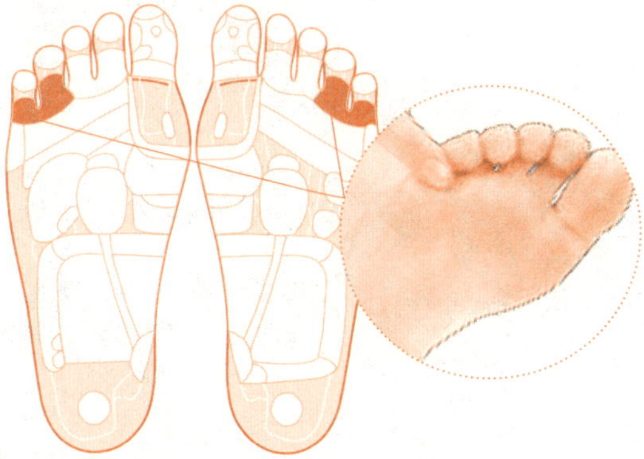

**位置**

位于双足第四、五趾根部，包括足掌、足背面两个位置。左耳的反射区在右足上，右耳的反射区在左足上。

**适用症**

耳疾、鼻咽癌、晕眩、晕车、晕船等。

**按摩手法**

一手食、中指关节在反射区足底趾根、横纹处取三个方向按压。

## 斜方肌反射区

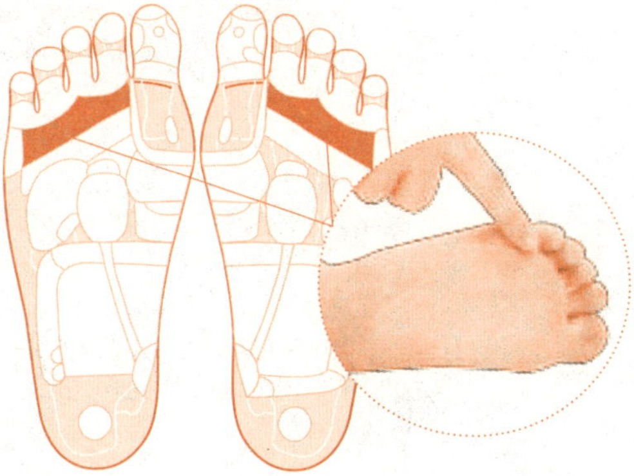

**位置**

位于双足底耳、眼反射区靠后部，第一趾骨外侧肩反射区之间成横带状，部分与肺区重叠。

**适用症**

肩、颈、上肢及背部疼痛，手无力酸麻、肩活动受限、落枕等。

**按摩手法**

使用中指横按法，施力点为食指第二指关节侧面。

## 肺及支气管反射区

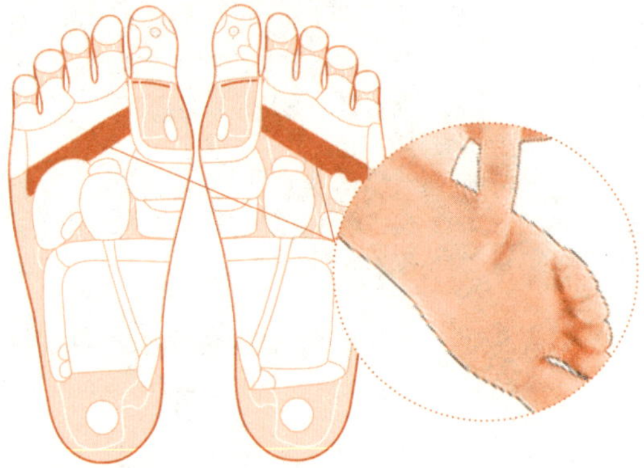

**位置**

位于双足斜方肌反射区后方，自甲状腺反射区从内到外侧肩反射区，成带状区域。

**适用症**

上呼吸道炎症、胸闷、肺炎、肺结核、支气管炎、肺气肿等。

**按摩手法**

使用食指横按法，一手持足背，另一手食指第二节向内和向外推刮。

## 胃反射区

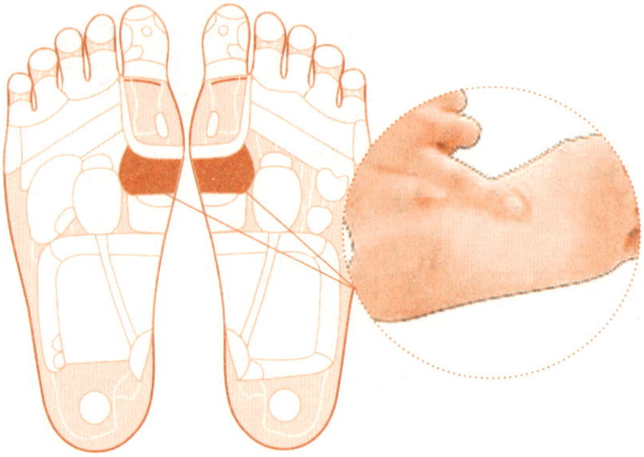

**位置**

位于双足掌第一跖趾关节后，第一跖骨体前段约一横指幅度。

**适用症**

胃部疾病、消化不良、糖尿病、胰腺炎、胆囊疾病等。

**按摩手法**

食指横按法，一手握足，另一手食指第二指节背面横着施力，足趾往足跟推按。

## 脾反射区

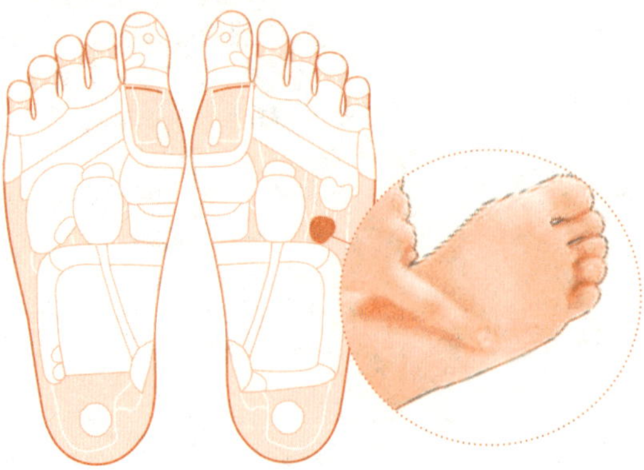

**位置**

左足掌第四、五趾骨之间稍微靠后方，心脏反射区后一横指处区域。

**适用症**

消化系统疾病、发热、炎症、高血压、肌肉酸痛、皮肤病、增强免疫力及抗癌能力等。

**按摩手法**

食、中指扣拳法，一手握足背，另一手的食、中指第一指间关节顶点揉压。

## 降结肠反射区

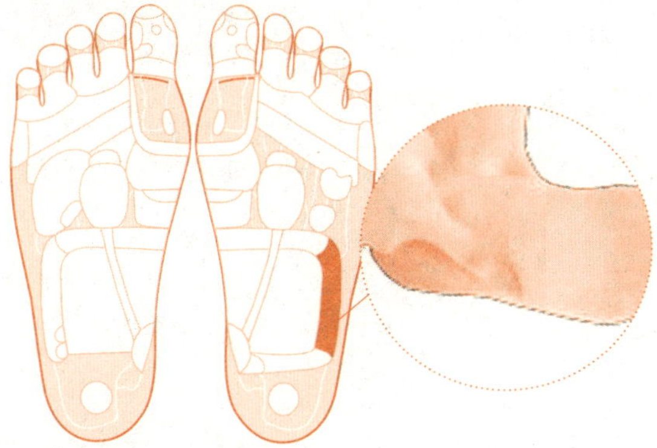

**位置**

位于左足掌跟前外侧相对于第四、五跖骨间竖带条状区域。

**适用症**

便秘、腹泻、急性、慢性肠炎等。

**按摩手法**

食、中指扣拳法，一手握足背，一手食、中指第一指间关节顶点施力从足趾到足跟推按。

## 胰反射区

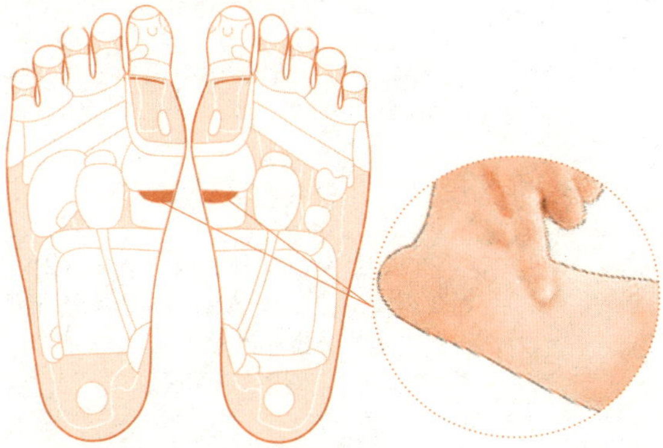

**位置**

位于双足掌内部一侧第一跖骨中下段，在十二指肠和胃反射区之间。

**适用症**

胰腺炎、胰腺肿瘤、糖尿病、消化系统疾患，胰腺功能低下及亢进。

**按摩手法**

食指横按法，一手握足，一手食指第二指节背面横着施力，足趾向足跟推按。

## 十二指肠反射区

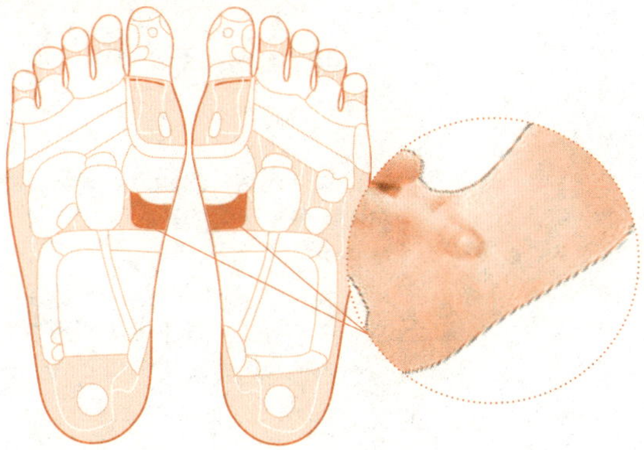

**位置**

位于双足掌第一跖骨最后一段，胃及胰反射区的后方。

**适用症**

十二指肠疾病、消化不良、腹胀、食欲不振、发育不良、食物中毒等。

**按摩手法**

一手握足，另一手食指第二指节背面横着施力，足趾往足跟推按，3次以上，6次以下。

## 小肠反射区

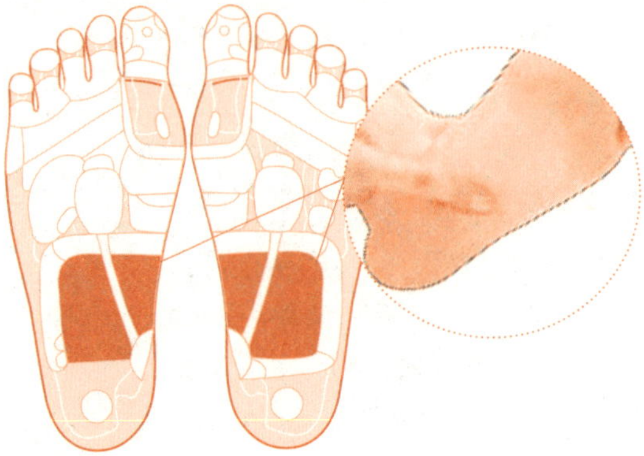

**位置**

位于双足掌足弓凹入片区，大肠反射区包围的部分。

**适用症**

小肠炎症、胃肠胀气、腹泻、腹痛、免疫功能低下、发烧、心脏病、外伤。

**按摩手法**

一手握足背，一手半握拳，食、中指顶点竖垂直施力，往足跟方向刮按。

## 横结肠反射区

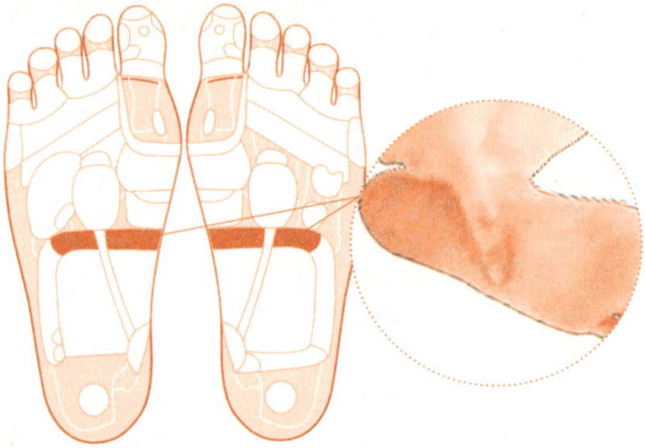

**位置**

位于双足掌中间，横越足掌一带状区。

**适用症**

腹痛、腹泻、便秘、结肠炎等。

**按摩手法**

食、中指扣拳法，一手握足背，另一手的食、中指第一指间关节外端施力。

## 乙状结肠及直肠反射区

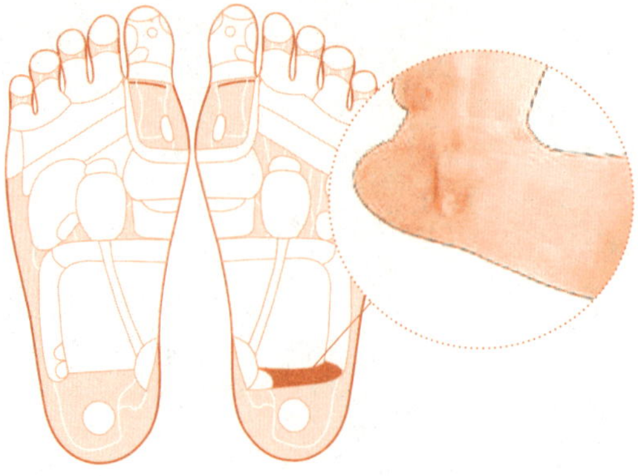

**位置**

左足掌跟骨前缘成一横带状区域。

**适用症**

直肠疾病、结肠炎、肛裂、肠息肉、便秘、痔疮等。

**按摩手法**

食、中指扣拳法，一手握足背，一手食、中指中节内侧缘顶点施力由外向内侧推按。

## 肛门反射区

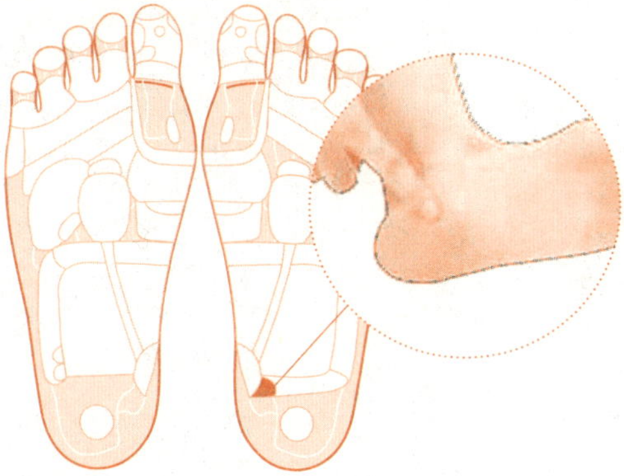

**位置**

直肠反射区末端，与膀胱反射区相邻，在左足掌跟骨前缘。

**适用症**

痔疮、肛周围炎、直肠癌、便秘、肛裂、脱肛等。

**按摩手法**

食、中指扣拳法，一手握足背，一手食、中指第一指间顶点施力垂直定点按压。

## 肝反射区

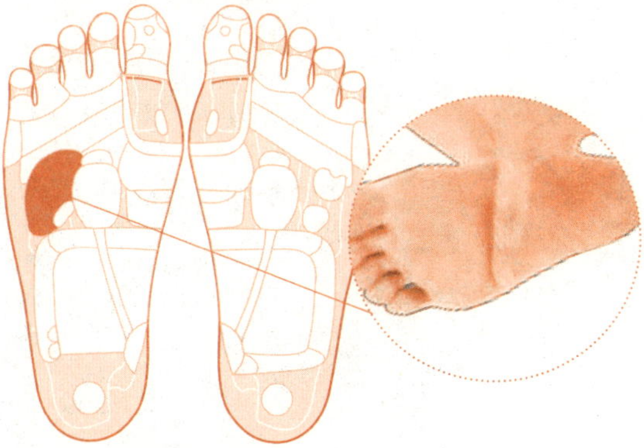

**位置**

右足掌第四、五跖骨间肺反射区的后方重叠区域。

**适用症**

肝脏疾病、血液疾病、高血脂、中毒、消化不良、眼病、胆囊炎、肾脏疾病。

**按摩手法**

食、中指扣拳法，一手握足背，另一手食、中指中节顶点施力垂直定点按压。

## 胆囊反射区

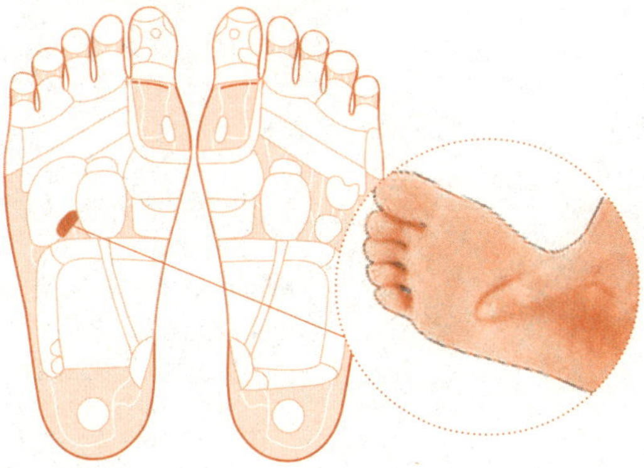

**位置**

右足掌第三、四跖骨间肝反射区深部。

**适用症**

胆囊疾病、肝脏疾病、黄疸、消化不良、失眠、皮肤病、痤疮等。

**按摩手法**

使用食、中指扣拳法，一手握足背，另一手食、中指中节侧缘顶点施力定点按压。

## 盲肠及阑尾反射区

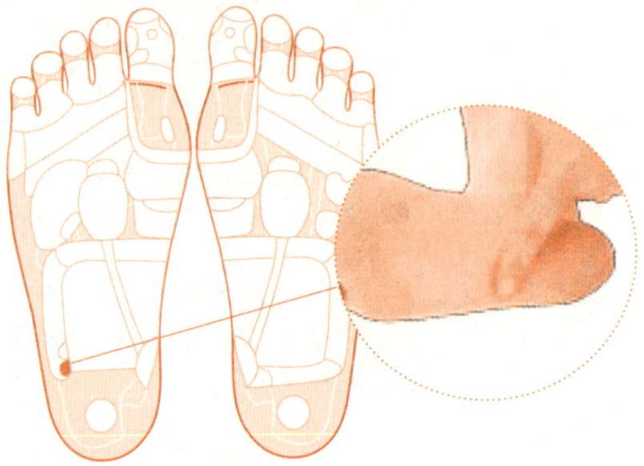

**位置**

右足掌跟骨前方位靠近外侧深部与升结肠、小肠反射区连接的区域。

**适用症**

阑尾炎、下腹部胀痛等。

**按摩手法**

食、中指扣拳法，一手持足背，一手食、中指第一指间关节顶点施力定点按压。

## 回盲瓣反射区

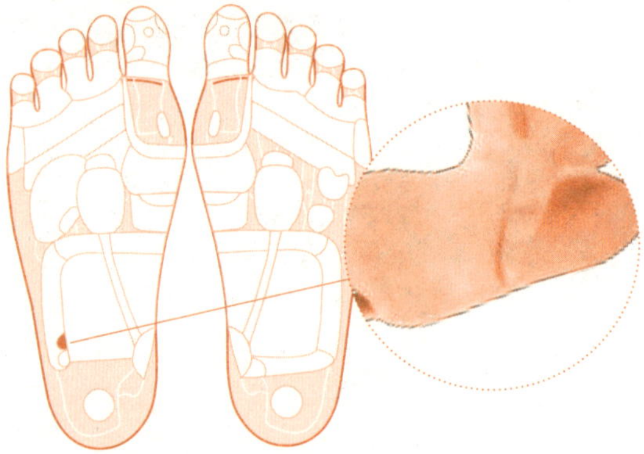

**位置**

右足掌跟骨前方位置靠近外侧部位，在盲肠反射区的前方。

**适用症**

回盲瓣功能失常、下腹胀气等。

**按摩手法**

食、中指扣拳法，一手持足背，一手食、中指第一指间关节顶点施力定点按压。

## 升结肠反射区

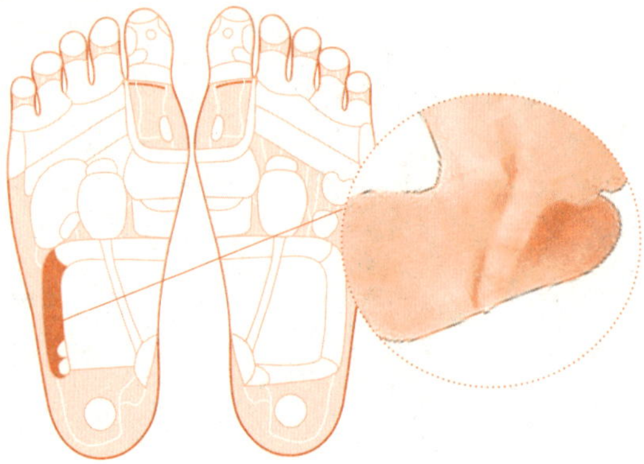

**位置**

右足掌小肠反射区外侧、起始跟骨前缘、骰骨外侧上至第五跖骨底部，呈竖带状的区域。

**适用症**

肠炎、腹泻腹痛、便秘便血等。

**按摩手法**

食、中指扣拳法，一手持足背，一手食、中指第一指间关节垂直顶点施力，从足跟向足趾缓慢推按。

## 腹腔神经丛反射区

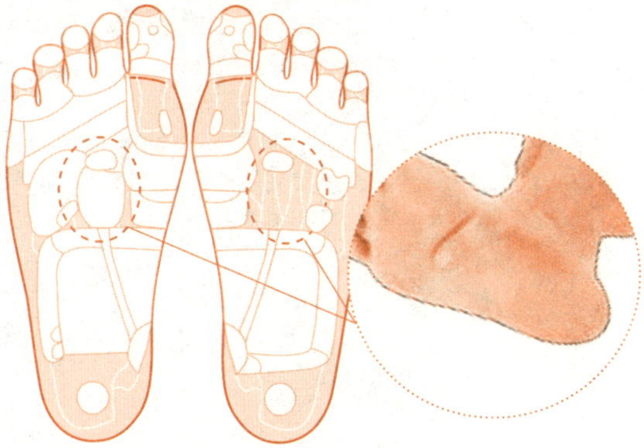

**位置**

肾与胃反射区周围，足掌中心区。

**适用症**

神经性胃肠疾患、胸闷、腹胀、腹疼、胃痉挛、烦躁等。

**按摩手法**

双拇指点推按法，双拇指点端沿着肾边缘多次推按。

## 足底部生殖腺反射区

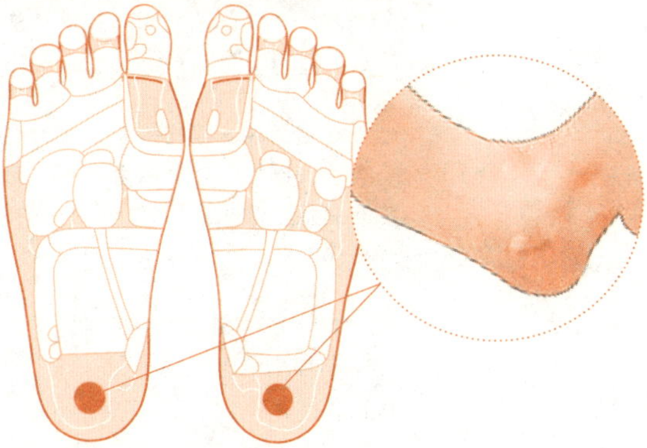

**位置**

双足掌的跟骨中央深凹部位。

**适用症**

性功能低下、子宫肌瘤、不孕症、月经不调、痛经、更年期综合征、阳痿、前列腺肥大、痴呆症，抗衰老。

**按摩手法**

食、中指扣拳法，一手握足跟，一手食、中指第一指间关节顶点施力，垂直定点缓慢按压。

## 足外侧生殖腺反射区

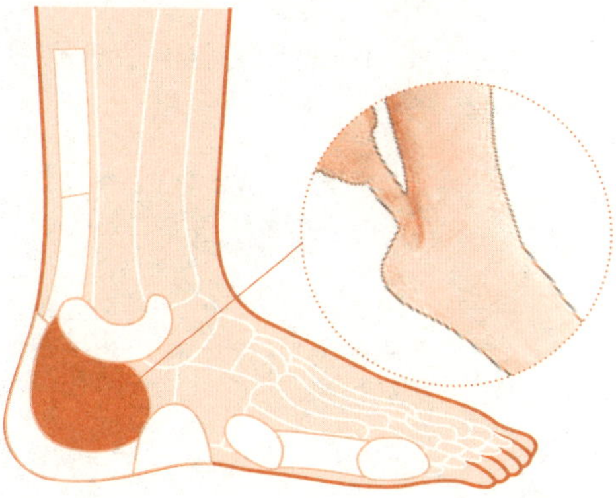

**位置**

双足外踝后下部分，呈三角形的区域，敏感点在踝关节靠后。

**适用症**

性功能低下、不孕症、月经不调、痛经、阳痿、前列腺肥大、先天性发育不良、痴呆症、子宫肌瘤、卵巢囊肿、抗衰老。

**按摩手法**

食指扣按法，一手握足，一手拇指点固定足底，食指第二指节侧缘由上而下刮压。

## 胸椎反射区

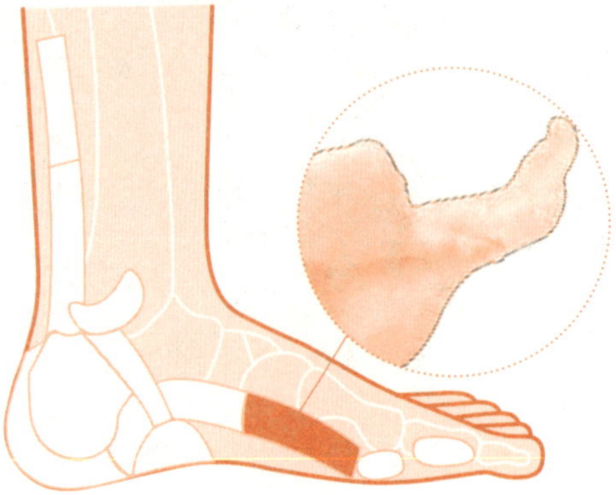

**位置**

双足弓内侧部分边缘，从趾关节起到楔骨关节止的区域。

**适用症**

胸背部酸痛、胸椎椎间盘突出、胸腔脏器病变、胸椎增生、胸椎神经相关脏器病变。

**按摩手法**

拇掌指压推法，一手揣足，一手拇指点腹施力，从足趾至足跟推压。

## 腰椎反射区

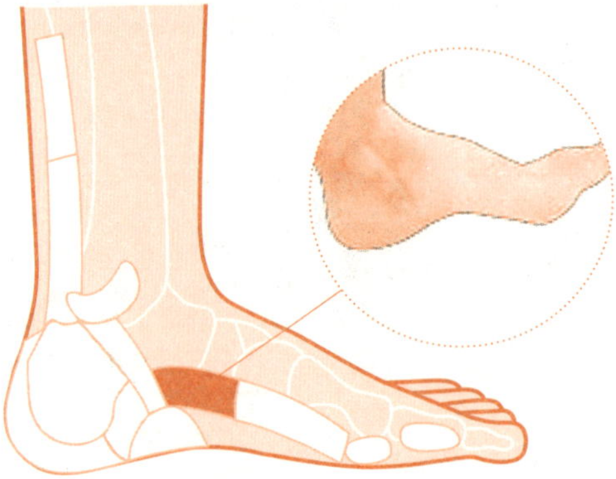

**位置**

双足弓内侧部分边缘，楔骨至舟骨下方的区域。

**适用症**

腰背酸痛、腰椎骨刺、腰椎间盘突出、腰肌劳损、腰椎神经相关脏器病症、腰腹腔脏器病变、坐骨神经痛等。

**按摩手法**

拇掌指压推法，一手揣足趾，另一手拇指点腹施力，足趾向足跟多次推压。

## 骶椎反射区

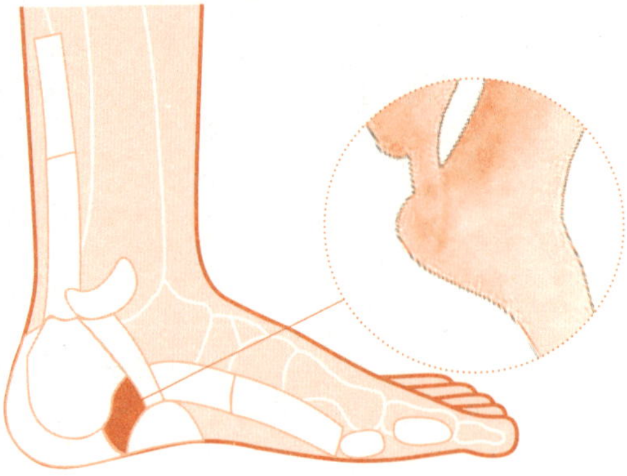

**位置**

双足足弓内侧部分边缘，沿距骨后方到跟骨止的区域。

**适用症**

骨受伤、骨质增生、髋关节伤痛、坐骨神经痛、盆腔脏器病变。

**按摩手法**

拇掌指压推法，一手揣足趾，另一手拇指点施力，由足趾向跟骨多次推压。

## 内侧尾骨反射区

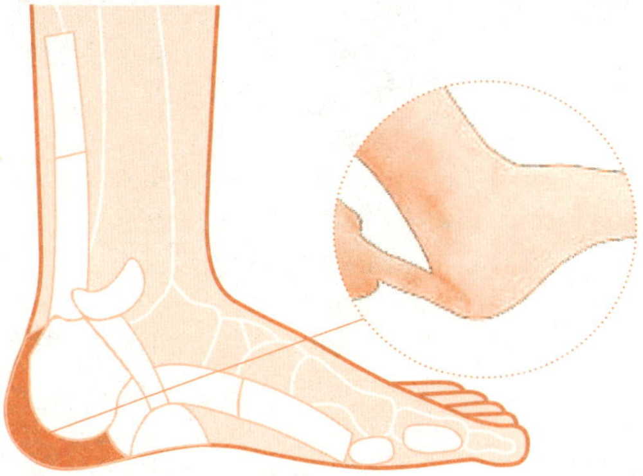

**位置**

双足足掌内侧、内踝跟部，沿跟结节向后，呈一条带状的区域。

**适用症**

坐骨神经痛、尾骨受伤后遗症、生殖系统病变等。

**按摩手法**

一手握足外侧，另一手点固定足底，食指第二关节内缘施力，由上至跟底。

## 外侧尾骨反射区

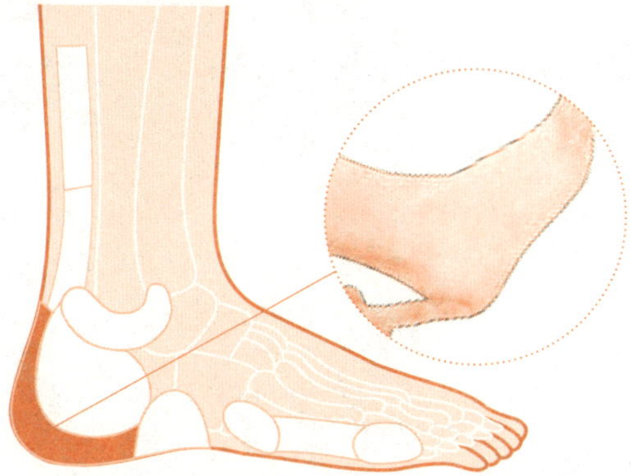

**位置**

在双足掌外后侧，沿跟骨结至后的带状区域。

**适用症**

尾骨受伤后遗症、下身背部酸痛、坐骨神经痛等。

**按摩手法**

一手握足外侧，食指第一指间关节垂直顶点施力，沿足跟底内缘刮压。

## 内侧坐骨神经反射区

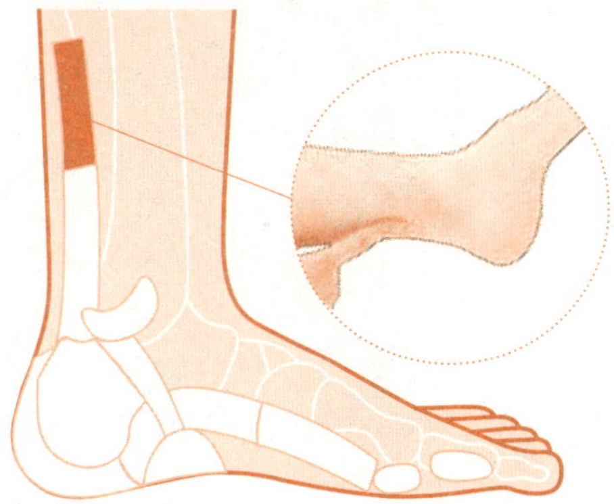

**位置**

双足内踝关节后方起，沿胫骨后缘上行至胫骨下方凹陷处止。

**适用症**

坐骨神经痛、坐骨神经炎、膝部和小腿部疼痛、糖尿病、下肢循环障碍症等。

**按摩手法**

拇掌指压推法，一手握足，一手拇指指端施力，由踝关节上一寸凹陷处向上多次推按。

## 外侧坐骨神经反射区

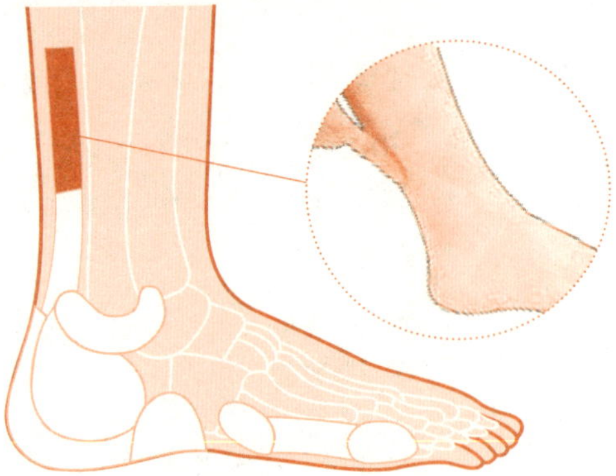

**位置**

双足外踝后缘沿腓骨后缘向上至腓骨小头后下方。

**适用症**

坐骨神经痛、坐骨神经炎、膝部和小腿部疼痛、糖尿病、下肢循环障碍症等。

**按摩手法**

使用拇掌指压推法，一手持足，另一手拇指点腹指端施力推按。

## 尿道及阴道反射区

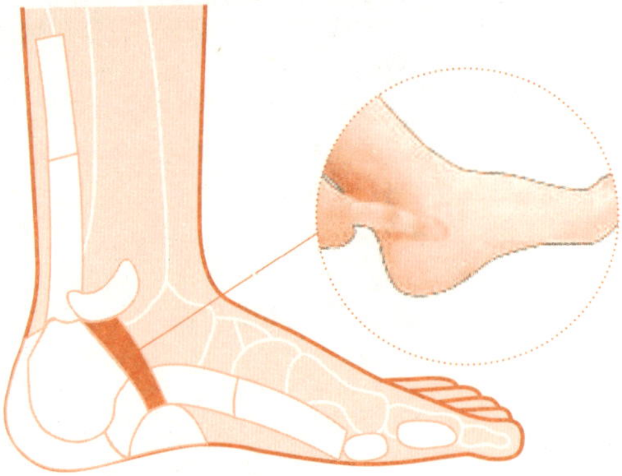

**位置**

自膀胱反射区斜向上至距骨与舟骨间隙的区域，在双足跟内侧。

**适用症**

尿道感染、尿道炎、尿道肿瘤、排尿困难、尿频、尿失禁、阴道炎、阴道肿物、生殖器官系统疾病等。

**按摩手法**

一手握脚，一手食、中指第一指间关节侧缘施力，子宫向膀胱推按。

## 髋关节反射区

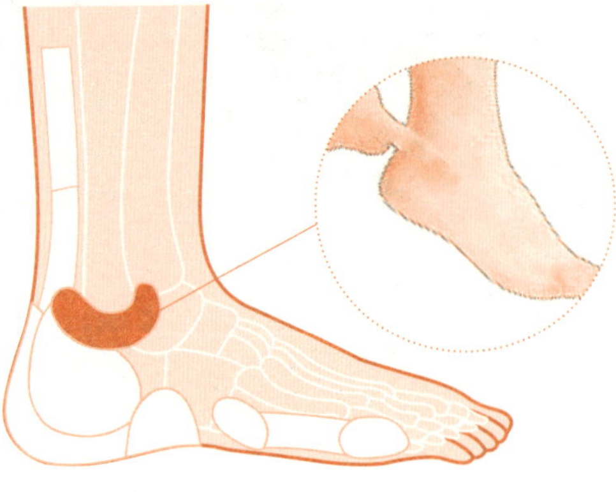

**位置**

双足外、内踝关节下侧边缘，呈现一弯带状的区域，共四个位置。

**适用症**

髋关节疾病、股骨骨折、股骨坏死、坐骨神经痛、腰背酸痛等。

**按摩手法**

拇掌指压推法，一手握足，一手拇指点端施力，在内踝、外踝下缘从前向后多次推按。

## 直肠及肛门反射区

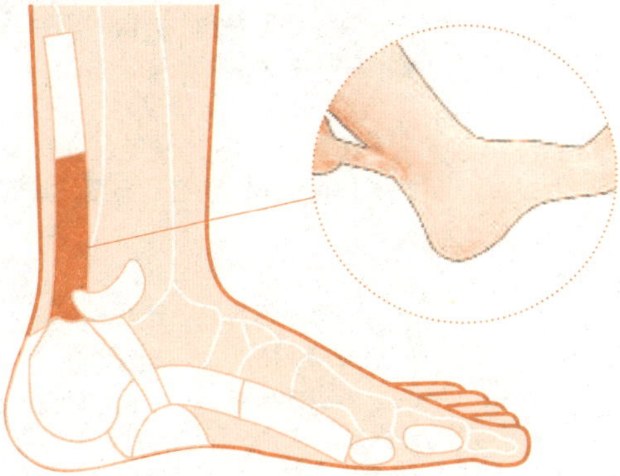

**位置**

双足胫骨内侧后方，踝骨后方向上延伸四横指的一带状区域。

**适用症**

痔疮、直肠炎、直肠癌、便秘、腹泻、肛裂、静脉曲张等。

**按摩手法**

拇掌指压推法，一手握足，一手拇指点端微施力，沿踝骨后方向上多次推按。

---

## 腹股沟反射区

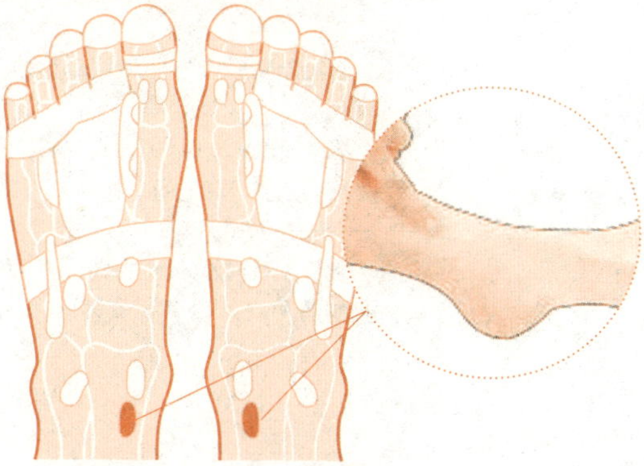

**位置**

双足内踝尖上二横指胫骨内侧处。

**适用症**

生殖系统病变、前列腺肥大、性功能低下等。

**按摩手法**

拇指点按法，一手轻轻持足，另一手拇指点腹股沟反射区定点多次揉按。

---

## 前列腺或子宫反射区

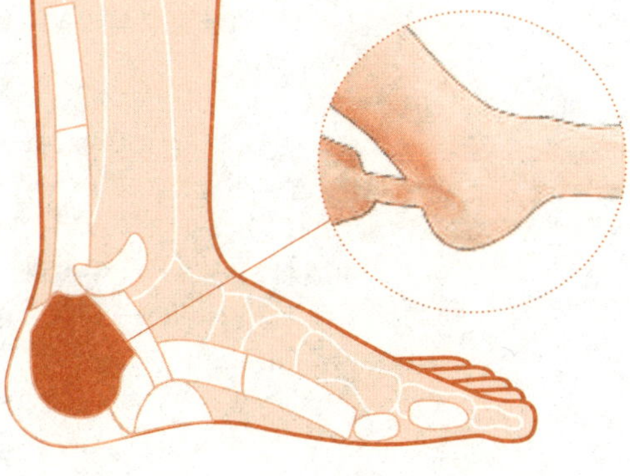

**位置**

足跟内侧，内踝后下方，呈三角区域。

**适用症**

前列腺炎、痛经、月经不调、尿频、排尿困难、尿血、下肢乏力、子宫肌瘤、子宫下垂、子宫内膜炎、白带过多等。

**按摩手法**

食指刮压法，一手握足内侧，一手食指第二指节侧缘从髂关节区后缘向足跟多次刮压。

## 下腹部反射区

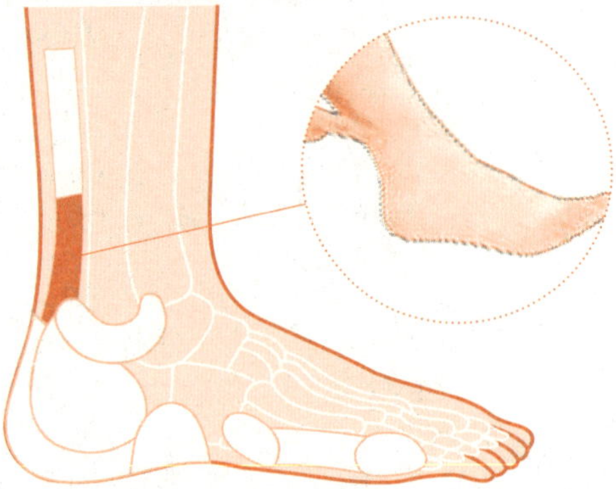

**位置**

双足腓骨外侧后方向上延伸四横指呈一带状凹陷区域。

**适用症**

膀胱炎、前列腺炎、疝气、便秘、直肠炎、痛经、闭经、盆腔炎等。

**按摩手法**

拇掌指压推法，一手揣足趾，一手拇指点端施力，由踝关节节后往上多次推按。

## 膝反射区

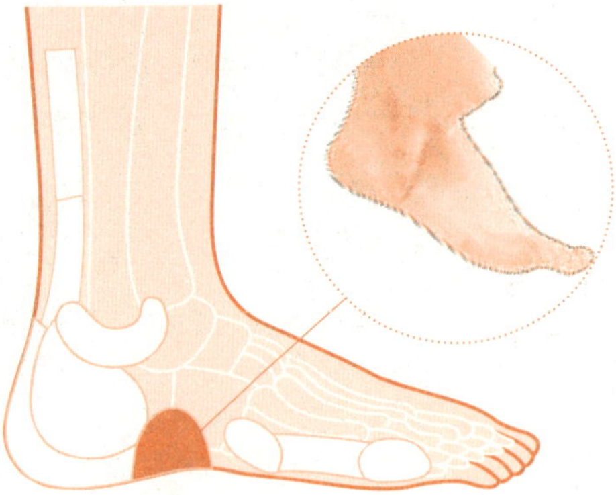

**位置**

双足外侧骰骨与跟骨间凹陷处。

**适用症**

膝关节痛、膝关节炎、膝关节受伤、肘关节病变。

**按摩手法**

食指扣拳法，一手握足，另一手食指间关节顶点绕反射区周边揉按。

## 肘反射区

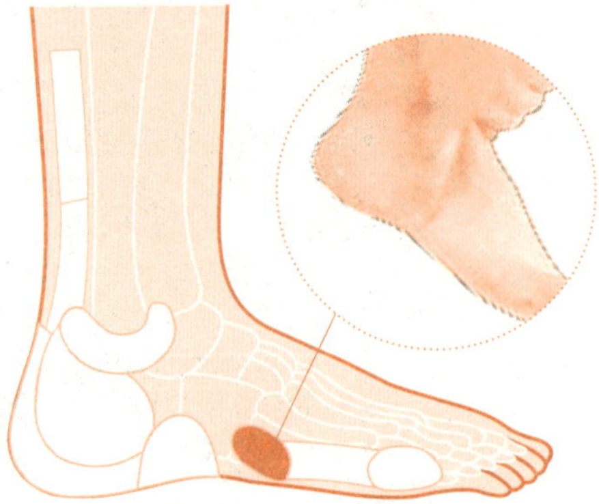

**位置**

双足外侧第五跖骨与楔骨关节凸起处前后两侧。

**适用症**

肘关节炎、肘关节酸痛、肘关节损伤、膝关节痛等。

**按摩手法**

中食指扣按法，一手握脚内侧，一手食、中指第一指间关节顶点施力多次按压。

## 肩反射区

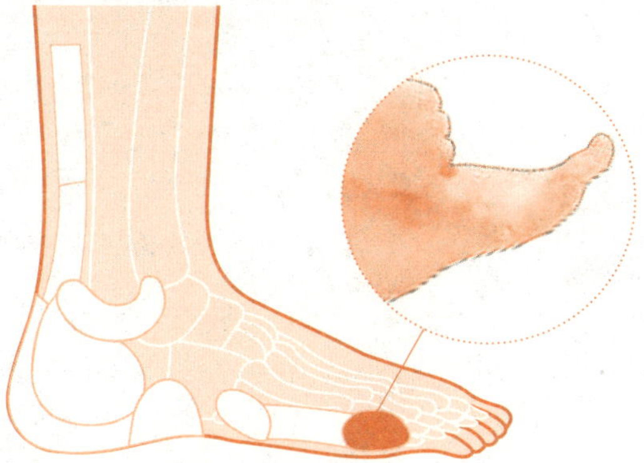

位置

双足掌外侧第五跖趾关节凸起处。

适用症

手臂乏力、手麻、肩背酸痛、肩关节脱臼等。

按摩手法

一手持足内侧，另一手食指第一指间关节从外足背、足底向趾端多次推按。

## 肩胛骨反射区

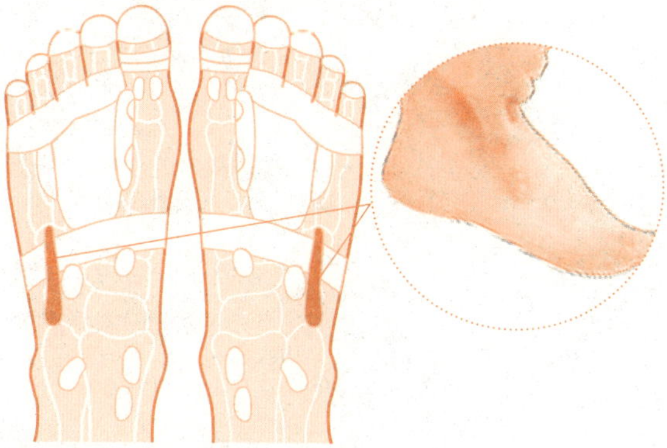

位置

双足外侧背第四、五脏骨与楔骨之间，呈一带状的区域。

适用症

肩背酸痛、颈肩综合症、肩关节活动受阻、胸椎病变等。

按摩手法

双拇指点推按法，双拇指点端自足趾沿足背至骰骨处，分开多次推按。

## 上颌反射区

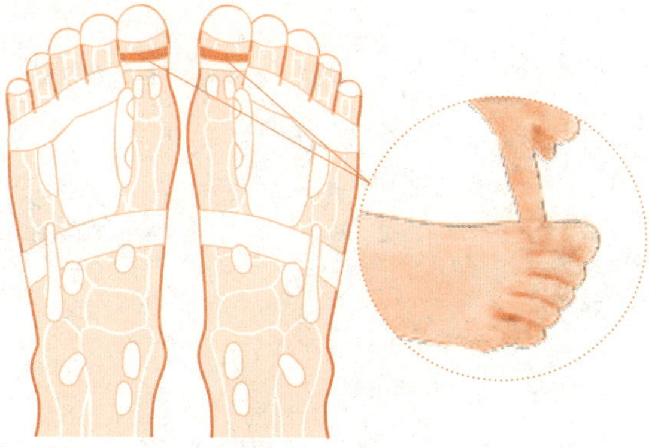

位置

双足背拇趾、背趾之间的关节远侧，呈带状的区域。

适用症

上牙周病、牙痛、龋牙、口腔溃疡、打鼾、上颚关节紊乱、上颚感染等。

按摩手法

使用拇指点指端中力揉按。

## 下颌反射区

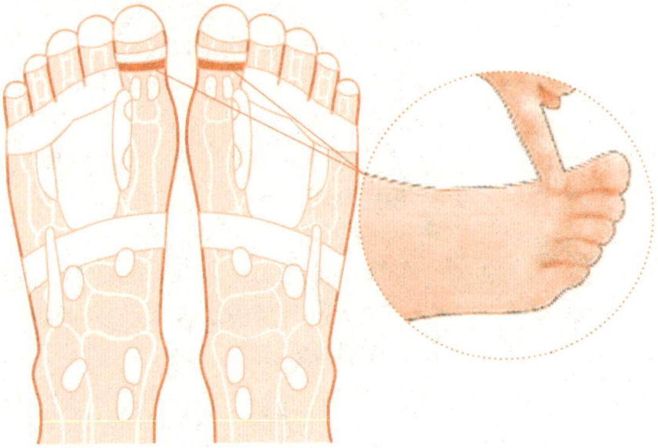

**位置**

双足背拇趾、背趾间的关节近端，呈带状的区域。

**适用症**

下颌关节紊乱、下牙周病、牙痛、龋牙、下颌窦炎症、打鼾等。

**按摩手法**

使用拇指点指端中力揉按。

## 扁桃腺反射区

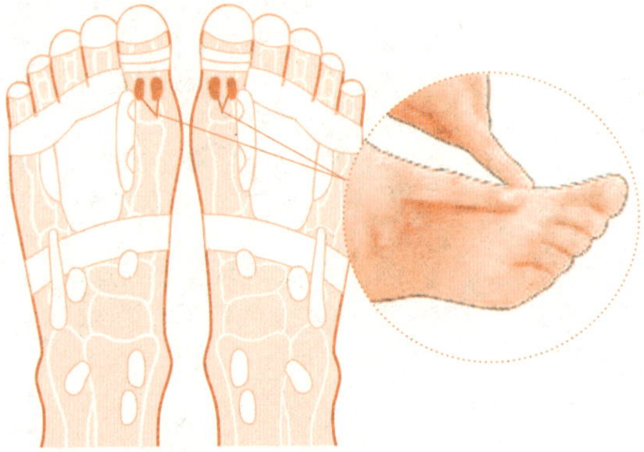

**位置**

足背拇趾第二趾节腱的两侧区域。

**适用症**

上呼吸道感染、扁桃腺疾病、发烧、感冒、抗炎、增加抵抗力、抗癌。

**按摩手法**

双拇指点扣拳法，双拇指点指端揉压，节奏缓慢，力度中等。

## 喉及气管反射区

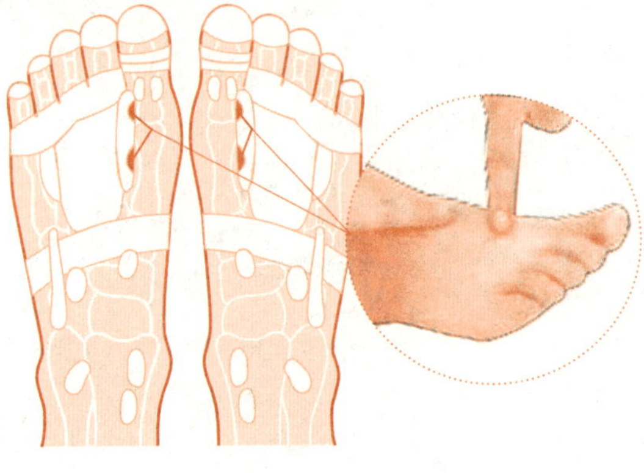

**位置**

双足足背第一、第二跖趾关节缝处区域。

**适用症**

咽喉痛、咽喉炎、气管炎、咳嗽、气喘、失声、沙哑、感冒等。

**按摩手法**

中食指捏压法，中指端相佐，食指端中等力度捏压施力。

## 胸部淋巴腺反射区

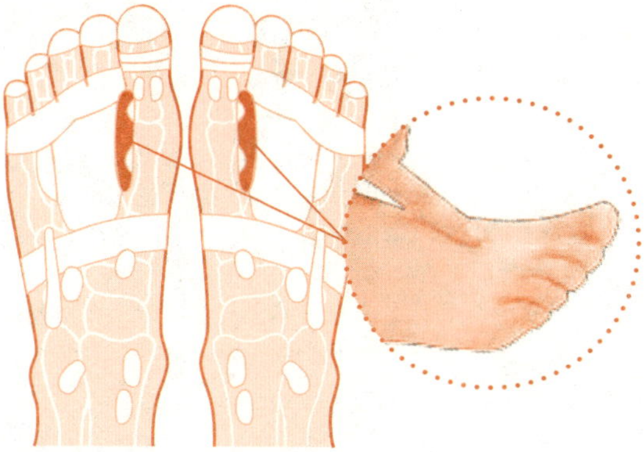

**位置**

双足背第一、二跖骨间缝深处，呈条状的区域。

**适用症**

各种炎症、肿瘤、乳房或胸部肿块、胸痛、免疫力低下等。

**按摩手法**

中食指捏压法，中指端相辅、食指端多次捏压施力，沿第一跖骨外侧向足趾捏按。

## 内耳迷路反射区

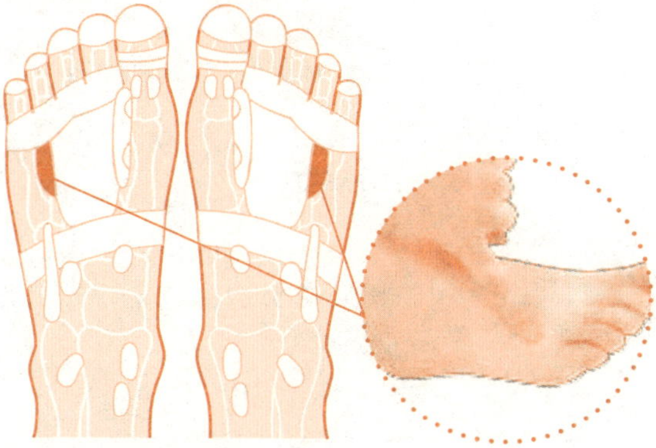

**位置**

双足背第四、五跖骨间凹陷较深的部位，微微靠近前面。

**适用症**

头晕、眼花、晕车船、平衡障碍、昏迷、美尼尔氏综合症、高血压、低血压、平衡障碍等。

**按摩手法**

使用中食指捏压法，中指端相辅、食指端以中等力度多次捏压施力。

## 胸及乳腺反射区

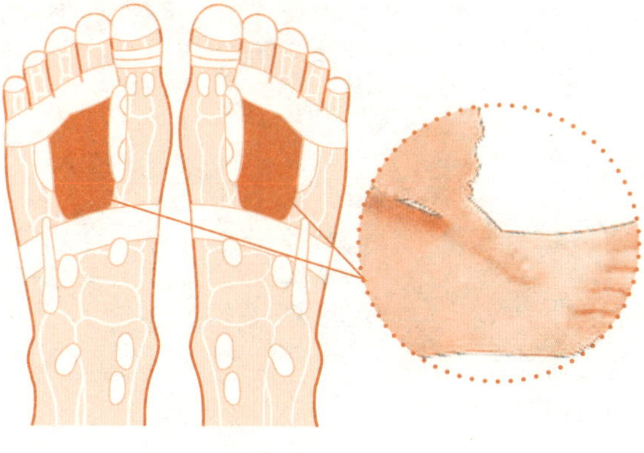

**位置**

在双足背第二、第三、第四跖骨面之间的区域。

**适用症**

胸部疾病、乳腺疾病、结核病、感冒、气喘等。

**按摩手法**

使用双拇指点推按法，双拇指指腹前后紧靠从足趾向心方向多次推按。

## 膈（横膈膜）反射区

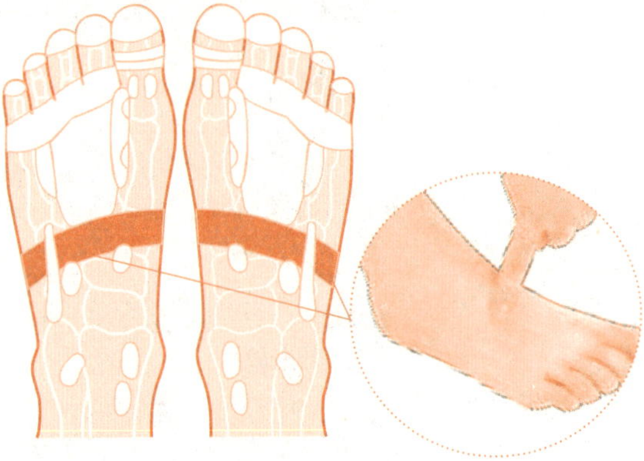

**位置**

双足背跖骨、楔骨关节处横跨脚背内外侧连成一带状区域。

**适用症**

打嗝、恶心呕吐、腹胀腹痛、膈肌痉挛、老年消化不良、神经紊乱。

**按摩手法**

双食指刮压法，双手食指侧缘自足背凸起处向两侧多次刮压。

## 内肋骨反射区

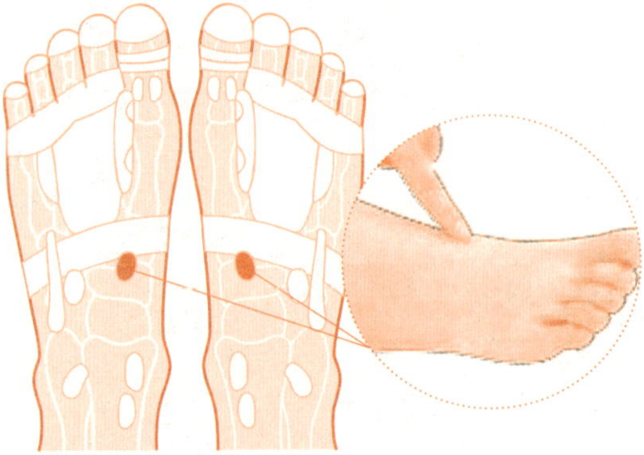

**位置**

双足背第一楔骨与舟骨间凹处。

**适用症**

肋骨病变、胸闷、胸膜炎、肩背痛等。

**按摩手法**

双拇指点扣拳法，双拇指点端同时多次揉按，力度中等，节奏稍缓。

## 外肋骨反射区

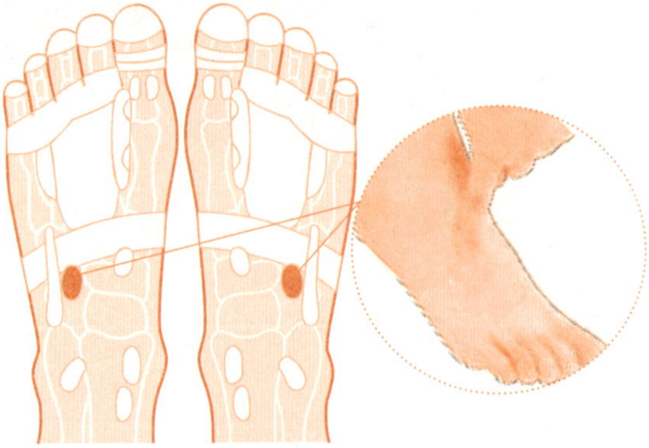

**位置**

足背第四楔骨与第三楔间凹陷处。

**适用症**

肋骨病变、胸闷、胸膜炎、肩背痛等。

**按摩手法**

双拇指点扣拳法，双拇指点端同时多次揉按，力度中等，节奏稍缓。

## 上身淋巴腺反射区

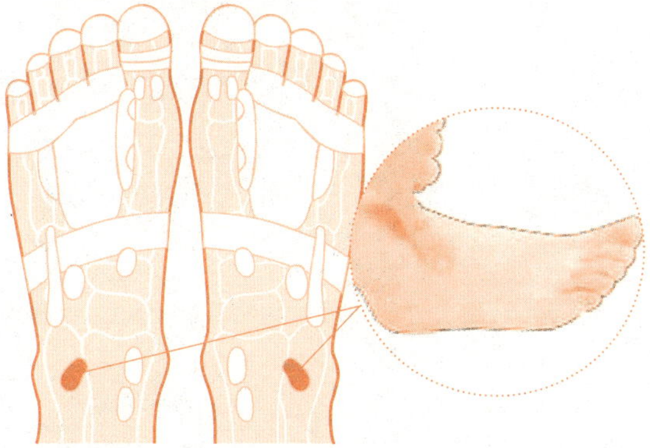

**位置**

距骨、舟骨间形成下方的凹陷处，在双足背外踝前。

**适用症**

各种炎症、发烧、水肿、肌瘤、全身循环障碍、血管硬化、帕金森综合症等。

**按摩手法**

食指扣拳法，双手食指第一指间关节顶点施力，同时多次按压。

## 下身淋巴腺反射区

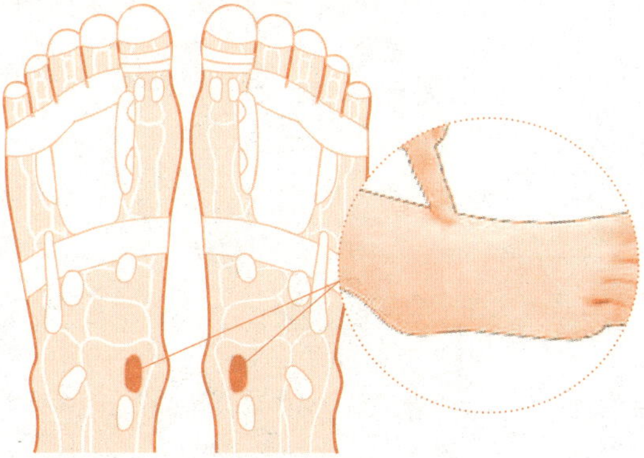

**位置**

距骨、盘骨间形成下方的凹陷处，在双足背内踝前。

**适用症**

各种炎症、发烧、水肿、肌瘤、蜂窝织炎、全身循环障碍、血管硬化、帕金森综合症等。

**按摩手法**

食指扣拳法，单只手食指第一指间关节顶点施力，同时多次按压。

## 舌反射区

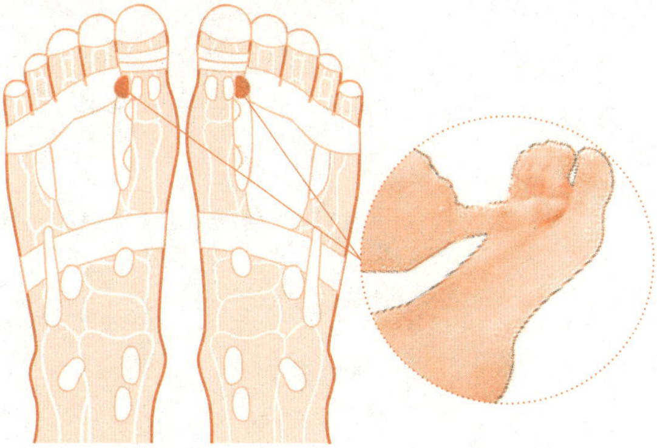

**位置**

双足第一跖趾关节前方的凹陷处，在拇趾内侧下缘。

**适用症**

舌红、舌干、舌裂、舌质肿胖等。

**按摩手法**

拇指点按法，以拇指点端按住拇趾内侧下缘以中等力度施力，多次揉按。

## 血压区反射区

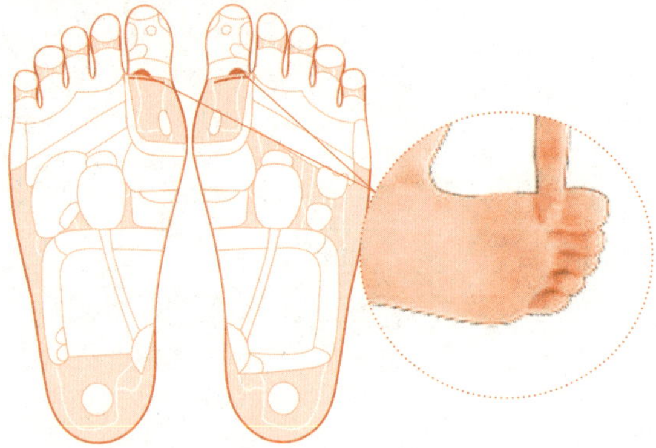

**位置**

足底颈项反射区中间处，在足大趾第二节近趾骨端。

**适用症**

高、低血压，颈椎病、头晕等。

**按摩手法**

拇指点按法，拇指点端按住拇趾第二节近趾骨端处施力，多次揉按。

## 上肢反射区

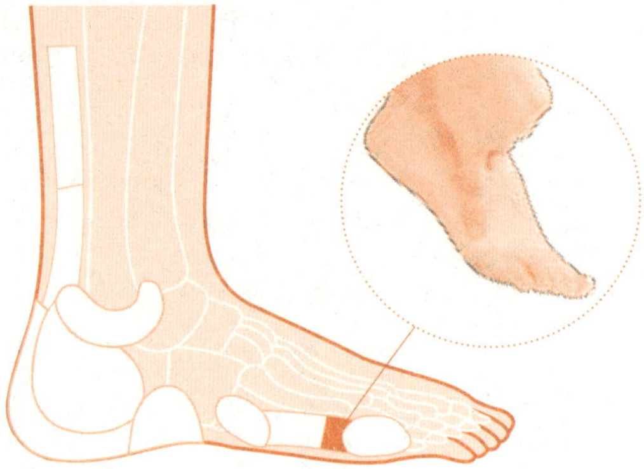

**位置**

双足底第五跖骨的外侧，呈竖条带状形的区域处。

**适用症**

上臂受伤、五十肩、肘关节受伤、腕关节受伤等。

**按摩手法**

食、中指扣拳法，食、中指第一指关节顶点施力，中等力度。

## 下肢反射区

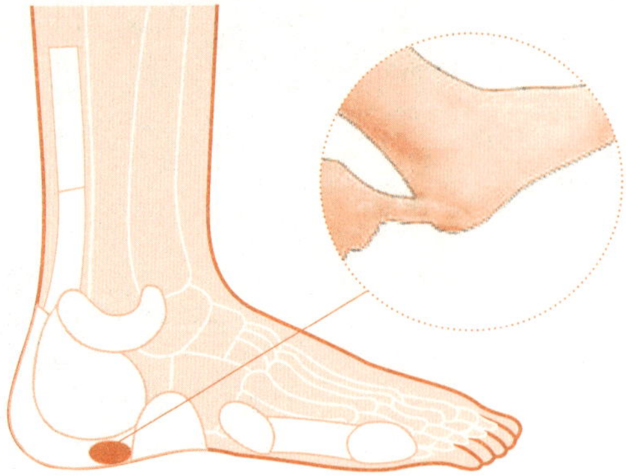

**位置**

双足底后跟外缘，第五跖骨后边骰骨与跟骨旁边呈竖带状的区域处。

**适用症**

下肢风湿病、坐骨神经痛、股骨损伤、踝关节扭伤等。

**按摩手法**

食、中指扣拳法，食、中指第一指关节顶点施力，中等力度。

## 失眠区反射区

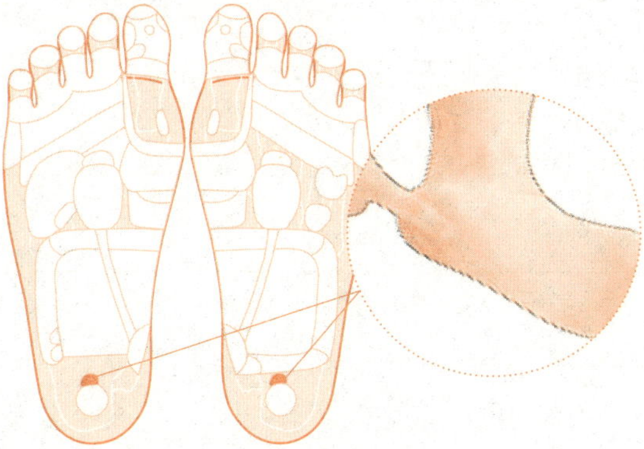

位置

位于双足底跟骨中央生殖腺反射区稍前处。

适用症

失眠、神经衰弱、精神疾患等。

按摩手法

食、中指扣拳法，食、中指第一关节顶点施力，中等力度。

## 骨盆腔反射区

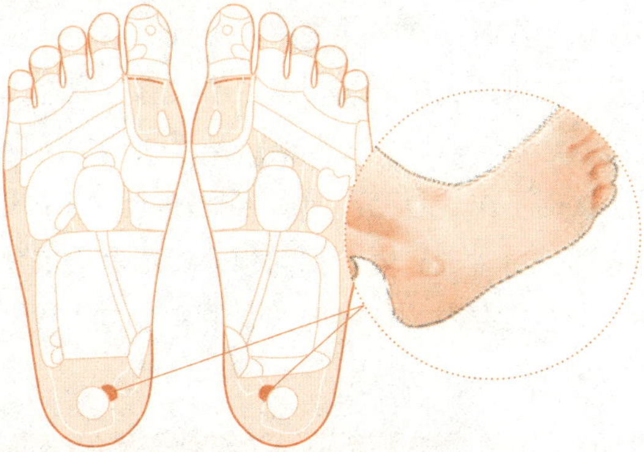

位置

位于双足底跟骨中央生殖腺反射区靠前的向内处。

适用症

盆腔部位发生的疾患等。

按摩手法

中指扣拳法，中指第一指间关节施力，中等力度。

## 头部（大脑）反射区

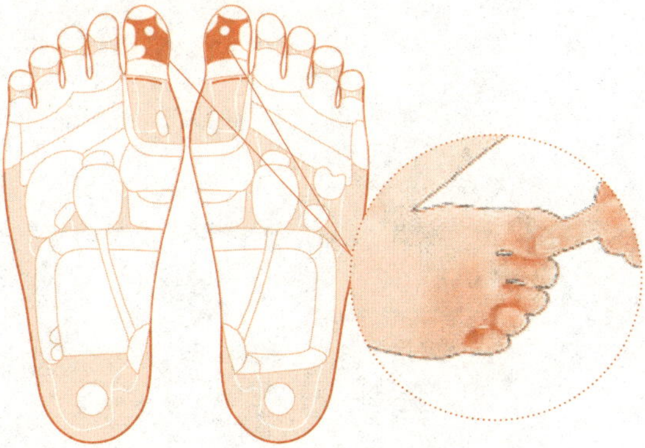

位置

双足拇趾的趾腹掌面全部区域。左、右侧大脑的反射区分别在右、左足上。

适用症

脑萎缩、中风、头晕、头痛、失眠、脑血栓、高低血压、视觉受损、神经衰弱、大脑发育不良等。

按摩手法

用食或中指第一指间关节面竖着施力，由拇指点端向趾根推按。

# 038 足部按摩手法

足部按摩与中国传统按摩手法有很多相通之处，因而是传统按摩手法的继承。足部按摩仅着力于足部，因为足部的面积比躯干、头颈以及四肢的肩、臂、髋、股等部位的面积小。按摩的着力点小，一般只用手指，而整个手掌或手掌的大、小鱼际，腕部、肘部等都用不上。但是，足部按摩的操作手法比一般按摩更为细腻，技术含量更高。

## 基本按摩手法

足部按摩手法的要求是“持久、有力、均匀、柔和”八字要诀。持久主要是要求按摩者须持续一段特定时间，如果按摩时间过于短暂，会影响疗效。必须经过一定训练，方能达到手法运用的持久性。有力主要是指操作时应具备一定力量，不能软弱无力，否则达不到治疗目的。并且不同部位和病症，用力也会不同。因此要学会适当、有效的用力方法。均匀主要是指操作时动作节律稳定，力量协调，使受力者感觉良好，才能达到很好的治疗效果。如果用力不均匀，患者不仅感觉很差，甚至还会疼痛、烦躁不安，肯定会大大影响疗效。所以，长期实践是手法均匀实现的必要条件之一。柔和主要是指操作手法软而不浮、重而不滞、恰到好处。切忌用蛮劲或生硬粗暴，而且变换动作注意要协调。持久、有力、均匀和柔和是手法按摩的要求，需要在长期实践中学习、体会。下面将要介绍在足部按摩中基本的、常用的各种手法，可根据具体情况应用。

## 基本按摩手法

### 1 点法

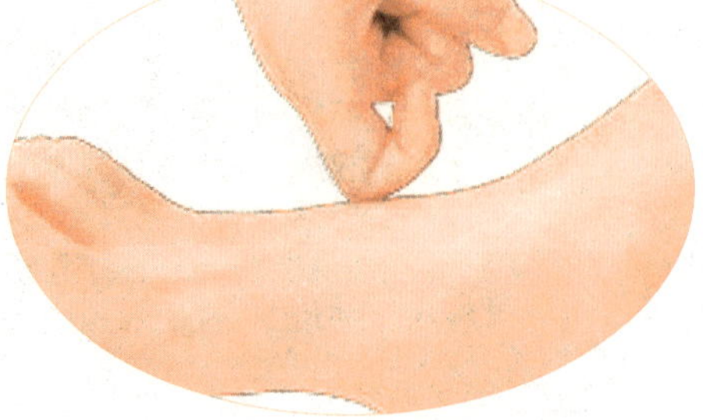

**手法**

用拇指指端，拇指的关节，食指向关节点压穴区。

**要领**

准确有力、不滑动滑移，力量调节幅度较大。

**适用症**

多用于急症、痛症、中骨缝处的穴区和用力较大而区域较小的穴区。

# 基本按摩手法

## 2 按法

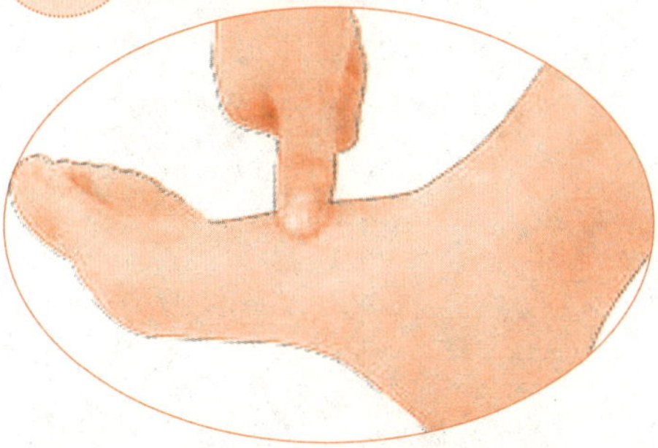

**手法**

用拇指指端或者指腹垂直平压皮肤。

**要领**

着力点要紧贴皮肤，不可移动。用力由轻而重。

**适用症**

多用于较开阔的穴区，治疗有关慢性疾病。

## 3 推法

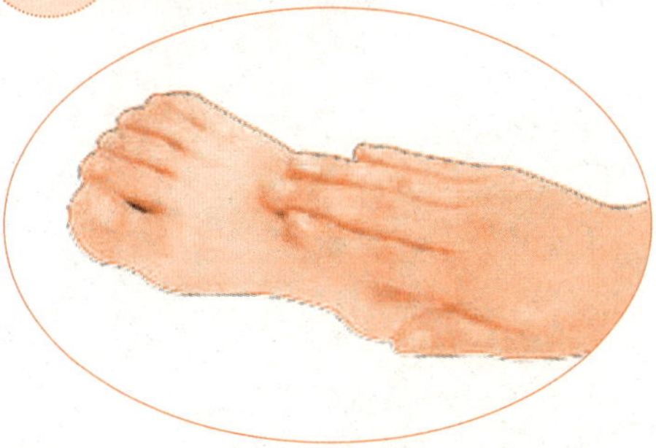

**手法**

用掌或指单向直线移动于一定穴区。

**要领**

紧贴皮肤用力稳健，速度缓慢均匀，在同一层次上推动。

**适用症**

用于脚底纵向长线之时，治疗虚寒及慢性病痛。

## 4 揉法

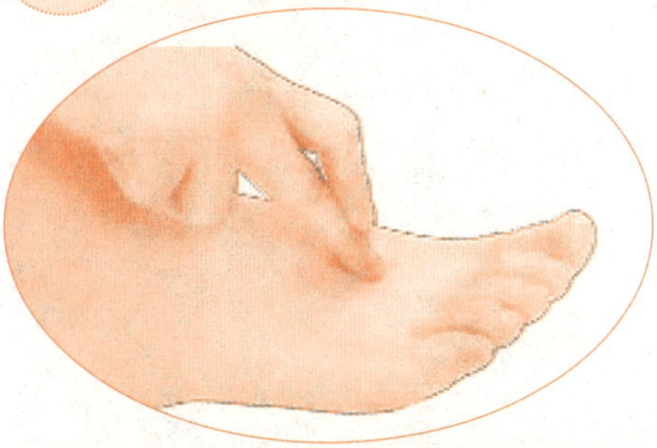

**手法**

指揉法以指腹吸定在施术部位，着力作轻柔、和缓的旋转揉动，带动皮下组织。指揉法分为拇指揉法、二指揉法和三指揉法。

**要领**

压力要轻柔，动作协调，有节奏感。

**适用症**

用于表体或开阔穴区，治疗慢性病症、虚症、劳损等疾病。

## 5 捻法

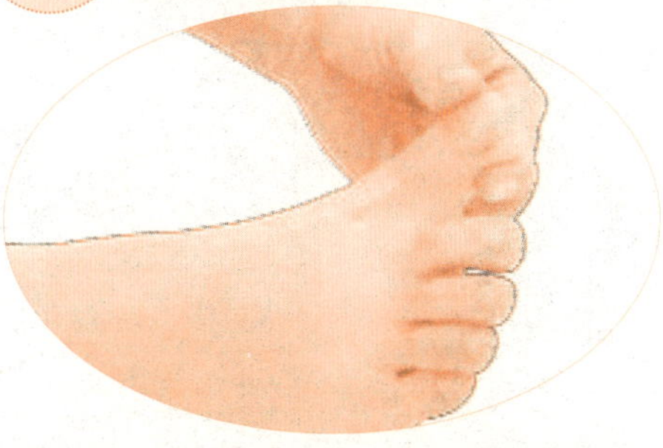

**手法**

拇指、食指夹住相应穴位，两指相对做搓揉动作。

**要领**

动作灵活、节奏快而均匀，有一定的持续时间。

**适用症**

用于手指和脚趾小关节的局部不适症。

# 基本按摩手法

## 6 掐法

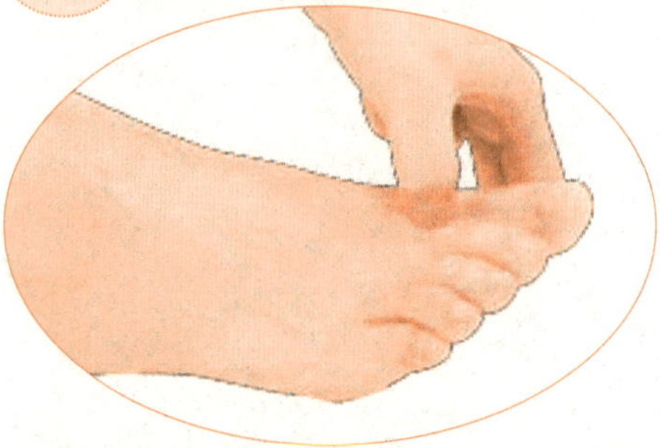

**手法**

用手指顶端甲缘重刺激穴区，多用拇指和其他手指配合操作。

**要领**

逐渐加力，时间短，不要掐破皮肤，之后再用揉缓解不适。

**适用症**

多用于癫狂发作，神经衰弱时需治疗的狭小穴区。

## 7 摇法

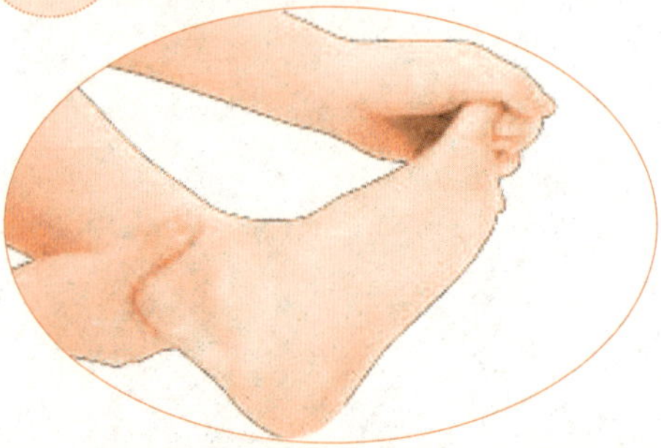

**手法**

以关节作均匀的环转运动。

**要领**

动作缓和，用力稳健，摇动范围在生理范围之内。由小到大，由快到慢，不僵不滞，灵活圆转。

**适用症**

用于指趾及踝腕等穴区，治疗慢性病、老年病和局部伤痛。

## 8 擦法

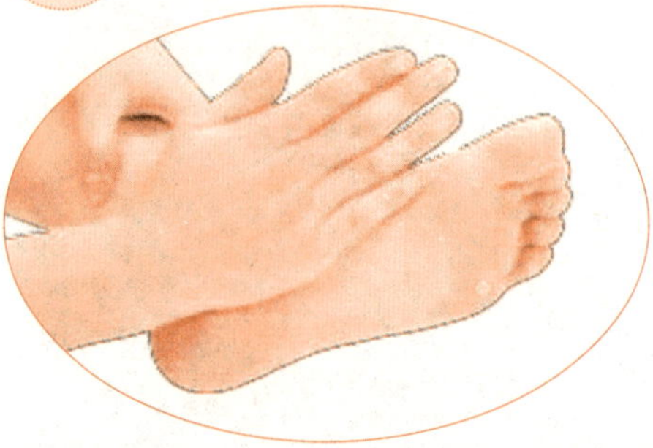

**手法**

用掌部附于一定穴区，紧贴皮肤进行快速直线运动。

**要领**

腕关节自然伸直，前臂与手水平，着力不滞，迅速往复。

**适用症**

用于脚底各部顺骨骼走向运动，治疗虚寒症，精神性疾病。

## 9 摩法

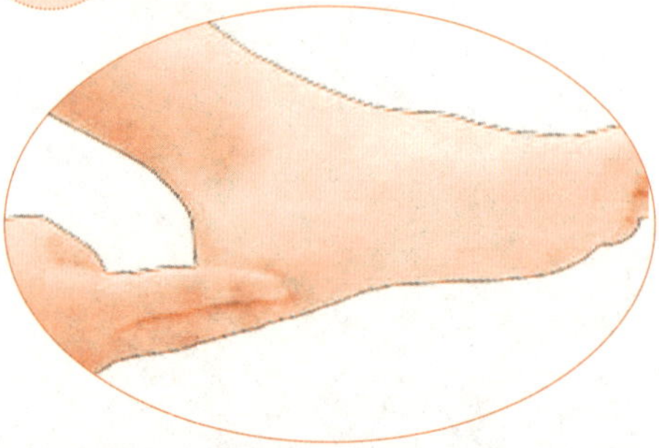

**手法**

用手指或掌面附着于一定穴区，以腕同臂摆动作顺时针或逆时针环形擦动。

**要领**

动作轻柔，速度均匀协调，频率要快一些。

**适用症**

用于脚底部较开阔地区，治疗老年疾病、寒症、虚症等。

# 基本按摩手法

## 10 拔法

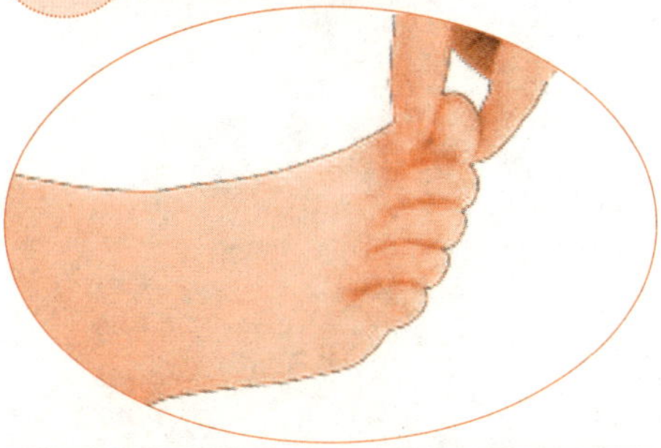

**手法**

固定脚底相对应关节一端，牵拉另外一端。

**要领**

用力适度均匀迅速。动作灵活和谐，要沿关节连接纵轴线用力一致。

**适用症**

用于脚部各关节。

## 11 踩法

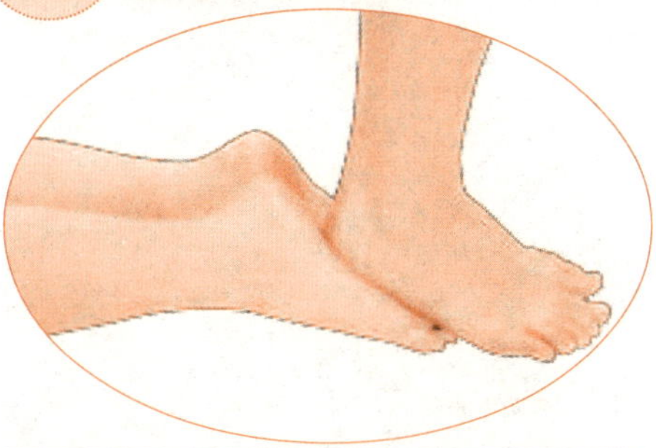

**手法**

用足踩压作用于足底底部穴区。

**要领**

注重节律，不能重滞，视情况加力。

**适用症**

用于足底部的广泛区域，特别是前足底和足趾，治疗脑血管病，周身疲乏疼痛。

## 12 滚法

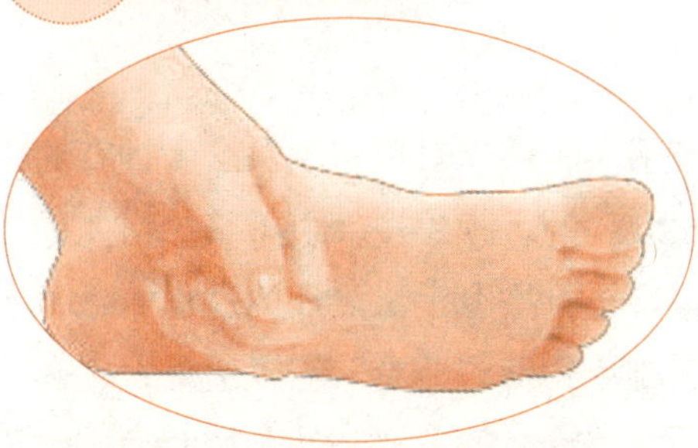

**手法**

手部各掌指关节略曲，以掌背指侧部位贴于治疗部位，有节奏地作腕关节的屈伸和前臂旋转的协同动作。

**要领**

手法吸定的部位要贴紧皮肤，不能拖动或跳动。压力、摆动幅度要均匀。

**适用症**

用于足背、足底面积较宽处。治疗风湿疼痛、麻木不仁、肢体瘫痪等疾。

## 13 捏法

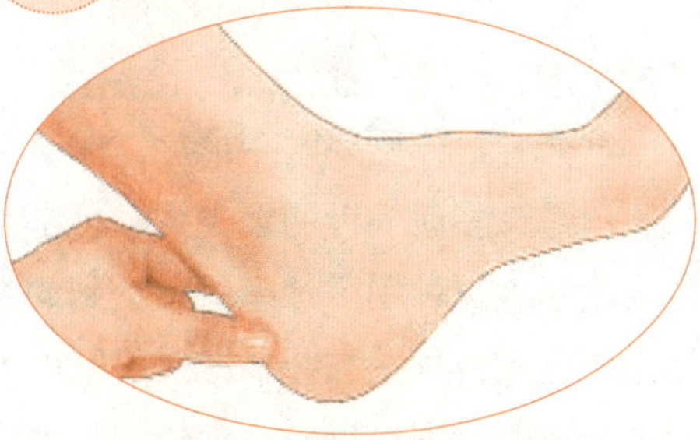

**手法**

用大拇指与食、中指（或其余四指）夹住肢体，相对用力挤压。

**要领**

在作相对挤压动作时要循序而下，均匀而有节律性。

**适用症**

用于整个足部或腿部，具有舒筋通络、行气活血的作用。

# 基本按摩手法

## 14 拿法

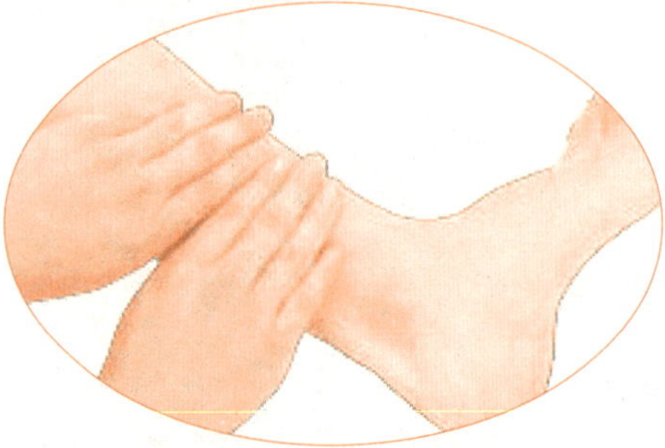

**手法**

用大拇指和食、中指（或其余四指）作相对用力，在一定部位或穴位上进行节律性的提捏。

**要领**

用力要由轻而重，不可突然用力，动作要缓和而有连贯性。

**适用症**

用于足部、踝部及腿部的放松治疗。

## 15 拨法

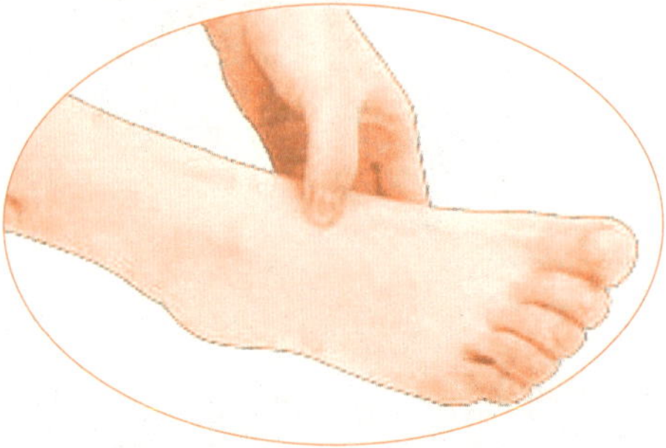

**手法**

用大拇指指端或指腹吸定皮肤，横向肌肉或肌腱进行点推动作。

**要领**

手法吸定部位不能在皮肤上移动，用力要由轻而重，沉稳而渗透。

**适用症**

用于风湿疼痛和肌肉、韧带黏连或扭伤的后期治疗。

## 足部反射区按摩手法

掌握好足部反射区在诊疗、保健上的按摩手法，可以对很多疾病产生神奇的疗效，这是许多新问世的顶尖按摩机都完全无法取代的。顶尖按摩机不管如何先进，都无法给人那种用手按摩所感受到的柔软手感。施行按摩手法治疗的过程中除了要注意“选用何种手法，找准反射区位置、协调施治力度、节奏”等等之外，还必须遵守一定的原则：首先，定位姿势准确：这是取得疗效的首要条件。按摩师需熟记各反射区的位置，以正确的姿势掌握位置的表面标志和方法。其次，力度均匀适当：整个反射区所接受的力度应是均匀的，力度应以患者感到舒适为宜。力度过大，会使患者产生剧烈疼痛，且不利于治疗。认为力度越大越有效是一种误解。最后，受力全面、时间充分：反射区一般呈片状，面积相对较大。不论面积大小，都不应施力于其中的一部分，而应施及反射区的全部面积。以下的几种基本手法是作者在总结了多年的临床经验的基础上，结合传统中医推拿按摩手法，整理出的主要的11种基本的按摩手法：

# 足部反射区按摩手法

## 1 食指横按法

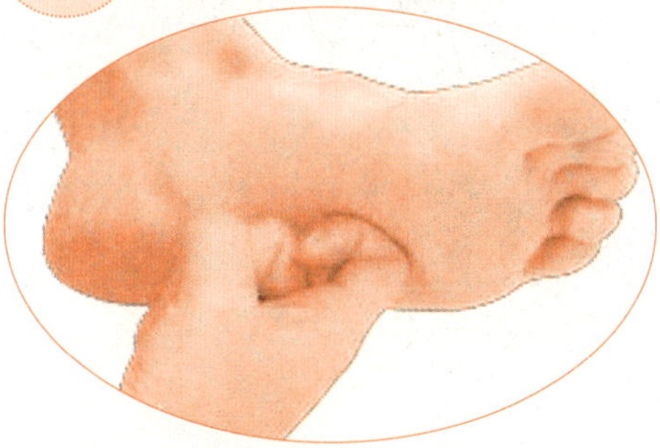

手法

一只手持足部，另一只手握成拳状，食指微微弯曲，以食指第二指关节背侧面为着力点，进行由轻渐重的按压。

适用症

适用于足部胃、胰、十二指肠、斜方肌、肺及支气管等反射区。

## 2 拇指点揉法

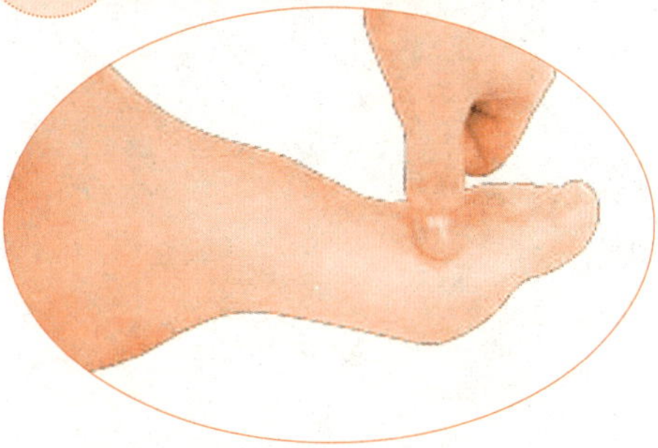

手法

用拇指指端为着力点，作用于足部反射区做点揉的动作，用力要由轻渐变重，沉稳而渗透。

适用症

适用于足部腹股沟、肋骨、牙、上颌、下颌等反射区。

## 3 食指扣拳法

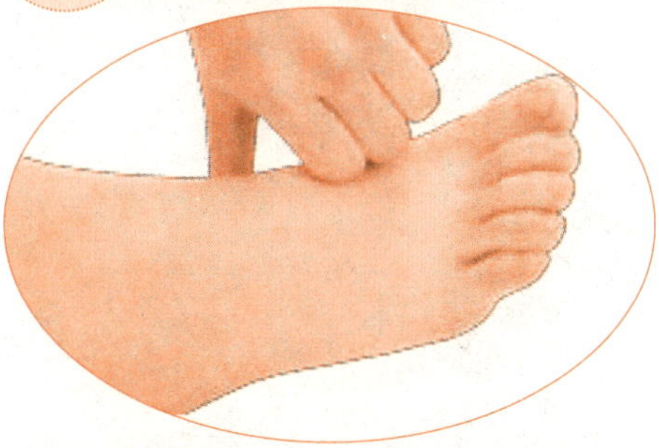

手法

一只手持足部，另一手握成拳状，食指微曲，拇指要固定，以食指近节指间关节为着力点，压刮在反射区上。

适用症

适用于足部肩关节、三叉神经、肾上腺、肾、输尿管、膀胱等反射区。

## 4 食指压刮法

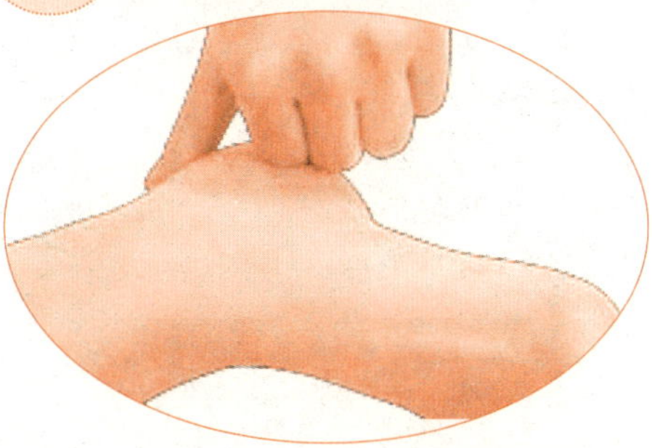

手法

一只手持足部，另一手握成拳状，食指微微弯曲，拇指要固定，再以食指第二节内侧和第一关节顶点为着力点，进行由轻渐重的压刮。

适用症

适用于足部外侧尾骨、内侧尾骨等反射区。

# 足部反射区按摩手法

## 5 中食指捏压法

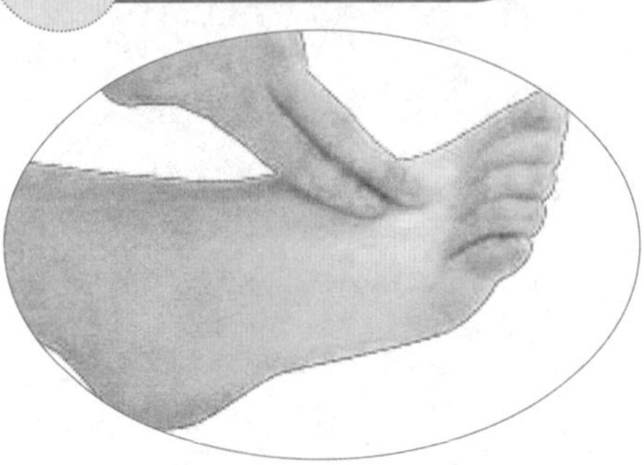

手法

中指指端相佐、食指指端施力捏压，以双指的指端或指腹为着力点，用由轻渐重的力度均匀沉稳地作用于足部反射区上。

适用症

适用于足部喉及气管、食管、胸部淋巴腺、内耳迷路等反射区。

## 6 中指扣拳法

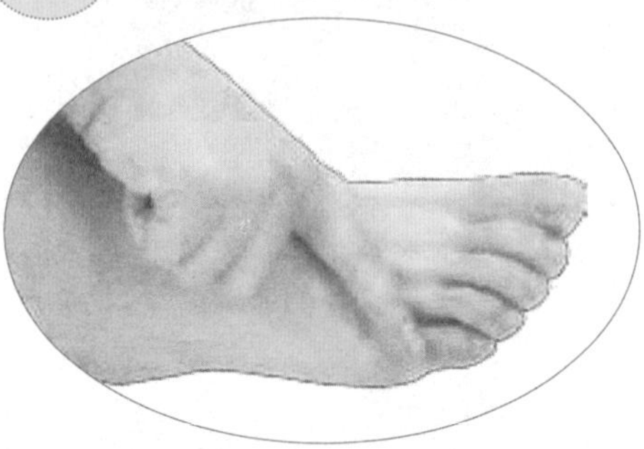

手法

一只手持足部，另一手握成拳状，中指微微弯曲，拇指要固定，以中指的近节指间关节为着力点，压刮在足部反射区上。

适用症

适用于足部肾上腺、肾、输尿管、膀胱、三叉神经、大脑、眼、耳、脾、横结肠、降结肠、肝、胆囊、上身淋巴腺、下身淋巴腺、膝、盲肠、回盲瓣等反射区。

## 7 单拇指点竖刮法

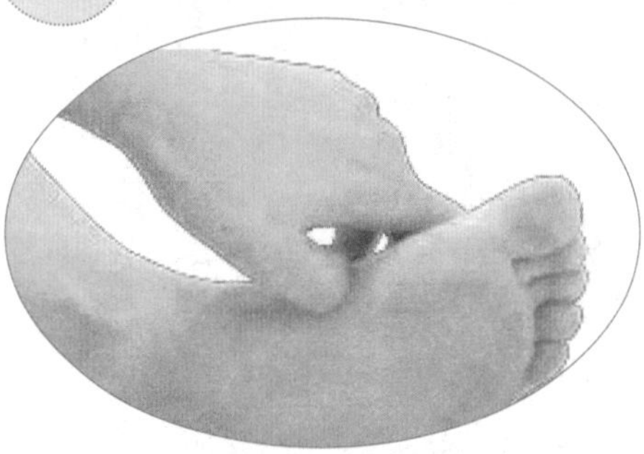

手法

以右手拇指点第一指关节顶点处为着力点，先轻按，后力度渐渐加重，最后平稳均匀作用于相对应足部反射区上。

适用症

适用于大脑、额窦、斜方肌、肺、生殖腺等对应足部反射区。

## 8 双拇指点推按法

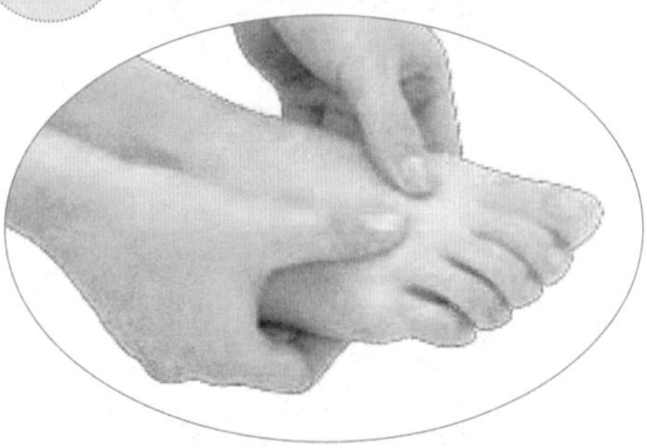

手法

以双手拇指指端为着力点，同时作用于相对应足部反射区上，用力只需中等，重要的是要平稳均匀。

适用症

适用肩胛骨、胸、腹腔神经丛等对应足部反射区。

# 足部反射区按摩手法

## 9 拇食指钳压法

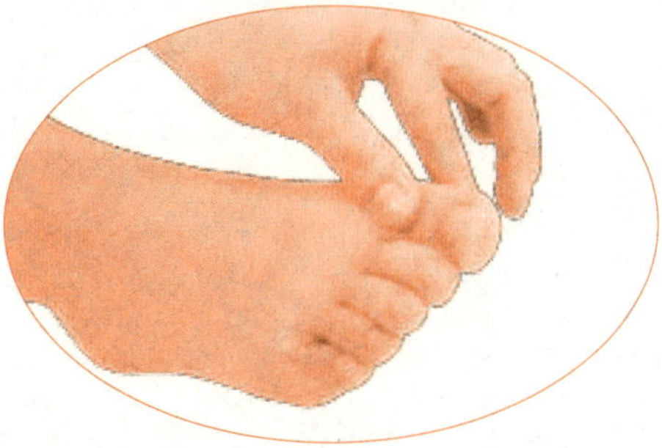

**手法**

拇指指端相佐、食指指端施力钳压，以食指第一指节侧面及拇指指端为着力点，用由轻渐重的力度均匀沉稳地作用于足部反射区上。

**适用症**

适用于足部颈椎、甲状腺等反射区。

## 10 食指钩拳法

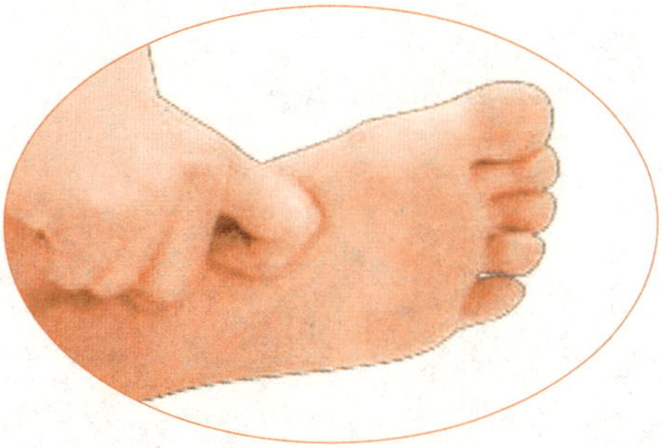

**手法**

单手食指弯曲，形如钩状，以食指第一关节外侧缘为着力点，用由轻渐重的力度均匀沉稳地作用于足部反射区上。

**适用症**

适用于足部生殖腺（足外侧）、子宫或前列腺等反射区。

## 11 中食指刮按法

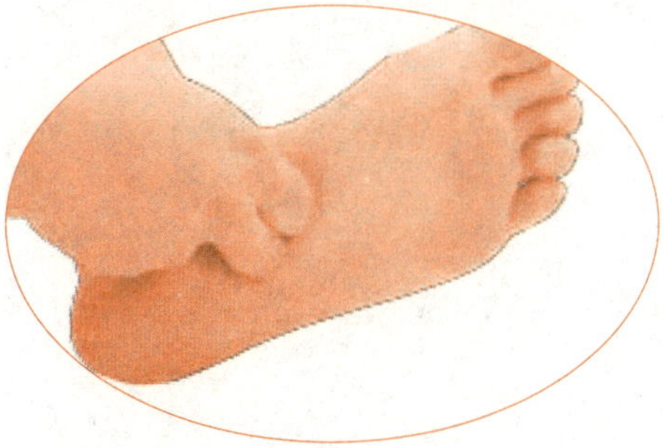

**手法**

中指与食指弯曲并拢，以双指第一指关节顶点为着力点，用由轻渐重的力度均匀沉稳地作用于足部反射区上。

**适用症**

适用于小肠等相应足部反射区。

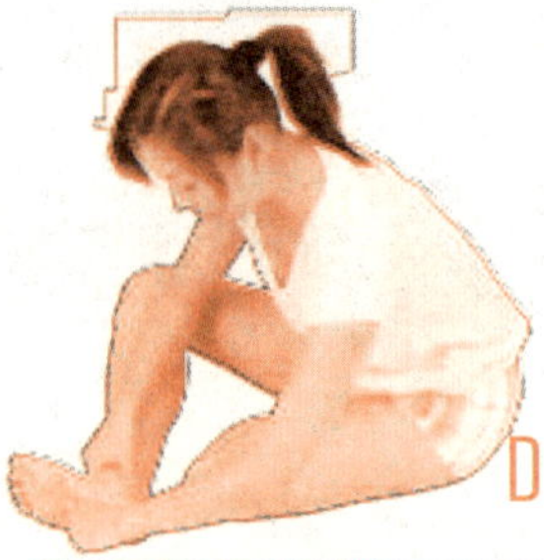

# 第七章

DIQIZHANG

# 呼吸系统疾病的足疗法

据调查呼吸系统疾病（不包括肺癌）在城市的死亡率占第三位，而在农村则占首位。更应重视的是由于大气污染、吸烟、人口老龄化及其他因素，使国内外的慢性阻塞性肺病、支气管哮喘、肺癌、肺部弥散性间质纤维化，以及肺部感染等疾病的发病率、死亡率有增无减。这说明呼吸系统疾病对人类健康的危害日益严重。本章主要介绍呼吸系统疾病，如流行性感冒及肺炎等常见疾病在足部的反射区及足部按摩手法。

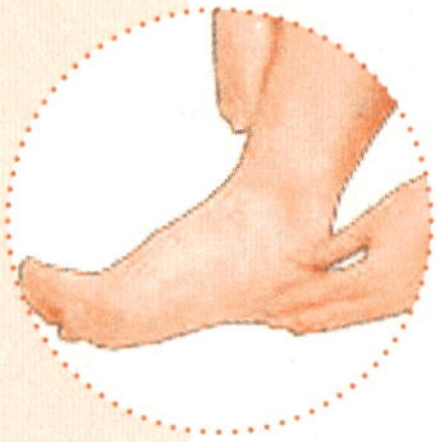

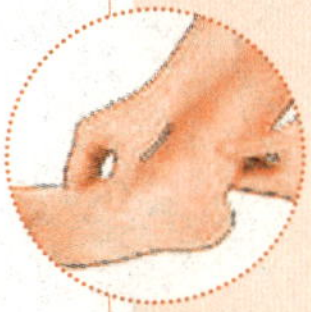

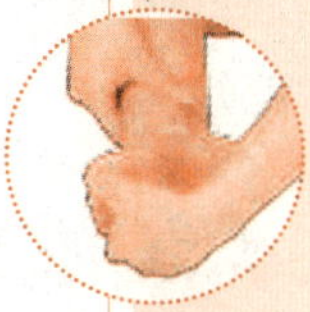

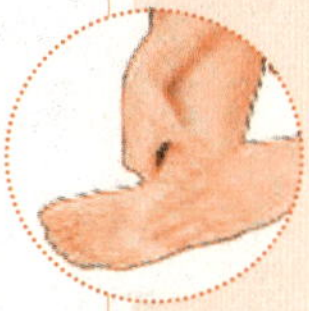

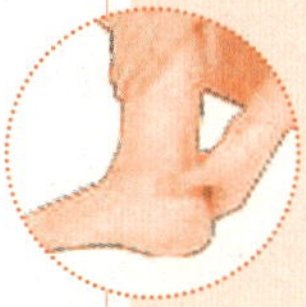

## 本章看点

- **流行性感冒**

  感冒是人体免疫系统对外界环境、感冒病毒抗衡的过程

- **咳嗽**

  咳嗽是肺系疾病的主要症候之一

- **肺炎**

  肺炎是由肺炎球菌引起的肺泡性炎症

# 039 流行性感冒

感冒是人体免疫系统对外界环境、感冒病毒抗衡的过程，频繁感冒是机体免疫力低下的警告灯！流行性感冒简称“流感”，是春冬常见病，这是一种自限性疾病，一周左右可自愈。

## 症状反应

- □ 头痛。
- □ 寒战。
- □ 发高烧。
- □ 肌肉酸痛。
- □ 鼻塞。
- □ 打喷嚏。
- □ 喉咙痛。
- □ 干咳带有少量黏痰等。

## 病因分析

由流感病毒引起的急性呼吸道传染病，病原体为甲、乙、丙三型流行性感冒病毒，通过飞沫传播。

## 足疗治病

### 有效反射区

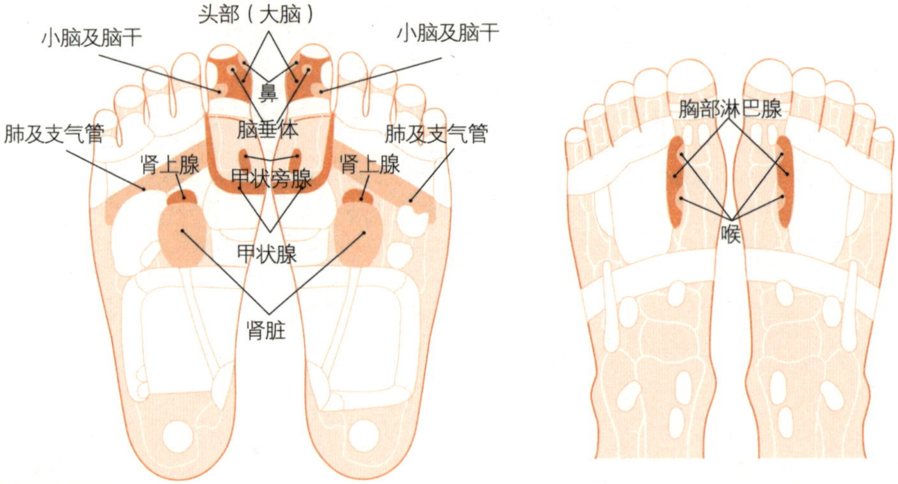


| | | |
|---|---|---|
| 穴　位 | 经穴 | 足通谷、公孙、隐白、厉兑、解溪、大都 |
| | 奇穴 | 1号穴、17号穴、24号穴、25号穴 |
| 反射区 | | 头部（大脑）、脑垂体、小脑及脑干、鼻、甲状腺、肾上腺、肾脏、肺及支气管、胸部淋巴腺、喉 |

# 按摩手法

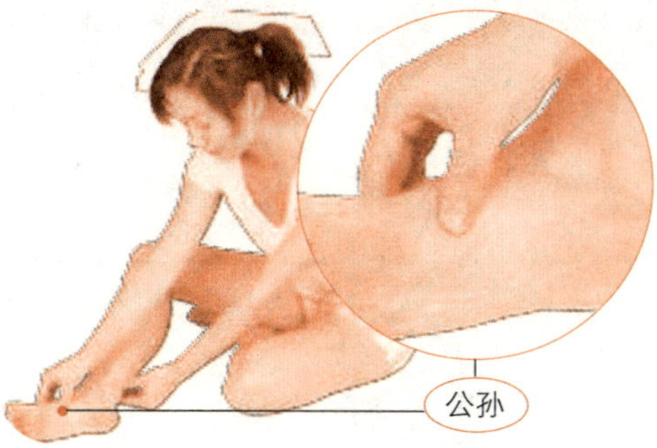


1 点揉解溪、大都、公孙、隐白、厉兑、1号穴、17号穴、24号穴、25号穴等穴位，各1至2分钟，以局部胀痛为宜。

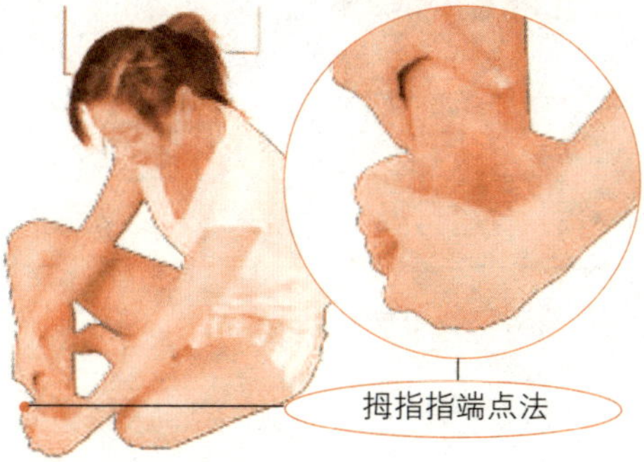


2 用拇指指端点法、食指指间关节点法、拇指关节刮法、按法、食指关节刮法、双指关节刮法、拳刮法、拇指推法、擦法、拍法等作用于相应反射区，各操作2分钟，以局部酸胀为佳。

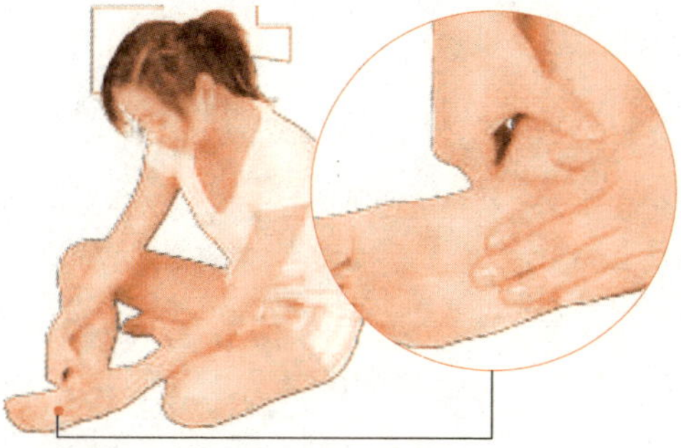

3 用放松休闲手法进行足部放松，擦足心，致局部发烫。

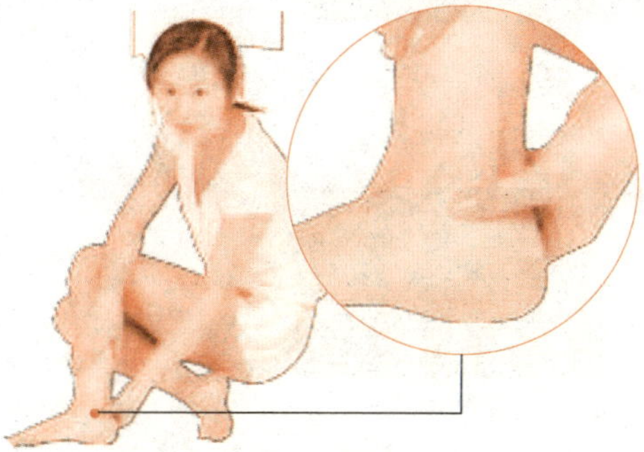

4 可用力按1号穴或净水按，要求浴足，手法宜使局部温热，按后迅速保温。

**专家支招**

问：我总是感冒怎么办？

答：感冒是生活中的一种常见病、多发病，但通过合理的措施，感冒是完全可以预防的。1、加强体育锻炼，每天运动30~45分钟。2、合理营养，平衡膳食，注意补充营养素，特别是维生素和矿物质。3、生活起居规律，不要经常熬夜，不吸烟，不酗酒。

# 040 咳嗽

咳嗽是肺系疾病的主要症候之一。由六淫外邪侵袭肺系或脏腑功能失调，内邪扰肺，肺气上逆所致，其中有声无痰为咳，有痰无声为嗽。适当按摩可以明显减轻咳嗽症状。

## 症状反应

□ 气喘。 □ 咽痛。 □ 声音沙哑。
□ 咳痰。 □ 低气怯声。

## 病因分析

咳嗽分外感咳嗽与内伤咳嗽，外感咳嗽病因为外感六淫之邪；内伤咳嗽病因为饮食、情志等内伤因素致脏腑功能失调，内生病邪。外感咳嗽与内伤咳嗽，均是病邪引起肺气不清失于宣肃，迫气上逆而作咳。

## 足疗治病

### 有效反射区

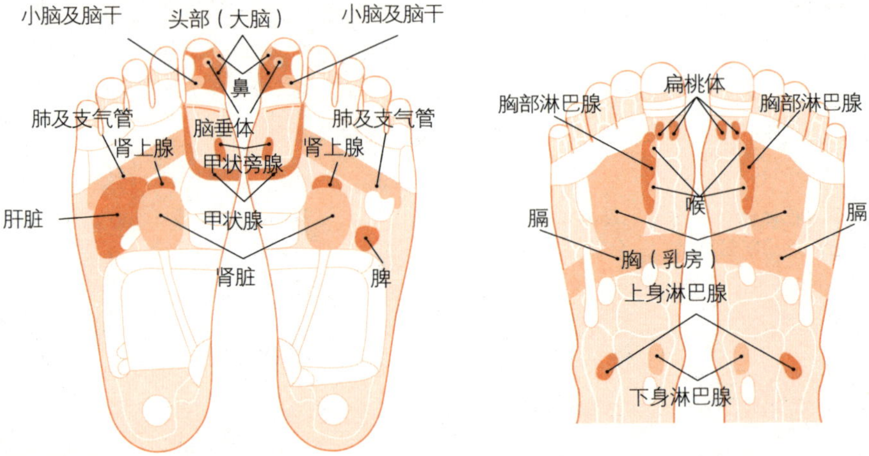


| | | |
|---|---|---|
| 穴 位 | 经穴 | 三阴交、太溪、涌泉、解溪、然谷、太冲 |
| | 奇穴 | 1号穴、4号穴、29号穴 |
| 反射区 | | 头部（大脑）、脑垂体、小脑及脑干、鼻、甲状腺、肺及支气管、肝脏、脾、肾上腺、肾脏、喉、上身淋巴腺、下身淋巴腺、胸（乳房）、胸部淋巴腺、膈、扁桃体 |

# 按摩手法

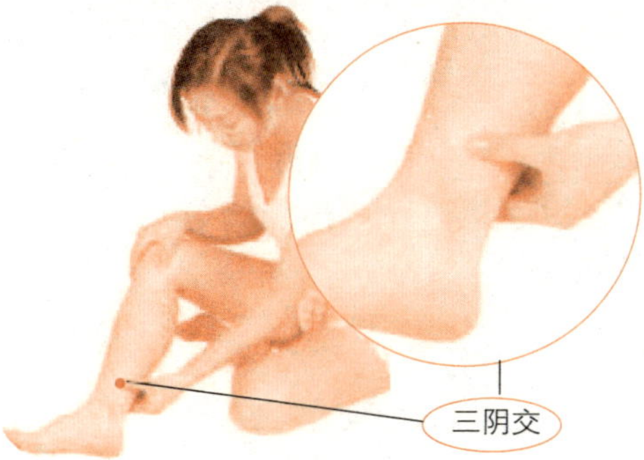


1 依次点按三阴交、太溪、涌泉、解溪、然谷、太冲、1号穴、4号穴、29号穴等穴，各2至3分钟，力度中等。

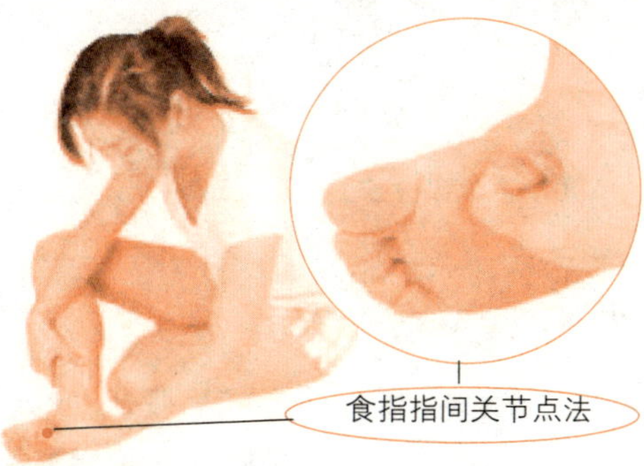


2 用拇指指端点法、食指指间关节点法、拇指关节刮法、按法、食指关节刮法、双指关节刮法、拳刮法、拇指推法、擦法、拍法等，用于相应反射区，各操作2分钟，以局部酸胀为佳。

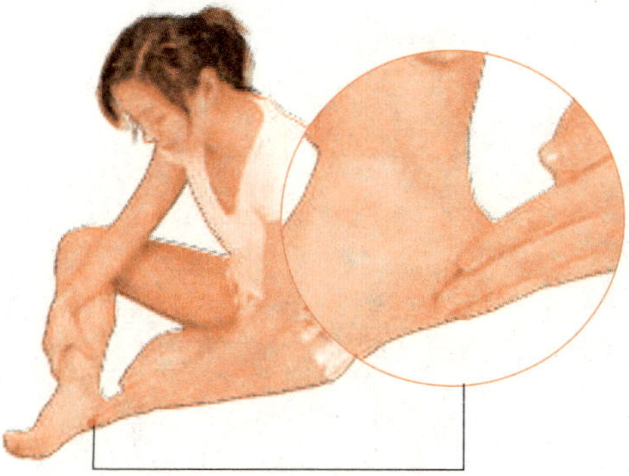

3 放松休闲手法进行局部放松，用力擦足跟部。

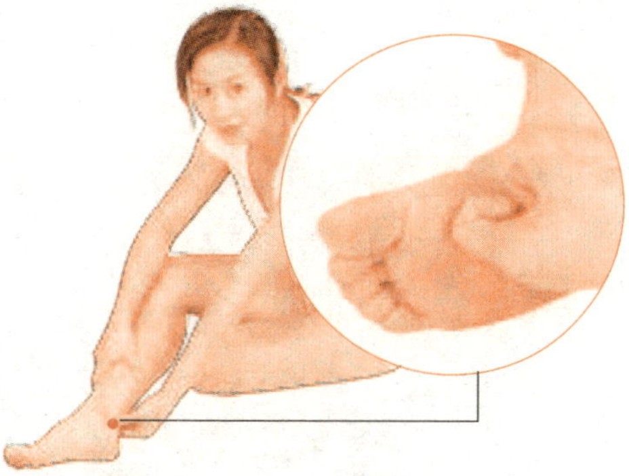

4 可用热净水浴足后施按，注意保温；点揉宜深透，擦摩宜发红微热。

**专家支招**

问：怎样区分寒性咳嗽和热性咳嗽？

答：首先，寒性咳嗽的重要特征是怕冷。患者的身体特别怕冷，手足冰凉，甚至呼出来的气都是凉的。其次，患者咯出的痰清稀色白，不同于热性咳嗽的痰黄黏稠。另外，患者的舌头颜色浅淡，舌苔白腻而润，这与热性咳嗽的舌红、苔黄而燥也有明显差别。

# 041 肺炎

肺炎是由肺炎球菌引起的肺泡性炎症。临床上以突发寒战、高热、胸痛、咳嗽、咳铁锈色痰为主要症状。患者多见于20～40岁之间，冬、春季发病率较高；选用有效抗生素抗菌治疗，配合相应的足部保健按摩，可减轻患者症状，加快疾病治愈。

## 症状反应

□ 发热。 □ 呼吸急促。 □ 持久干咳。

□ 可能有单边胸痛，深呼吸和咳嗽时胸痛，有小量痰或大量痰，可能含有血丝。幼儿患上肺炎，症状常不明显，可能有轻微咳嗽或完全没有咳嗽。

## 病因分析

肺炎是指终末气道,肺泡和肺间质的炎症，可由疾病微生物、理化因素,免疫损伤、过敏及药物所致。

## 足疗治病

### 有效反射区

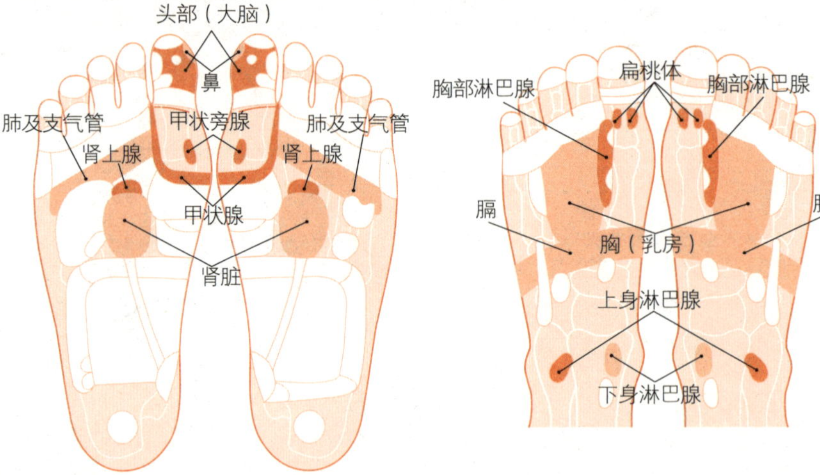


| | | |
|---|---|---|
| 穴 位 | 经穴 | 太冲、涌泉、然谷、解溪、足临泣 |
| | 奇穴 | 4号穴、5号穴、17号穴、18号穴 |
| 反射区 | 头部（大脑）、鼻、甲状腺、肺及支气管、肾脏、肾上腺、上身淋巴腺、下身淋巴腺、胸（乳房）、胸部淋巴腺、膈、扁桃体 | |

# 按摩手法

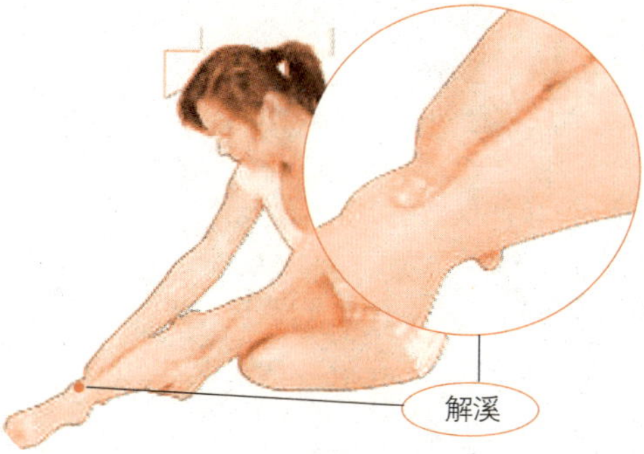


1　中等力度点揉太冲、涌泉、然谷、解溪、足临泣、4号穴、5号穴、17号穴、18号穴，各1至2分钟。

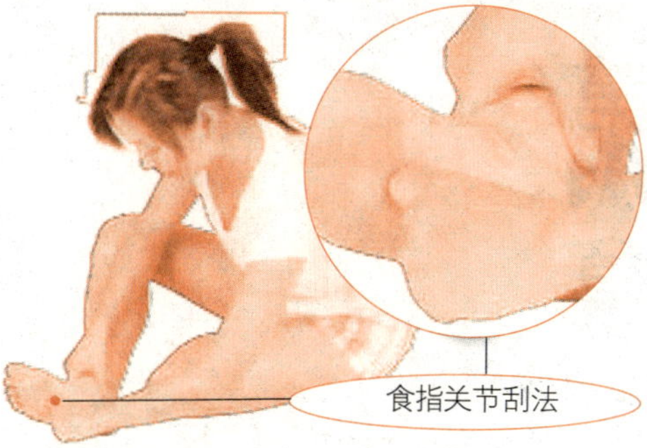


2　用拇指指端点法、食指指间关节点法、拇指关节刮法、按法、食指关节刮法、双指关节刮法、拳刮法、拇指推法、擦法、拍法等手法作用于相应反射区，各操作2分钟，以局部酸痛为佳。

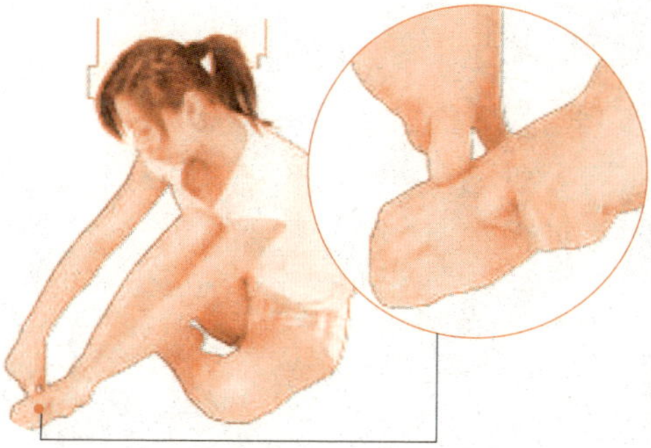

3　可在按摩前先用混有相关药水的热水浴足，然后再进行按摩操作。

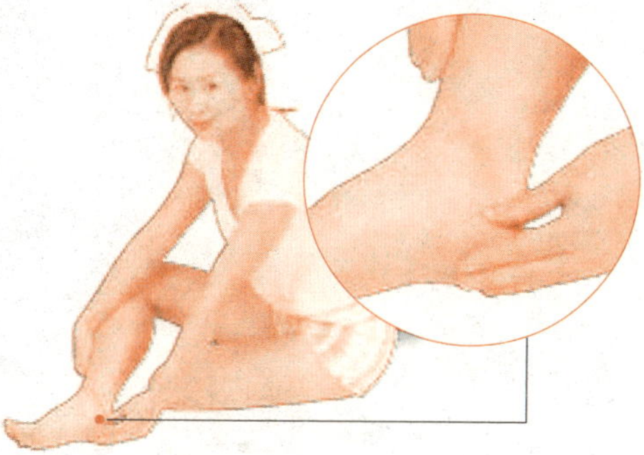

4　敏感点用重手法刺激，或借助于按摩工具；放松休闲手法进行局部放松，用力擦足跟部。

**专家支招**

问：我家宝宝今年四岁了，每次只要一咳嗽就会引起肺炎是为什么？

答：咳嗽是肺炎的临床表现之一，多数情况下咳嗽都不是肺炎引起，而是上呼吸道感染所致。孩子已经4岁了，这个年龄段的孩子不容易患肺炎，要注意孩子患肺炎是否伴有喘息，如果有喘息就有可能是哮喘，因为孩子哮喘特别容易发生肺炎。

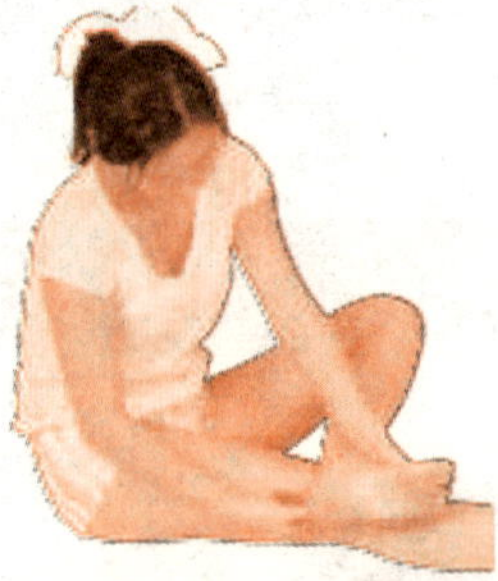

# 第八章

DIBAZHANG

# 心血管及消化系统疾病的足疗法

心脑血管疾病是一种致残率高的疾病。一旦患上此类疾病，会给家庭造成很大的经济负担和心理压力。消化系统疾病是发生在口腔、唾液腺、食管、胃、肠、肝、胆、胰腺、腹膜及网膜等脏器的疾病。本章主要介绍心血管及消化系统疾病，如心悸、中风后遗症、慢性胃炎等在足部的反射区及足部按摩手法。

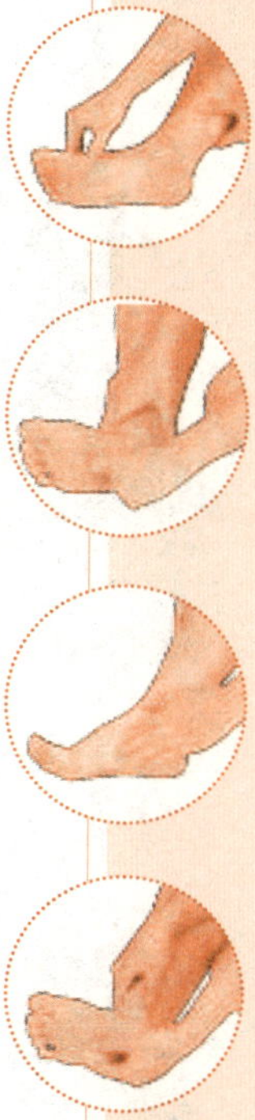

# 本章看点

- **心悸**

  心悸是病人自觉心中悸动不安，甚至不能自主的一种病症

- **中风后遗症**

  中风后遗症是急性脑血管病所遗留的一种症状

- **肺心病**

  肺心病是阻塞性肺气肿性心脏病的简称

- **腹泻**

  腹泻是一种胃肠疾病的常见症状

- **呕吐**

  神经性呕吐多由于疾病或创伤刺激呕吐中枢引起

- **呃逆**

  呃逆以气逆上冲，呃声频频短促，使人不能自主为典型表现

- **慢性胃炎**

  慢性胃炎是一种胃黏膜炎性病变

- **慢性肠炎**

  慢性肠炎泛指肠道的慢性炎症性疾病

- **便秘**

  便秘属于大肠传导功能失常，粪便不能及时排出所形成的症状

- **低血压**

  收缩压持续低于 12 千帕，舒张压低于 8 千帕，即称为低血压

- **胃下垂**

  胃下垂是指胃体下降至生理最低线以下的位置

# 042 心悸

心悸是病人自觉心中悸动不安，甚至不能自主的一种病症，是一种自觉心脏跳动的不适感或心慌感。当心率加快时感到心脏跳动不适，心率缓慢时感到搏动有力。心悸时，心率可快，可慢，也可有心率失常，心率和心律正常者也可以有心悸。

## 症状反应

心悸一般经常伴有失眠、健忘、晕眩、多梦、耳鸣等症状。不仅听诊心率常超过140次/分钟，而且心电图显示多为心跳过速。

## 病因分析

健康人在剧烈运动或精神过度紧张时，饮酒、喝浓茶或咖啡后以及应用某些药物，如肾上腺素、麻黄素、咖啡因、阿托品、甲状腺片等。另外，心律失常、心动过速、过缓时，均可出现心悸。

## 足疗治病

### 有效反射区

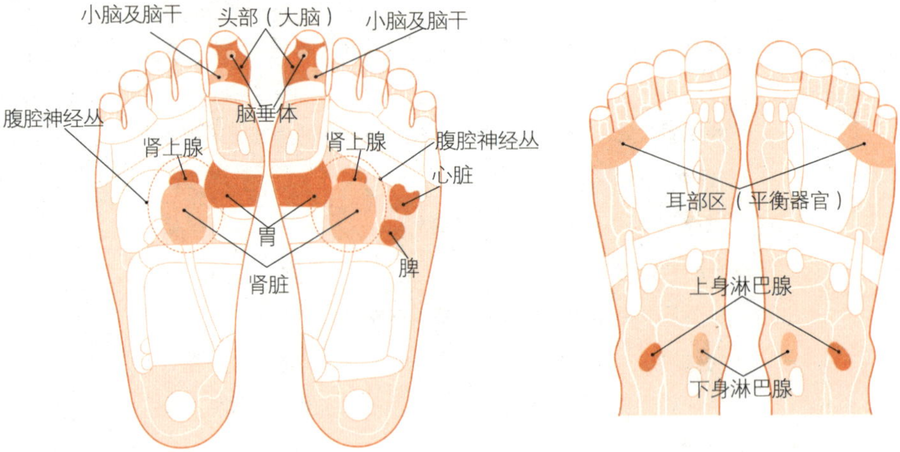


| | | |
|---|---|---|
| 穴　位 | 经穴 | 涌泉、太冲、然谷、太溪、侠溪、行间 |
| | 奇穴 | 失眠、3号穴 |
| 反射区 | | 头部（大脑）、小脑及脑干、脑垂体、肾上腺、肾脏、心脏、脾、胃、腹腔神经丛、下身淋巴腺、上身淋巴腺、耳部区（平衡器官） |

# 按摩手法

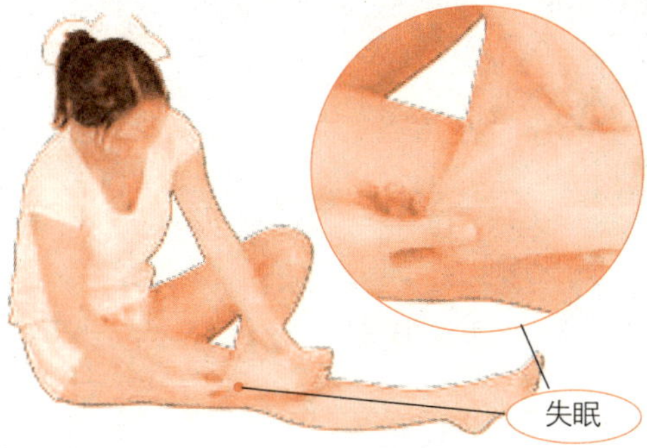


1 点揉涌泉、太冲、然谷、太溪、侠溪、行间、失眠、3号穴各2分钟。

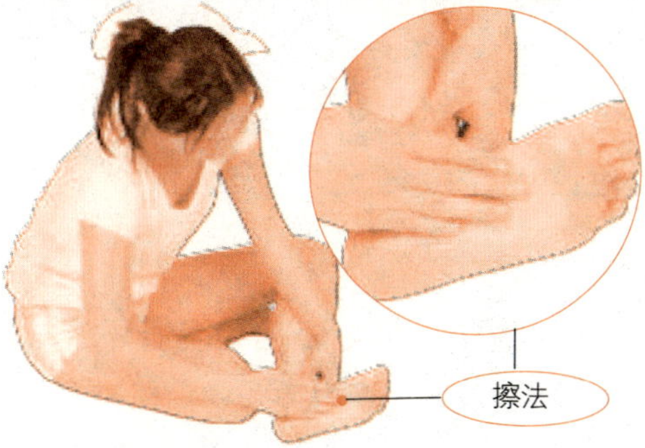


2 用拇指指端点法、食指指间关节点法、拇指关节刮法、按法、食指关节刮法、双指关节刮法、拳刮法、拇指推法、擦法、拍法等手法作用于相应反射区，各操作3至5分钟，以局部酸痛为佳。

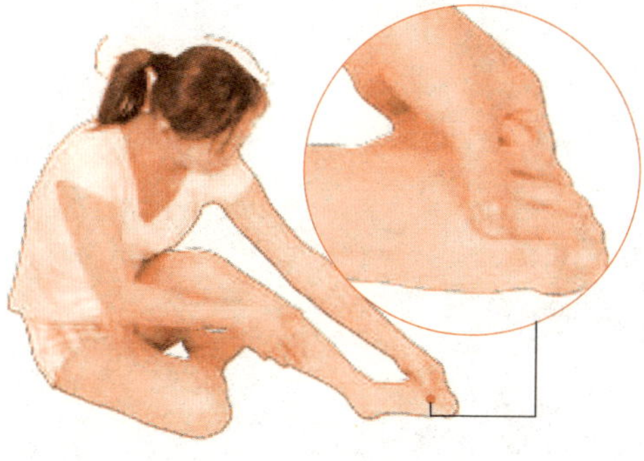

3 重擦足底，点揉心区、肾区、胸膈区等；拔摇各趾，掐跖趾关节。

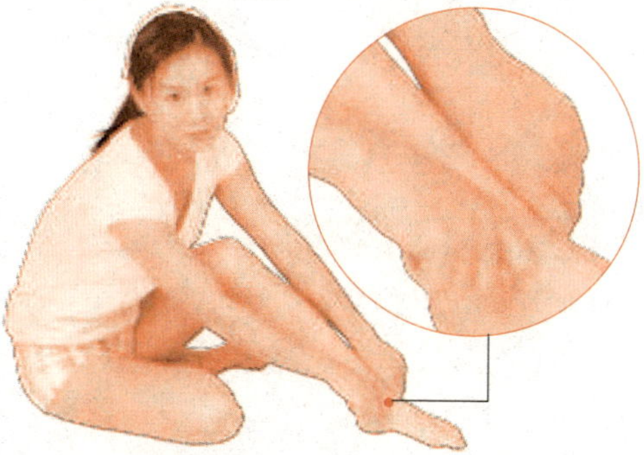

4 根据情况可再加用相关症状的反应穴区；操作宜和缓持续，按摩后可暖身安睡。

**专家支招**

问：治疗心悸应注意什么？

答：1. 平时注意营养，少吃动物脂肪或胆固醇含量较高的食物，如蛋黄、鱼子、动物肝脏等，少吃肉，多吃鱼和豆制品，多吃蔬菜和水果。2. 保证睡眠充足，不能过度劳累。3. 做适量运动，饭后慢慢散步，或者打太极拳。4. 洗澡的时候注意时间不要太长，温度要适度，最好在家人的陪伴下洗澡。

# 043 中风后遗症

中风后遗症是急性脑血管病所遗留的一种症状。病人会产生“三偏”、言语障碍、吞咽障碍、认知障碍、日常活动能力障碍以及大小便障碍。

## 症状反应

在临床上主要表现为半身不遂、口眼歪斜、语言蹇涩、口角流涎、吞咽困难、脚底麻木等症状。

## 病因分析

中风后遗症的诱发因素大致有： 情绪不佳（生气、激动）、饮食不节（暴饮暴食、饮酒不当）、过度劳累、用力过猛、超量运动、突然坐起和起床等体位改变、气候变化、妊娠、大便干结、看电视过久、用脑不当等；各种疾病因素，如糖尿病、高血压、高血脂、血友病、心脏病、血粘度高、心动过缓、血管硬化等；服药不当，如降压药使用不当等。

## 足疗治病

### 有效反射区

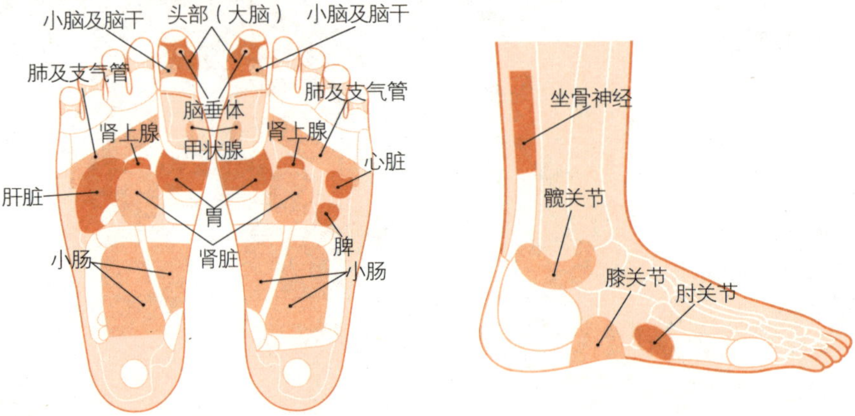


| | | |
|---|---|---|
| 穴位 | 经穴 | 申脉、太冲、昆仑、解溪、金门 |
| | 奇穴 | 心区点、肝区点、肾区点、足后四白 |
| 反射区 | 头部（大脑）、小脑及脑干、脑垂体、甲状腺、肾上腺、肾脏、心脏、肝脏、肺及支气管、脾、胃、小肠、肘关节、髋关节、膝关节、坐骨神经 | |

# 按摩手法

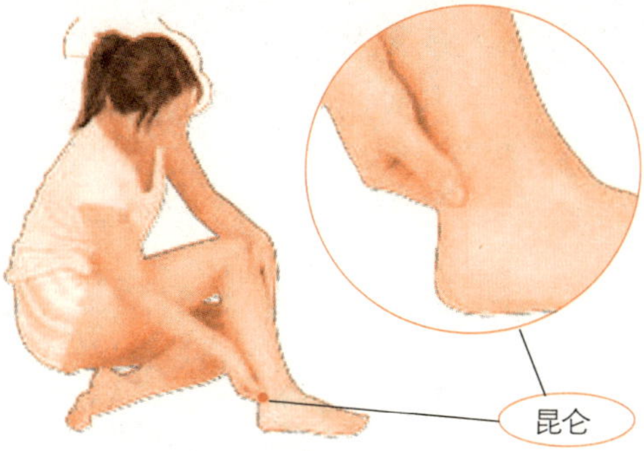


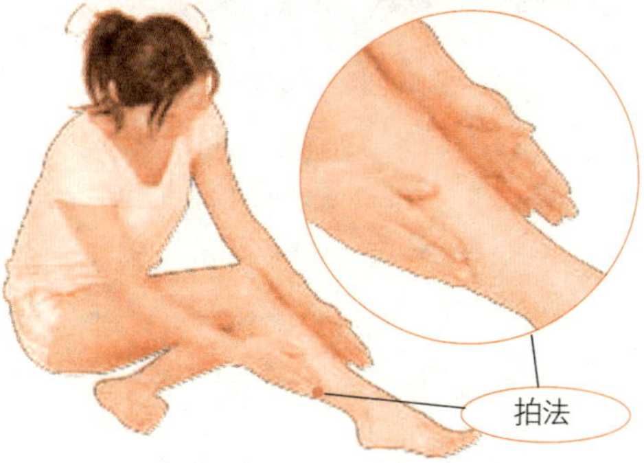


1 重手法点按申脉、太冲、昆仑、解溪、金门、心区点、肝区点、肾区点、足后四白等穴，各2至3分钟。

2 用拇指指端点法、食指指间关节点法、拇指关节刮法、按法、食指关节刮法、双指关节刮法、拳刮法、拇指推法、擦法、拍法等手法作用于相应反射区，各操作3至5分钟，力度可逐渐加重。

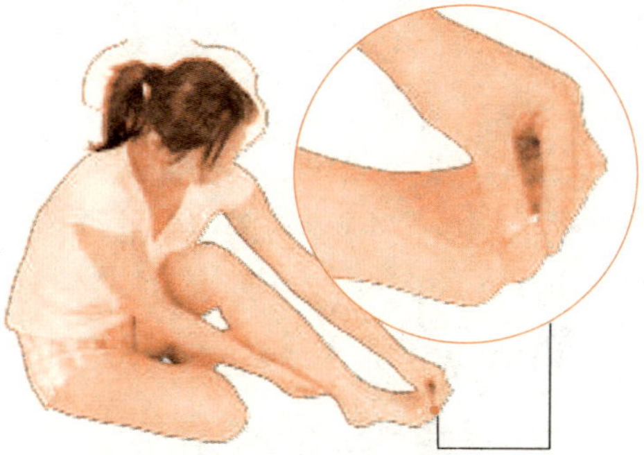

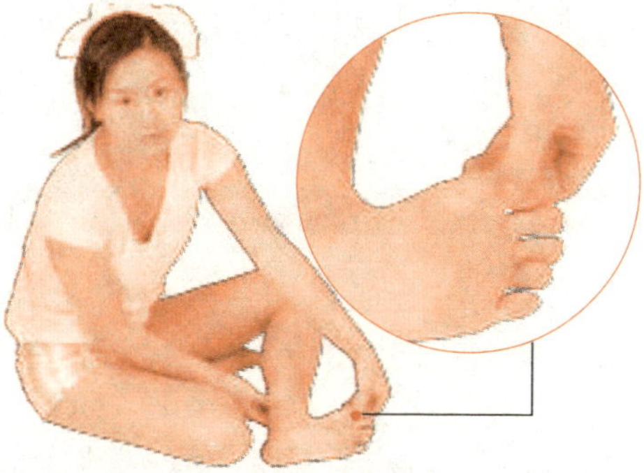

3 捻拔、活动各关节。患病一侧加强操作。

4 按摩前可先用混有相关药水的热水浴足。另外，脚底各趾甲根缘亦可掐点，或也可根据情况配合其他相应穴区。

**专家支招**

问：老年人如何预防中风？

答：预防中风的饮食原则是：低淀粉、低脂肪、低盐、高纤维、高矿物质。主食以五谷杂粮蔬菜为主，多吃粗制米面。每餐还要尽量多吃绿色蔬菜，最好能选择芹菜和韭菜，品种应当多一些，能生吃最好生吃或者用食物搅拌器打成浆状。适当食用豆类和菌藻类食物。除此之外，预防中风要忌饮食过饱。

# 044 肺心病

阻塞性肺气肿性心脏病，简称肺心病，是指由肺部胸廓或肺动脉的慢性病变引起的肺循环阻力增高，致肺动脉高压和右心室肥大，伴或不伴有右心衰竭的一类心脏病。肺心病是常见的慢性心脏病。原因在于慢性肺病会导致心功能受损，心脏不能堪负重压，而表现出多种心脏症状。

## 症状反应

肺心病多在寒冷季节发病，临床表现为长期慢性咳嗽、咳痰或哮喘史，并逐步出现乏力、呼吸困难、心悸、头痛、嗜睡、少尿等症状。

## 病因分析

在我国80%～90%以上的肺心病是由气管炎及慢性支气管炎并发肺气肿而来，其次支气管哮喘、肺结核、支气管扩张、矽肺、结节性肺动脉炎等也均可导致肺心病的发生。本病常因呼吸系统感染而诱发。

## 足疗治病

### 有效反射区

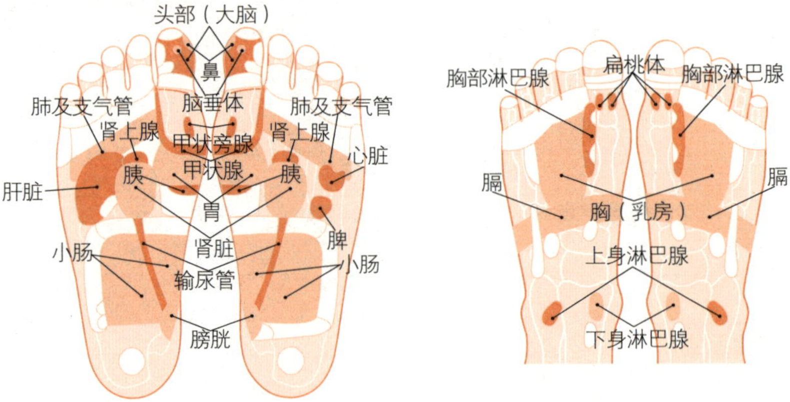


| | | |
|---|---|---|
| 穴　位 | 经穴 | 涌泉、太溪、然谷、太冲、足窍阴 |
| | 奇穴 | 7号穴、17号穴、29号穴 |
| 反射区 | 头部（大脑）、脑垂体、鼻、甲状腺、肺及支气管、心脏、肝脏、脾、肾上腺、肾脏、输尿管、膀胱、胃、小肠、胰、上身淋巴腺、下身淋巴腺、胸（乳房）、胸部淋巴腺、膈、扁桃体 | |

# 按摩手法

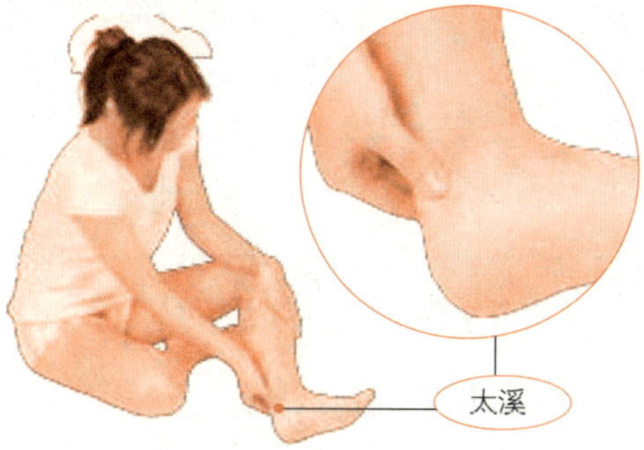


1 按揉涌泉、太溪、然谷、太冲、足窍阴、7号穴、17号穴、29号穴，各1至2分钟。

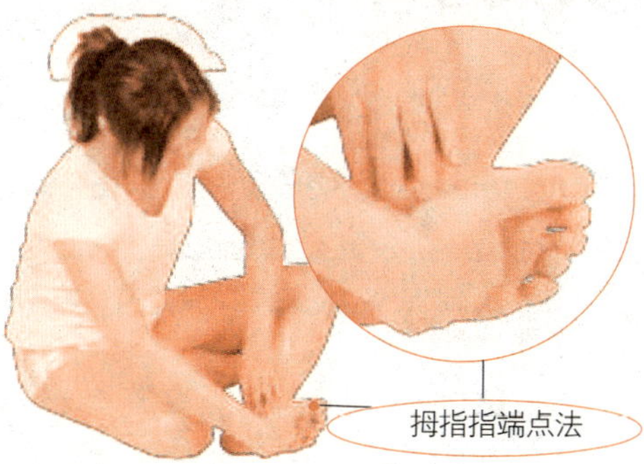


2 用拇指指端点法、食指指间关节点法、拇指关节刮法、按法、食指关节刮法、双指关节刮法、拳刮法、拇指推法、擦法、拍法等手法作用于相应反射区，各操作2分钟，以局部酸痛为佳。

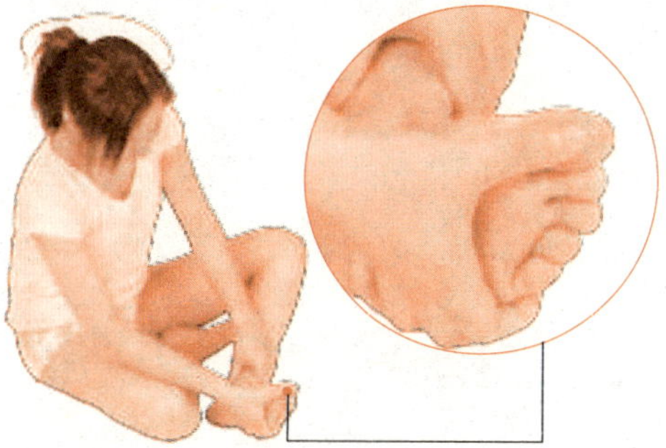

3 擦足心足跟，拔摇各趾；推足底拇趾腹，及第一跖趾关节。

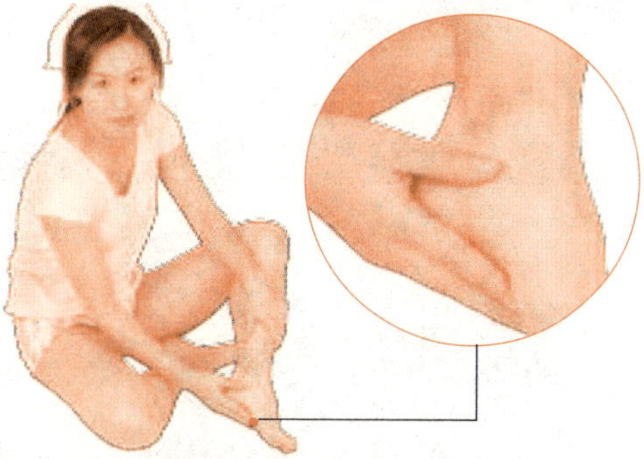

4 按摩前可先用混有相关药水的热水浴足，也可以视情况加用壮肾健脾或急救的穴区。手法多以中度为佳。

**专家支招**

问：如何护理肺心病病人？

答：一要做好心理安慰，增强病人的信心。二是注意饮食。由于病人活动少，又因右心功能不全会引起消化道淤血而食欲减退，常会出现消化不良现象，所以要选择营养好、易消化的清淡饮食。另外也可按病人的胃口选一些低盐、低脂肪、高维生素、高钾的饮料或食物。三是按时用药，给病人用药时一定要看清楚药名、剂量、用法。

# 045 腹泻

腹泻是一种胃肠疾病的常见症状，是指排便次数明显超过平日习惯的频率，粪质稀薄，水分增加，每日排便量超过200克，或含未消化食物或脓血、粘液。小儿严重腹泻必须进入医院打点滴治疗，及时纠正脱水症状，否则会有生命危险。

## 症状反应

□ 排便次数增多。 □ 便质稀薄。

□ 水样或带有脓血，可兼见腹鸣、腹痛、食少、神疲及脱水。

## 病因分析

引发腹泻主要有三方面原因：1. 秋季腹泻，又叫小儿轮状病毒肠炎，它季节性强，不分南北方，每年秋冬季发病。2. 细菌性感染，这种腹泻发病可急可缓，多是卫生注意不够，导致病从口入。3. 饮食不洁。

## 足疗治病

### 有效反射区

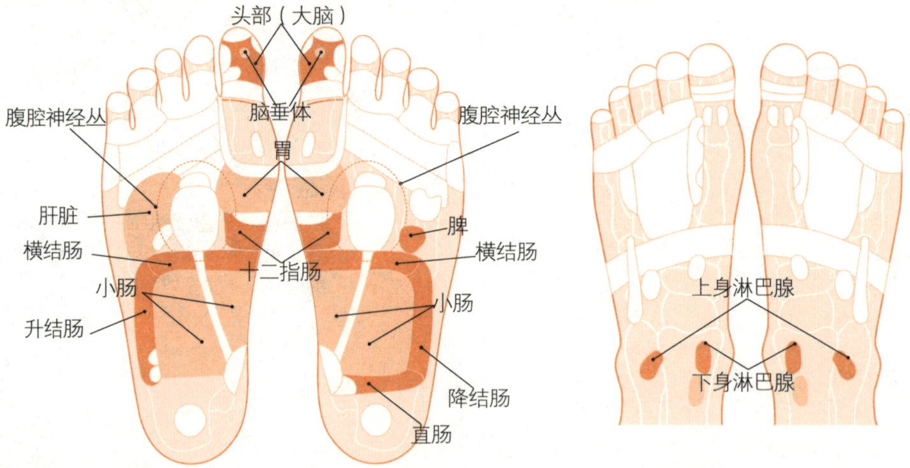


| | | |
|---|---|---|
| 穴 位 | 经穴 | 内庭、大都、公孙、至阴、太冲、隐白、三阴交 |
| | 奇穴 | 6号穴、9号穴、10号穴 |
| 反射区 | 头部（大脑）、脑垂体、肝脏、脾、胃、直肠、降结肠、横结肠、升结肠、腹腔神经丛、十二指肠、小肠、上身淋巴腺、下身淋巴腺 | |

# 按摩手法

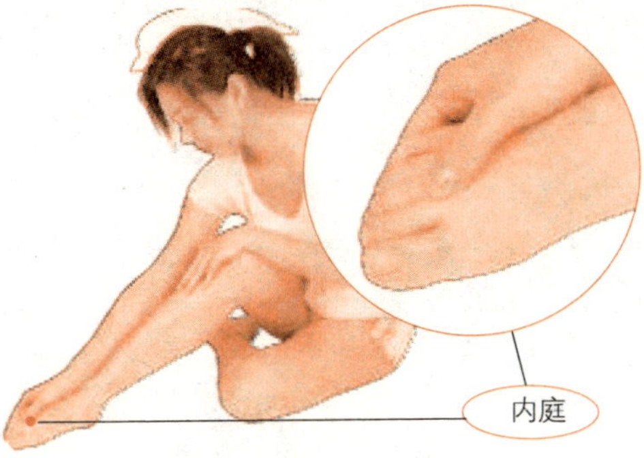


1 按揉内庭、大都、公孙、至阴、太冲、隐白、三阴交、6号穴、9号穴、10号穴等穴，各1至2分钟。

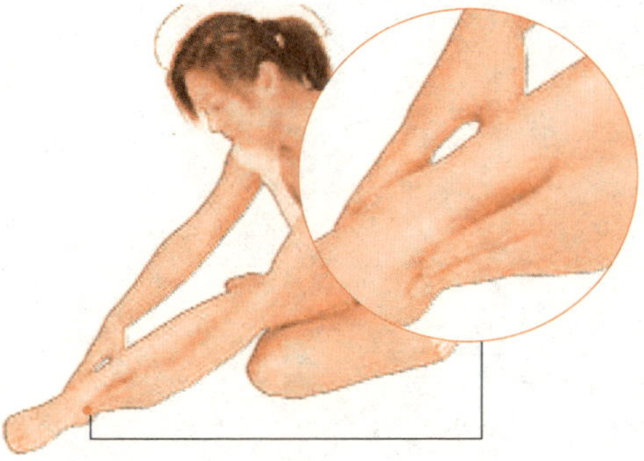

3 擦足底正中线及内外踝等部位。

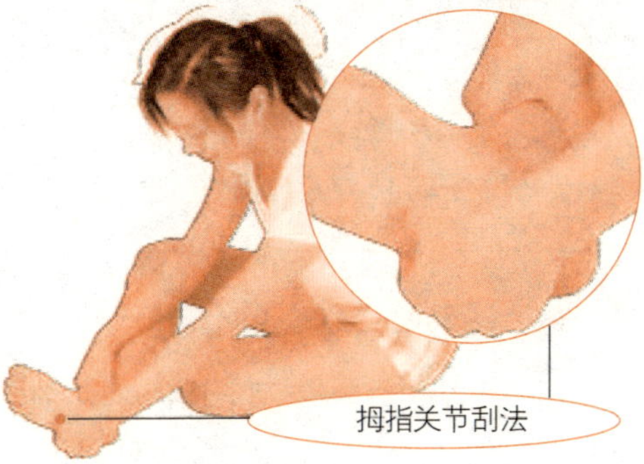


2 用拇指指端点法、食指指间关节点法、拇指关节刮法、按法、食指关节刮法、双指关节刮法、拳刮法、拇指推法、擦法、拍法等手法作用于相应反射区，各操作3至5分钟，以局部酸痛为佳。

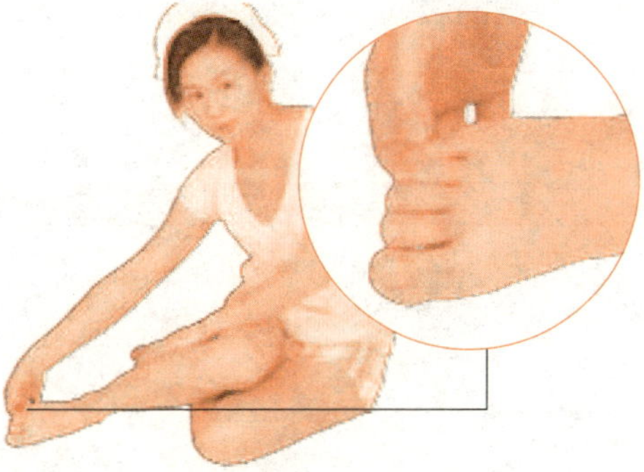

4 兼可具体加用对症穴区，急性腹泻宜用快重手法，慢性腹泻则宜用持续柔和的手法。

## 专家支招

问：宝宝腹泻吃什么药物比较好？

答：为了保证宝宝安全，宝宝发生腹泻后切不可乱用药物。目前，治疗小儿腹泻常用的药物，国内外较推崇的有：1、蒙脱石粉，即思密达，具加强、修复消化道粘膜的屏障作用，并能固定、清除各种病毒、细菌及其毒素，适用于各种腹泻。2、微生态调节剂，如双歧杆菌制剂，可调节肠道内环境的稳定，保护肠道内有益菌群，有利于腹泻的治疗。3、丁桂儿脐贴（原名：宝宝一贴灵），纯中药治疗小儿腹泻外用贴剂，简单方便有效，且无副作用。

# 046 呕吐

神经性呕吐多由于疾病或创伤刺激呕吐中枢所引起。常见于脑震荡、晕车船、颅内占位性病变高血压、美尼尔氏综合症等疾患。亦可因酒醉后反复呕吐，或为减肥等长期不正常进食而厌食所造成。在临床上尚无有效的治疗方法。

## 症状反应

☐ 恶心。 ☐ 干呕。 ☐ 呕吐。

## 病因分析

呕吐是胃部周围的肌肉突然收缩，把胃里的东西挤压了出来。或由于胃发炎、饮酒过度、饮食不洁、暴饮暴食或胃肠系统有其他问题，也可能是由于内耳机能失调，或来自脑神经的反应。多数呕吐可以在家自疗，但是如果呕吐的同时又有严重的腹痛、腹泻、头痛或眼痛，可能是严重疾病，要立即去看医生。

## 足疗治病

### 有效反射区

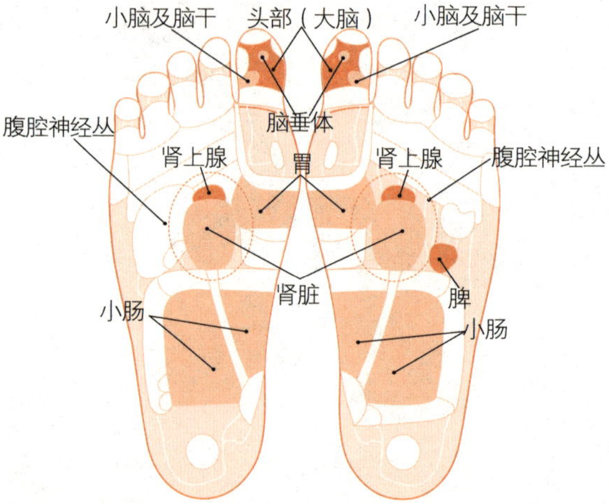


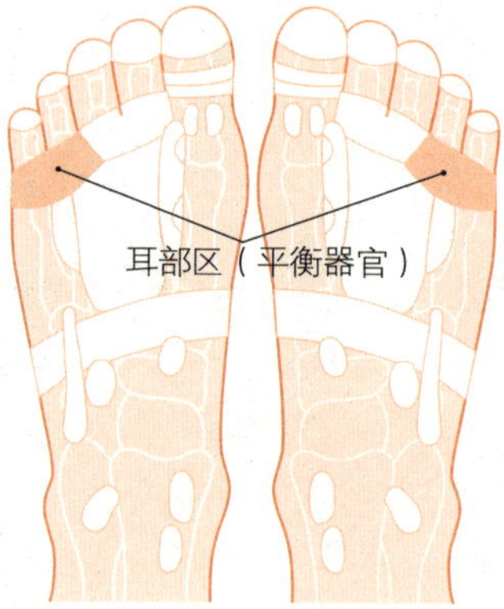


| | | |
|---|---|---|
| 穴 位 | 经穴 | 内关、大都、公孙、太白、解溪 |
| | 奇穴 | 8号穴、10号穴、19号穴 |
| 反射区 | 头部（大脑）、脑垂体、小脑及脑干、肾上腺、肾脏、脾、胃、小肠、腹腔神经丛、耳部区（平衡器官） | |

# 按摩手法

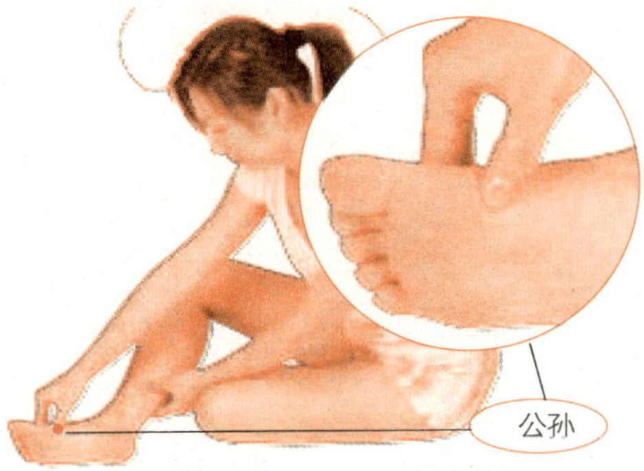


1 重手法点揉内关、大都、公孙、太白、解溪穴、8号穴、10号穴、19号穴，各2分钟。

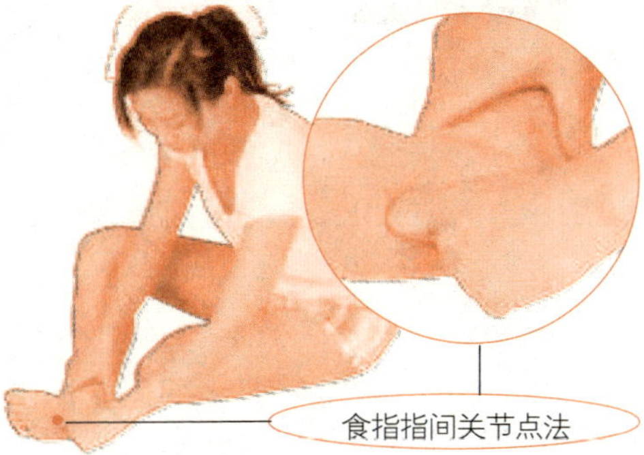


2 用拇指指端点法、食指指间关节点法、拇指关节刮法、按法、食指关节刮法、双指关节刮法、拳刮法、拇指推法、擦法、拍法等手法作用于相应反射区，各操作3至5分钟，以局部酸痛为佳。

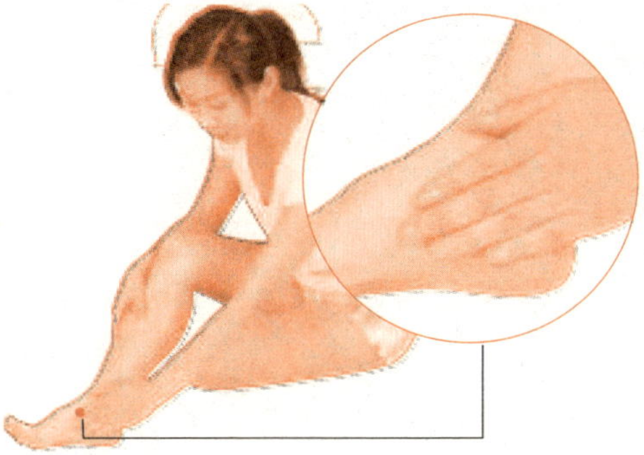

3 重擦足底内外侧缘，足中线。

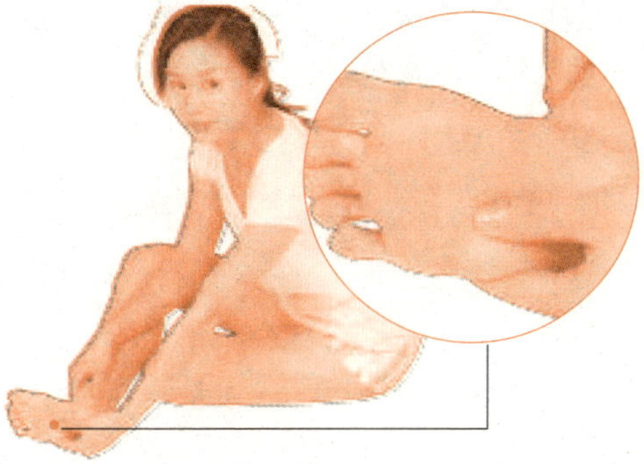

4 急发重手法刺激，并可配合脚底相应穴区按摩，达到治本的目的。

**专家支招**

问：常用缓解孕吐的妙招有哪些？

答：大多数准妈妈在怀孕初期都会发生不同程度的孕吐，而且到目前为止，没有任何方法可以完全治愈孕吐。专家只是建议使用一些传统的方法来缓解症状。如：每天起床前先吃点饼干或面包，少食多餐，喝牛奶，大量喝水，食用刺激性小、不油腻的食物，保证充足的睡眠，多注意休息(过度疲劳也会增加恶心的感觉)，避免接触炒菜的油烟，避免食用油炸和辛辣食物，含一块糖果等。

# 047 呃逆

呃逆，俗称打嗝，亦称膈肌痉挛，是由于迷走神经和膈神经受到刺激后，使膈肌发生间歇性的收缩运动所致。以气逆上冲，呃声频频短促，使人不能自主为典型表现。

## 症状反应

- □ 嘴唇发干。
- □ 肩部不适。
- □ 经常伴有反酸、嗳气。

## 病因分析

中医认为呃逆为胃气上逆、寒气蕴蓄、燥热内盛、气机不畅、气郁痰阻、正气亏损引起。膈肌的阵发性痉挛可因肺神经局部受累，如炎症或瘤侵引起；或由膈神经、迷走神经受刺激等引起；或如胆囊炎、胃部及腹腔其他脏器疾患而引起；或由中枢神经引起，如炎症、中毒等。

## 足疗治病

### 有效反射区

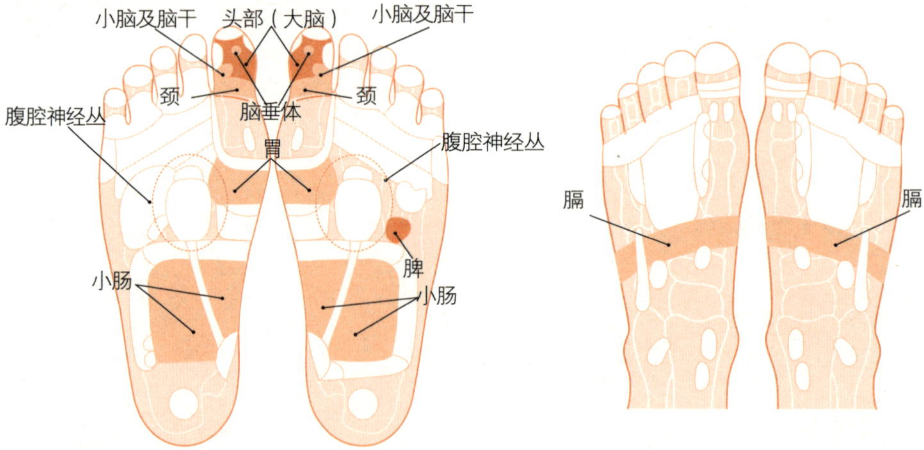


| | | |
|---|---|---|
| 穴位 | 经穴 | 足窍阴、涌泉、太冲、大都、公孙 |
| | 奇穴 | 10号穴、27号穴 |
| 反射区 | 头部（大脑）、小脑及脑干、脑垂体、膈、脾、胃、小肠、颈、腹腔神经丛 | |

# 按摩手法

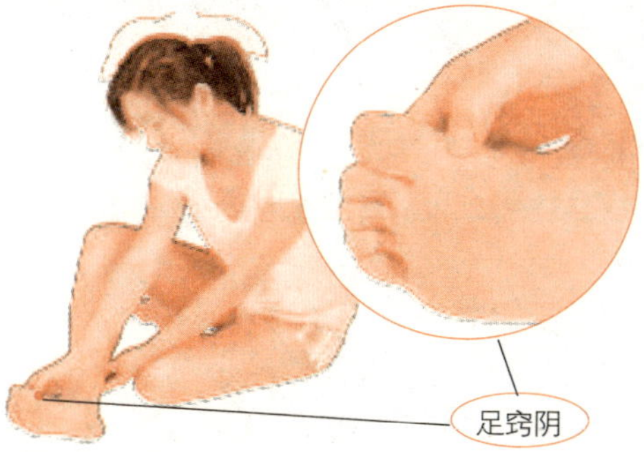


1 掐点足窍阴2分钟，点揉涌泉、太冲、大都、公孙、10号穴、27号穴，各1至2分钟。

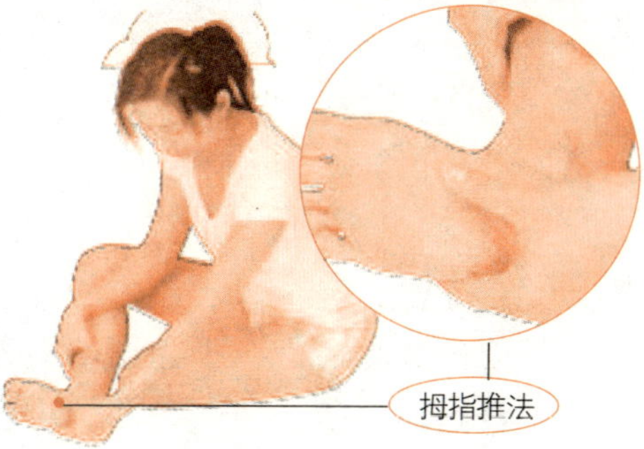


2 用拇指指端点法、食指指间关节点法、按法、双指关节刮法、拳刮法、拇指推法、擦法、拍法等作用于相应反射区，各操作3至5分钟，以局部酸痛为佳，横膈膜、胃、腹可延长时间操作。

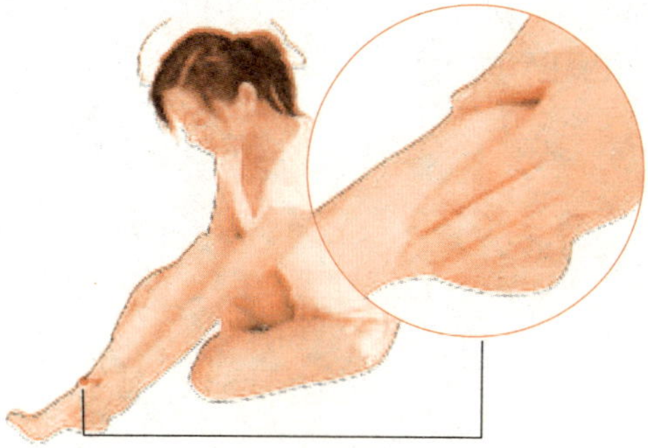

3 在一、二跖骨与二、三跖骨足底缝隙中深推，推擦足底内侧。

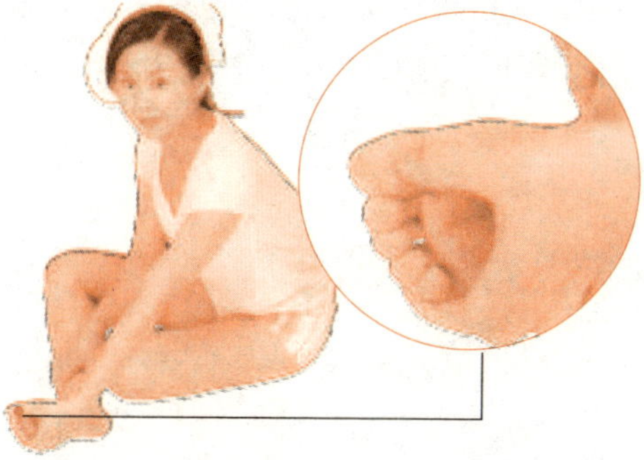

4 按摩时手法宜由轻到重，如果长时间反复呃逆或伴吐射、舌强等，应立即去医院检查。

**专家支招**

问：治疗呃逆时需注意什么？

答：首先，要培养良好的饮食习惯，避免暴饮暴食，按摩期间禁食冷饮及酸、辣等刺激性食物。其次，要注意保暖，避免寒凉的刺激。按摩治疗此病时，应采用较重手法，但不可太用力，要由轻到重，让患者可以忍受。

# 048 慢性胃炎

慢性胃炎是由于长期受到伤害性刺激、反复摩擦损伤、饮食无规律、情绪不佳等引起的一种胃黏膜炎性病变。此病病程较长，症状持续或反复发作。

## 症状反应

- □ 食欲减退。
- □ 上腹部不适和隐痛。
- □ 嗳气。
- □ 泛酸。
- □ 恶心。
- □ 呕吐。
- □ 胃出血。
- □ 进食以后有饱胀感。

## 病因分析

引发慢性胃炎有很多种因素，如：长期饮烈性酒、浓茶、浓咖啡等刺激性物质，可破坏胃粘膜保护屏障而发生胃炎；有些药物，如水杨酸盐、消炎痛、辛可芬等可引起慢性胃粘膜损害；除此之外，长期精神紧张、生活不规律或者环境改变、气候变化可引起支配胃的神经功能紊乱，使胃液分泌和胃的运动不协调，产生胃炎。

## 足疗治病

### 有效反射区

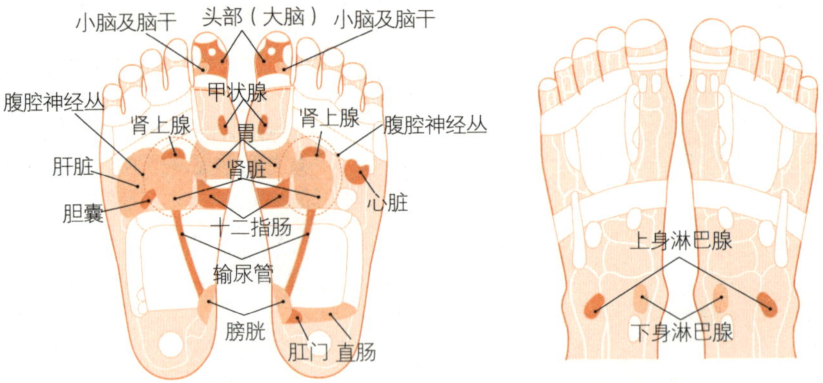


| | | |
|---|---|---|
| 穴 位 | 经穴 | 内庭、大都、太白、公孙、解溪、隐白、冲阳 |
| | 奇穴 | 平痛、6号穴、10号穴、19号穴 |
| 反射区 | | 头部（大脑）、小脑及脑干、肾上腺、肾脏、输尿管、膀胱、胃、十二指肠、腹腔神经丛、直肠、肛门、心脏、肝脏、胆囊、甲状腺、上身淋巴腺、下身淋巴腺 |

## 按摩手法

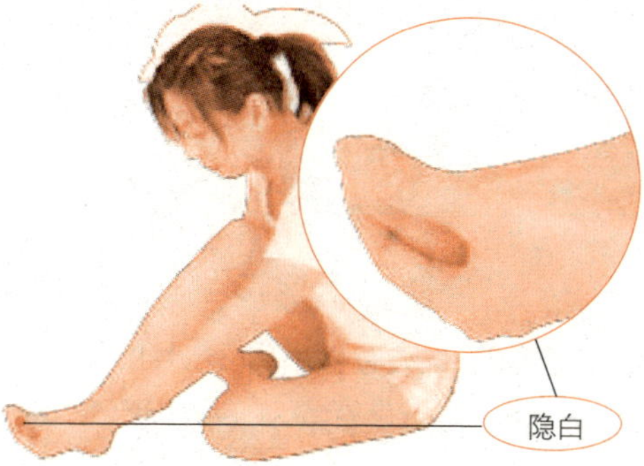


1 点按内庭、大都、太白、公孙、解溪、隐白、冲阳、平痛、6号穴、10号穴、19号穴等穴，各2分钟。

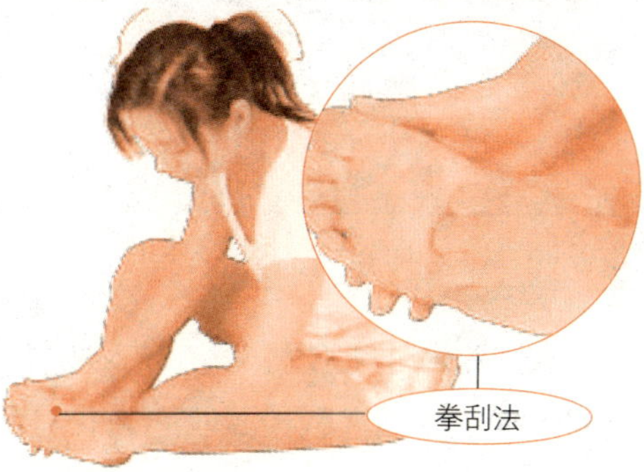


2 用拇指指端点法、食指指间关节点法、拇指关节刮法、按法、食指关节刮法、双指关节刮法、拳刮法、拇指推法、擦法、拍法等手法作用于相应反射区，各操作3至5分钟，以局部酸痛为佳。

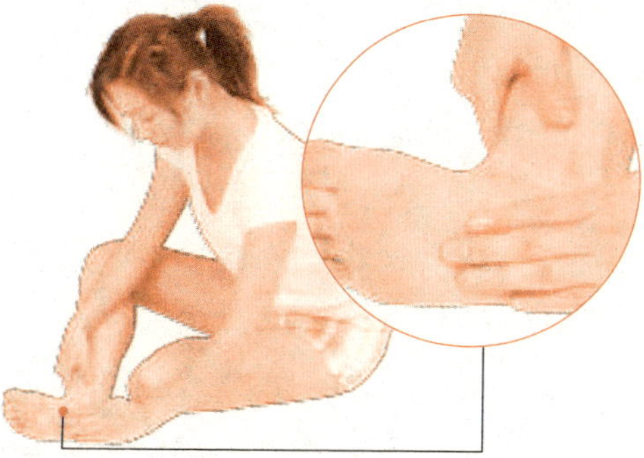

3 重擦足心、足踝部。

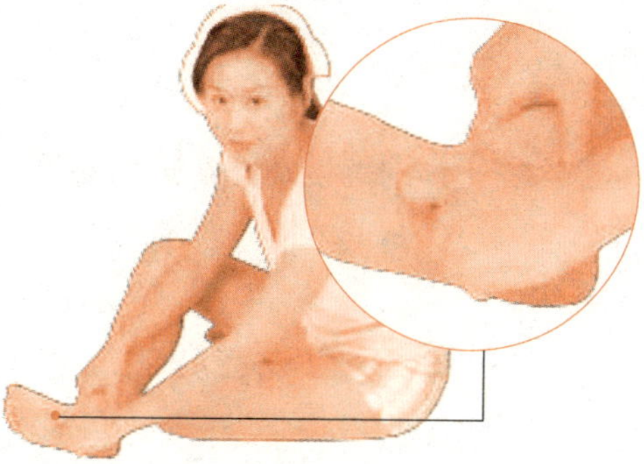

4 按摩时手法以中度为佳。

### 专家支招

问：得了慢性胃炎后，除了药物治疗，在饮食上需要注意什么问题？

答：慢性胃炎患者饮食须规律，可少食多餐，以软食为主；应细嚼慢咽，忌暴饮暴食;避免刺激性食物，忌烟戒酒，少饮浓茶咖啡，少进食辛辣、过热和粗糙食物；胃酸过低和有胆汁反流者，宜多吃瘦肉、禽肉、鱼、奶类等高蛋白低脂肪饮食；避免服用对胃有刺激性的药物。同时还应重视情志调节，缓解精神紧张，保持乐观情绪，从而提高免疫功能和增强抗病能力。注意劳逸结合，避免过劳，适当锻炼身体，也有助于早日康复。

# 049 慢性肠炎

慢性肠炎泛指肠道的慢性炎症性疾病，临床表现为长期慢性或反复发作的腹痛、腹泻及消化不良等症，重者可有粘液便或水样便。

## 症状反应

腹部胀痛，大便稀薄并带有黏液，有的甚至带有少量脓血，排便次数增多，精神不振，少气懒言，四肢乏力，喜温怕冷，腹痛、腹鸣即泻，泻后则安。

## 病因分析

慢性肠炎泛指肠道的慢性炎症性疾病，其病因可为细菌、霉菌、病毒、原虫等微生物感染，亦可为过敏、变态反应等原因所致。长期过度疲劳、情绪激动、过度精神紧张，加以营养不良，都可成为慢性肠炎的诱因。

## 足疗治病

### 有效反射区

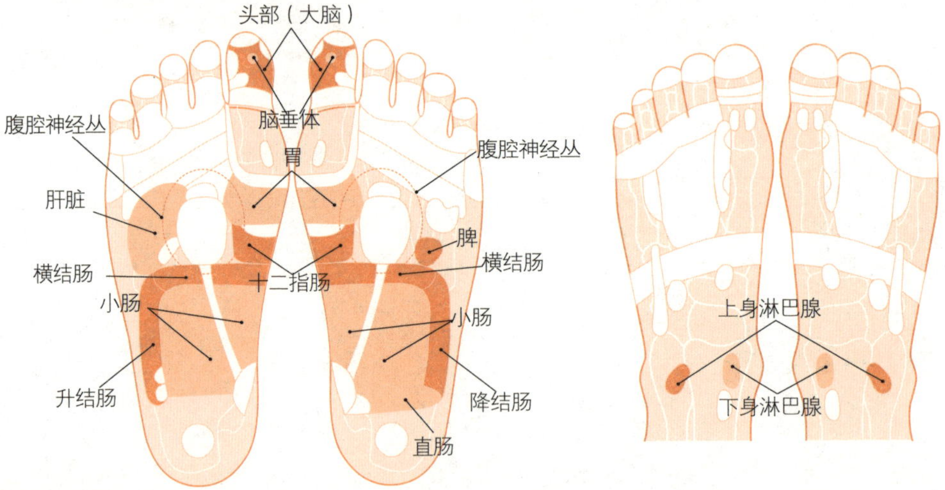


| | | |
|---|---|---|
| 穴位 | 经穴 | 内庭、大都、公孙、太冲、隐白、三阴交 |
| | 奇穴 | 10号穴、19号穴、平痛、炉底三针 |
| 反射区 | 头部（大脑）、脑垂体、肝脏、脾、胃、直肠、降结肠、横结肠、升结肠、腹腔神经丛、十二指肠、小肠、上身淋巴腺、下身淋巴腺 | |

# 按摩手法

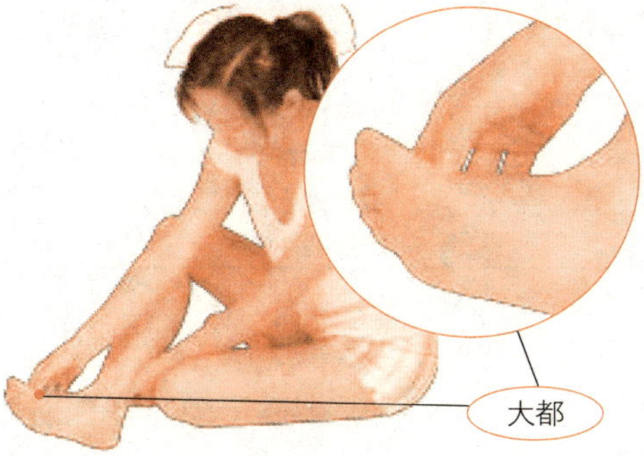


**1** 按揉内庭、大都、公孙、太冲、隐白、三阴交、10号穴、19号穴、平痛、炉底三针，各1至2分钟。

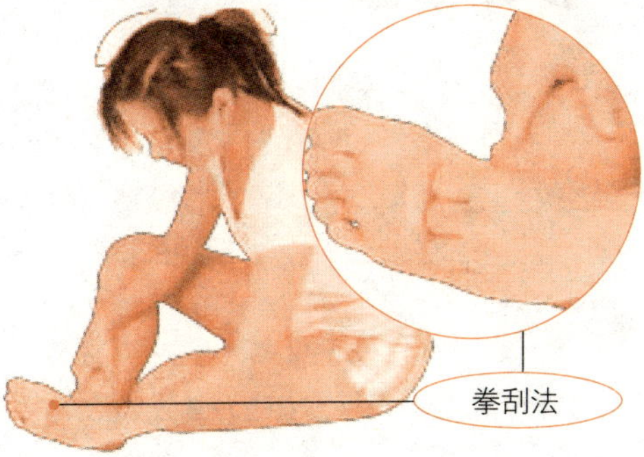


**2** 用拇指指端点法、食指指间关节点法、拇指关节刮法、按法、食指关节刮法、双指关节刮法、拳刮法、拇指推法、擦法、拍法等手法作用于相应反射区，各操作3至5分钟，以局部酸痛为佳。

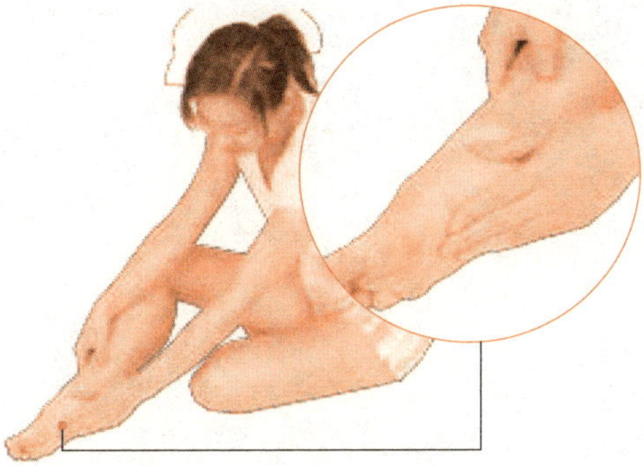

**3** 重擦足心正中线。

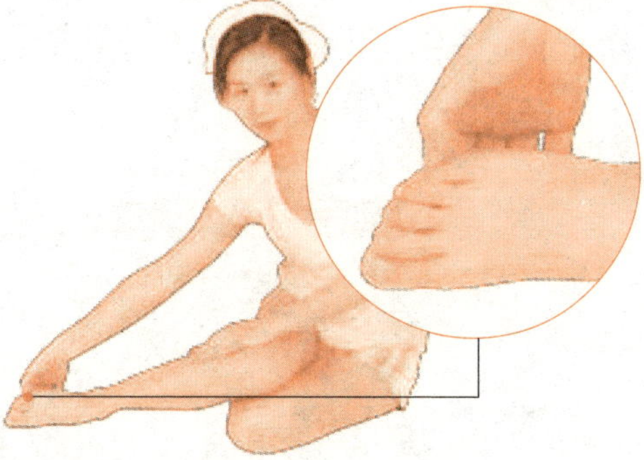

**4** 手法宜温煦柔和，不能用力过大。

**专家支招**

问：肠道和衰老有关系吗？

答：有关系。肠道老化容易引起皱纹、青春痘、色斑等皮肤问题。要从根本上解决这一问题可以从大肠经入手。右手攥空拳敲打左臂大肠经(大肠经在手臂外侧)，沿着肩膀一直敲到手指，再换手敲，不仅可以使皮肤变好，还有通便作用。

# 050 便秘

便秘属于大肠传导功能失常，粪便不能及时排出所形成的症状。表现为大便闭结不通，排便间隔时间延长，或虽有便意而排便困难。在长期紧张工作、用脑过度及老年人中易出现。对长期便秘者进行身体检查，可见其直肠及肛门附近有粪石存在。

## 症状反应

排便次数减少，每2～3天或更长时间一次，无规律性，粪质干硬，常伴有排便困难感。

## 病因分析

便秘一般是饮食结构不合理造成的，如：偏爱吃蛋白质含量高和辛辣的食物，高蛋白食物在肠道中运行的速度缓慢，并且能滋生很多有害物质。脂肪摄入量过少也会导致大便干燥。另外对于老年人来说，老年人体质下降，胃肠运动能力同样下降，加上肛周肌肉力量下降更易产生便秘。

## 足疗治病

### 有效反射区

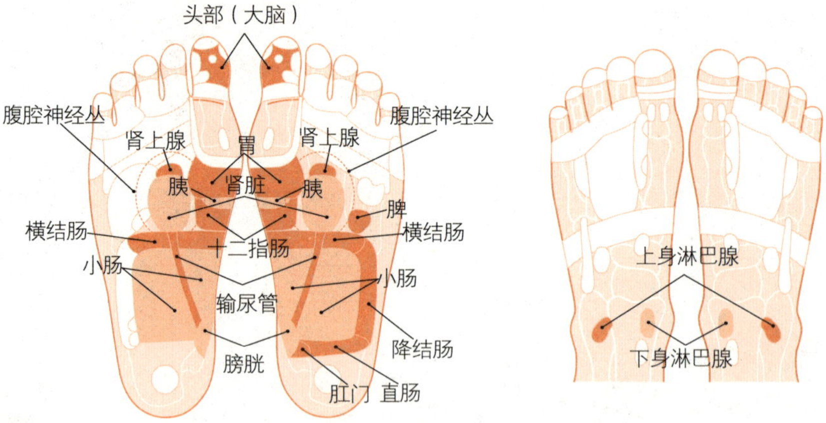


| 穴 位 | 经穴 | 解溪、太白、大敦、涌泉、行间、照海、三阴交、大都 |
|---|---|---|
| | 奇穴 | 足底三针 |
| 反射区 | 头部（大脑）、肾上腺、肾脏、输尿管、膀胱、胃、十二指肠、小肠、直肠、肛门、腹腔神经丛、横结肠、降结肠、脾、胰、上身淋巴腺、下身淋巴腺 | |

# 按摩手法

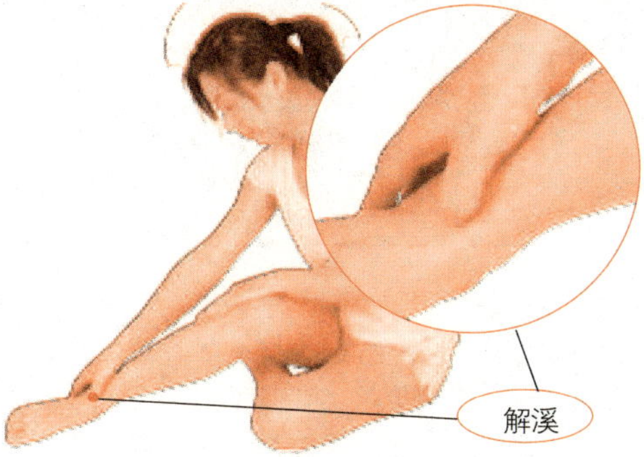


1 按揉足部足底涌泉穴2分钟；点按解溪、太白、大敦、行间、照海、三阴交、大都、足底三针各1至2分钟。

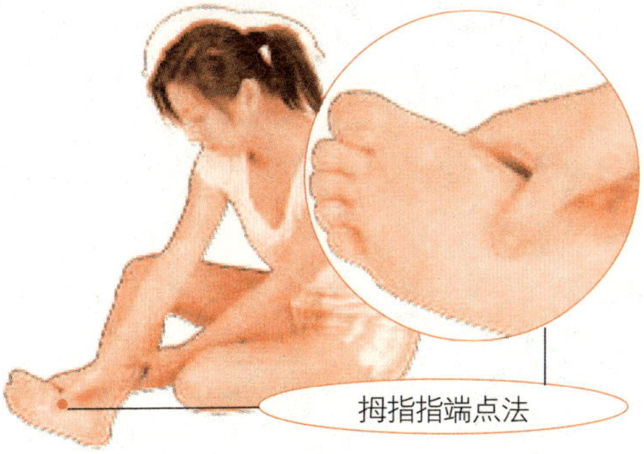


2 用拇指指端点法、食指指间关节点法、拇指关节刮法、按法、食指关节刮法、双指关节刮法、拳刮法、拇指推法、擦法、拍法等手法作用于相应反射区，各操作3至5分钟，以局部酸痛为佳。

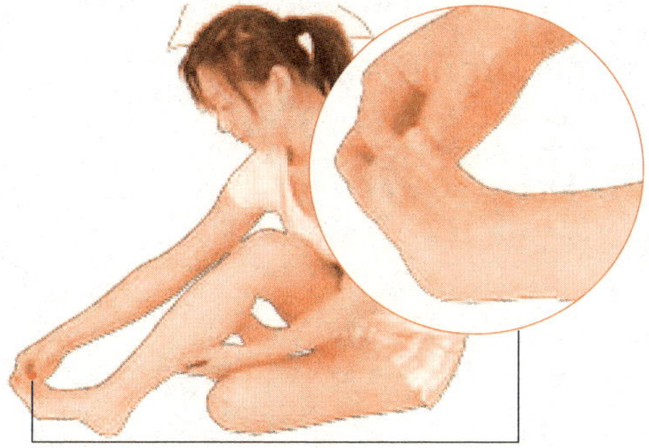

3 擦足心，拔摇各趾。

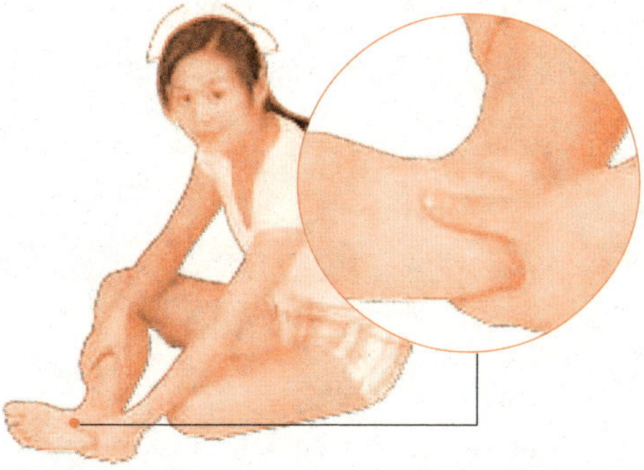

4 老年患者宜手法柔和持续，多操作肾反射区等区域。

## 专家支招

问：日常饮食中孕妇便秘吃什么好呢？

答：孕妇出现便秘症状后要注意多喝汤、多喝水，保证体内有充足的水分，同时要搭配好粗粮和细粮，在吃肉、蛋的同时，还要多吃一些新鲜蔬菜和水果。总之，就是让自己的饮食食谱中含有足够的水分。孕妇食用的蔬菜和水果最好是含纤维素较多的。建议多喝蜂蜜水，多吃香蕉、燕麦、花生和紫菜，这些都是有助于缓解便秘的食物，但不能吃太多，以免增加肠胃消化负担，适得其反。

# 051 低血压

无论是由于生理或病理原因造成血压收缩压低于100mmHg，就会形成低血压，平时我们讨论的低血压大多为慢性低血压。据统计，慢性低血压发病率为4%左右，老年人群中可高达10%。如果收缩压持续低于12千帕，舒张压低于8千帕，即称为低血压。

## 症状反应

- □ 头晕耳鸣。 □ 目眩。 □ 乏力气短。
- □ 自汗。 □ 盗汗。 □ 疲劳。
- □ 晕厥。 □ 食欲不振。

## 病因分析

低血压大部分并非其他疾病所造成的。常会出现在胃肠弱、瘦弱型且肌肉少的人和年轻女性。急性低血压多因其他严重疾病引起。慢性低血压常见于慢性消耗性疾病、营养不良、心血管疾病、消化道炎症、溃疡等，且多见于青年女性。

## 足疗治病

### 有效反射区

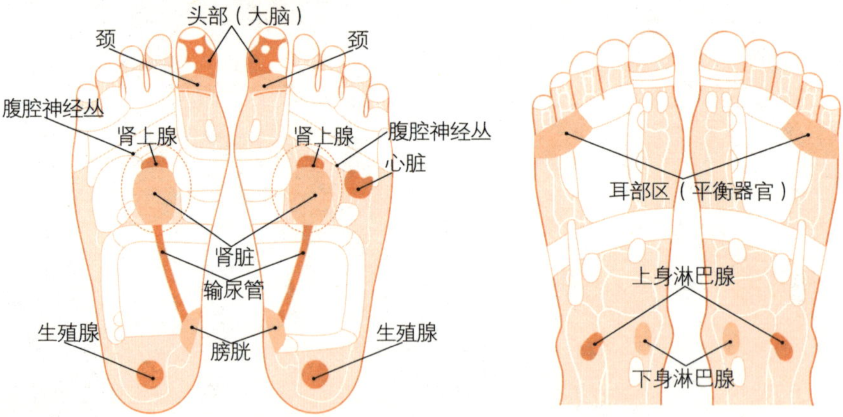


| | | |
|---|---|---|
| 穴 位 | 经穴 | 涌泉、然谷、三阴交、太溪 |
| | 奇穴 | 3号穴、26号穴、清头2 |
| 反射区 | 头部（大脑）、颈、肾上腺、肾脏、心脏、输尿管、膀胱、生殖腺 、腹腔神经丛、下身淋巴腺、上身淋巴腺、耳部区（平衡器官） | |

# 按摩手法

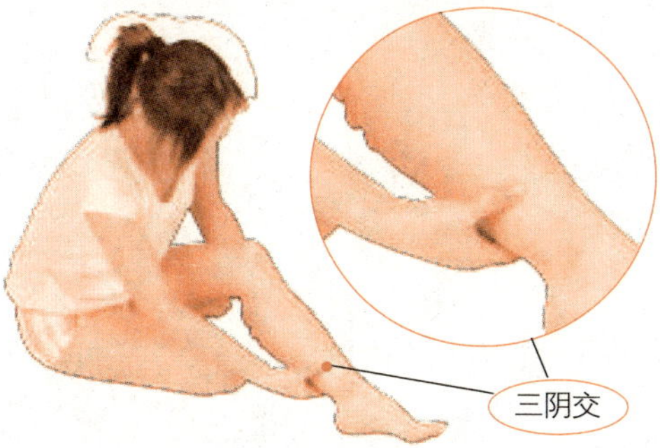


1 点按涌泉、然谷、三阴交、太溪、3号穴、26号穴、清头2等穴，各2至3分钟。

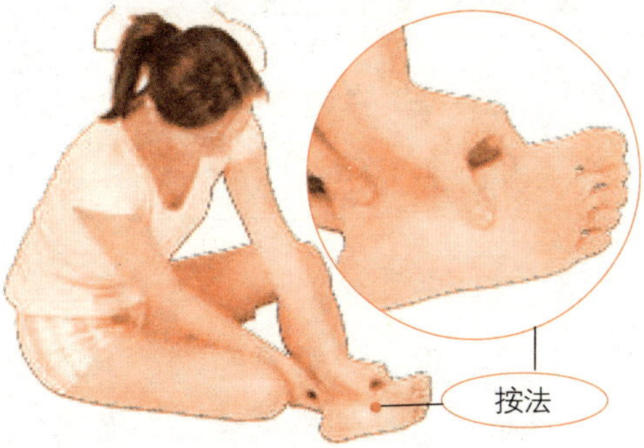


2 用拇指指端点法、食指指间关节点法、拇指关节刮法、按法、食指关节刮法、双指关节刮法、拳刮法、拇指推法、擦法、拍法等手法作用于相应反射区，各操作3至5分钟，以局部酸痛为佳。

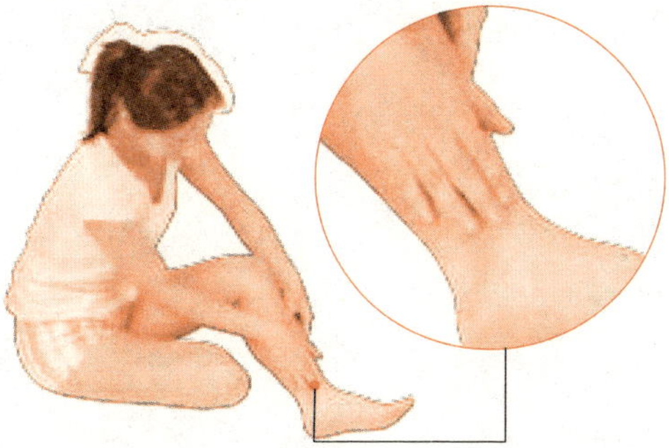

3 揉足跟、擦足心、足跟及内外踝部至热，可用足部踩法施于足跟等部位。

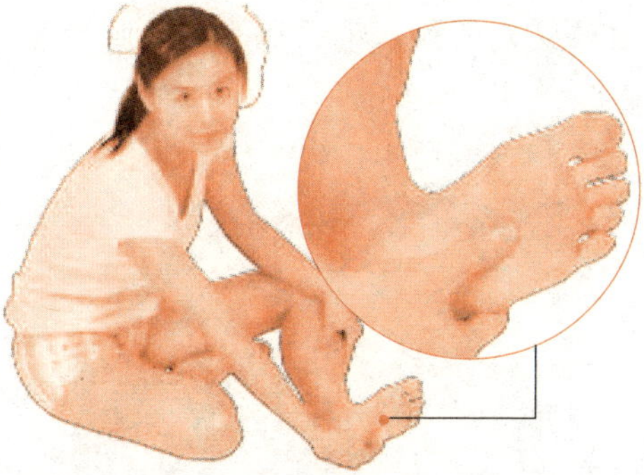

4 按摩前可先用混有相关药水的热水浴足。如感到乏力气短、脚底心凉者可加用肾、脾等穴区操作。手法上，应根据症状以选择轻重。

**专家支招**

问：请问低血压的人会得脑中风吗？

答：夏天不仅高血压病人易发生中风等脑血管病，低血压病人也应该提高警惕，夏季是低血压病人患脑血栓，导致中风的高发季节，且80%的患者都是在晚上睡觉时发生的。由于夏天人体出汗多、血压普遍偏低。特别是夜间睡觉时，人体血流速度缓慢，本身粘稠度高的血液在血管壁上形成血栓；再加上天气炎热人们吃的少、胃肠道消化不良，抵抗力弱，所以最易发病。

# 052 胃下垂

胃下垂是胃体下降至生理最低线以下的位置。一般指站立时，胃的下缘达盆腔，胃小弯弧线最低点降至髂嵴连线以下。

## 症状反应

轻度下垂者一般无症状，下垂明显者有上腹不适、饱胀、恶心、嗳气、厌食、便秘等。长期胃下垂者常有消瘦、乏力、站立性昏厥、低血压、心悸、失眠、头痛等症状。

## 病因分析

本病的发生多是由于膈肌悬吊力不足，肝胃、膈胃韧带功能减退而松弛，腹内压下降及腹肌松弛等因素，或因长期饮食失节，或劳累过度，致使中气下降，升降失常所致。中医认为多由脾胃虚弱，中气下陷所致。

## 足疗治病

### 有效反射区

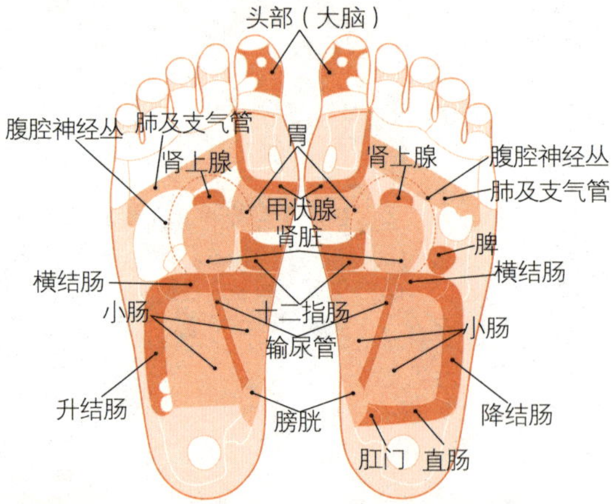


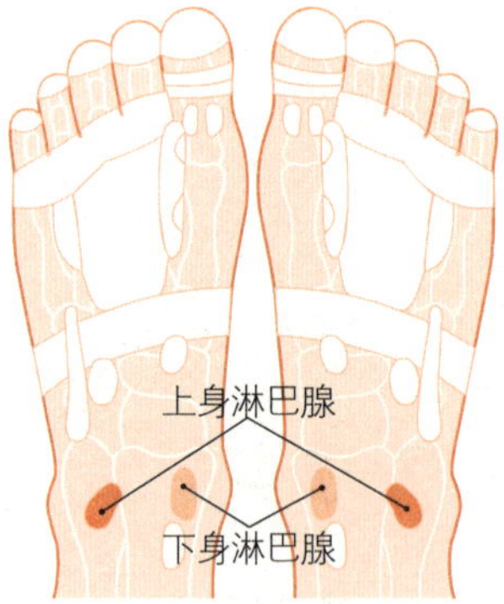


| | | |
|---|---|---|
| 穴　位 | 经穴 | 冲阳、商丘、内庭、隐白、太冲 |
| | 奇穴 | 8号穴、10号穴、19号穴 |
| 反射区 | 头部（大脑）、胃、十二指肠、肾脏、肾上腺、输尿管、膀胱、肺、脾、腹腔神经丛、甲状腺、小肠、横结肠、降结肠、升结肠、直肠、肛门、上身淋巴腺、下身淋巴腺 | |

# 按摩手法

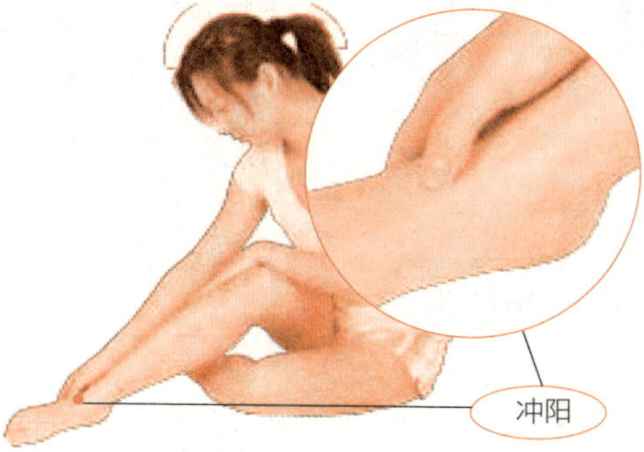


1 持续按揉冲阳、商丘、内庭、隐白、太冲、8号穴、10号穴、19号穴等穴，各2分钟。

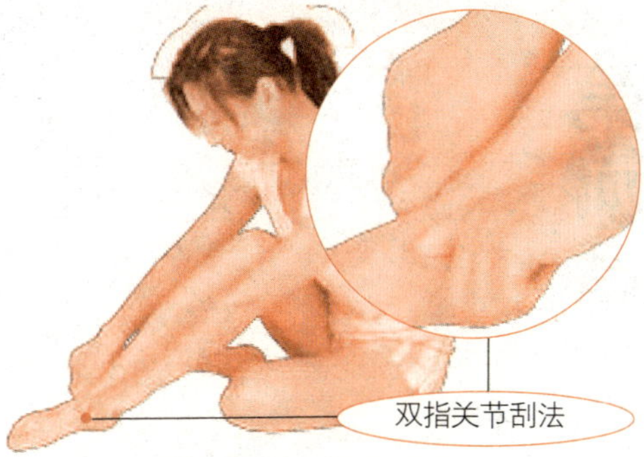


2 用拇指指端点法、食指指间关节点法、拇指关节刮法、按法、食指关节刮法、双指关节刮法、拳刮法、拇指推法、擦法、拍法等手法作用于相应反射区，各操作3至5分钟，以局部酸痛为佳。

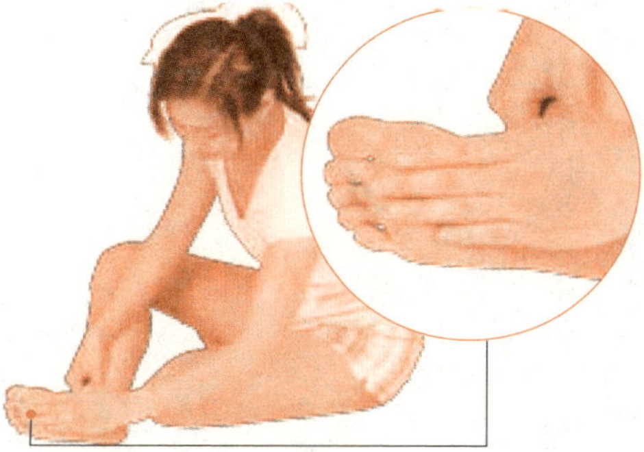

3 自足跟中点向足前端，沿足底正中线及内外侧缘重推，擦足心。

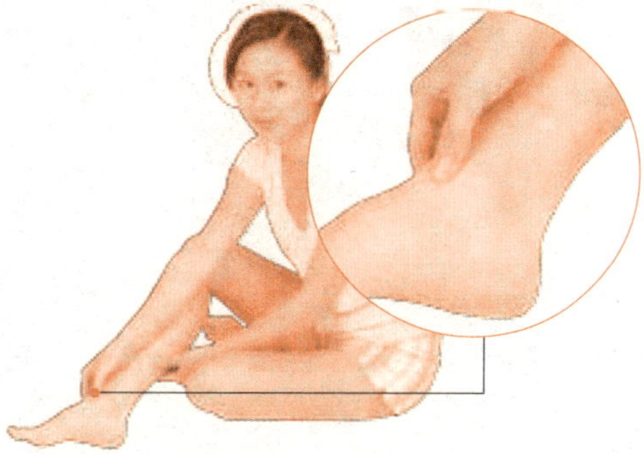

4 按摩手法宜和缓持续，结合情况可与健脾固肾益气的穴区配合。

**专家支招**

问：开车一族怎样可以远离胃下垂？

答：胃下垂是驾驶员的一种“职业病”，疾病发作时，严重影响正常工作甚至危及行车安全。因此，作为一名司机，应该更重视并从以下几个方面注意：1. 饮食上不宜过饱过饥。2. 通过不良路面要低速行驶，在高低不平的泥土路面上行车，司机全身抖动程度比平坦路面高10倍以上，这时如果高速行驶，久而久之腹腔肌肉松驰，就会引起胃下垂。3. 驾驶座应有足够的弹性。4. 坚持做腹部运动，长年开车的驾驶员早晚坚持做3~5分钟腹部运动，以增强腹部肌肉的收缩功能。

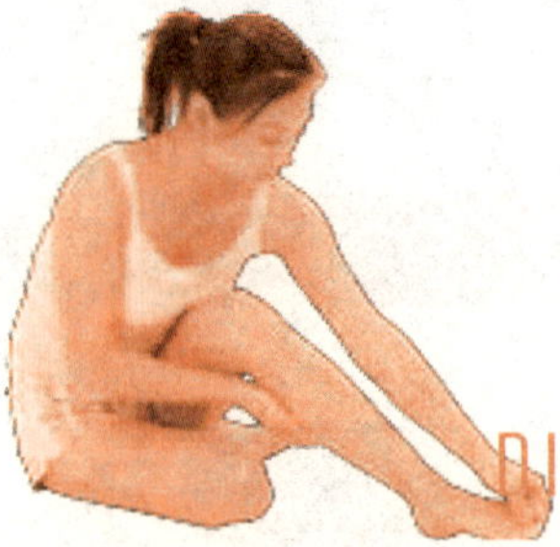

DIJIUZHANG

# 第九章

# 外科及神经系统疾病的足疗法

神经系统疾病是指发生于中枢神经系统、周围神经系统、自主神经系统的以感觉、运动、意识、自主神经功能障碍为主要表现的疾病。本章主要介绍的是外科及神经系统疾病，如神经衰弱、失眠、关节炎、滑囊炎等在足部的反射区及足部按摩手法。

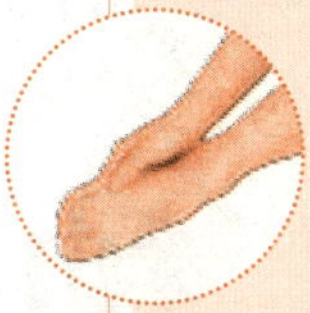
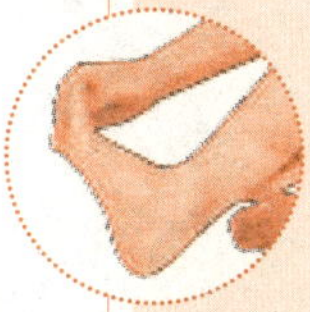
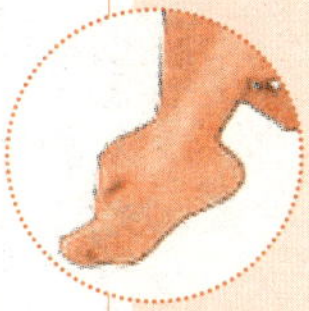
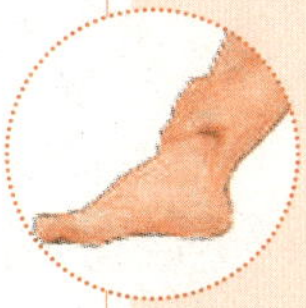

# 本章看点

- **神经衰弱**

  神经衰弱以神经系统易于兴奋和疲劳为特点

- **失眠**

  失眠是指经常不能获得正常睡眠的症状

- **面瘫**

  面瘫是以面部表情肌群运动功能障碍为主要特征的常见病

- **三叉神经痛**

  三叉神经痛是指在面部三叉神经分布区内反复发作的阵发性剧烈神经痛

- **关节炎**

  关节炎是指由炎症、感染、创伤或其他因素引起的关节炎性病变

- **静脉曲张**

  静脉曲张是静脉系统最常见的疾病

- **痔疮**

  痔疮分为内痔和外痔，经常可见到便后出血的症状

- **急性乳腺炎**

  急性乳腺炎是乳腺的急性化脓性疾病

- **脉管炎**

  脉管炎是发生于血管的变态反应性炎症

- **滑囊炎**

  滑囊炎是指滑囊的急性或慢性炎症

# 053 神经衰弱

神经衰弱以神经系统易于兴奋和疲劳为特点，并有情绪不稳定、睡眠障碍及植物神经功能紊乱等症状的一种神经系统疾病。

## 症状反应

□ 疲劳。 □ 头痛。 □ 腰痛。 □ 忧郁。
□ 失眠。 □ 食欲不振。 □ 记忆力减退。

## 病因分析

凡是能引起持续的紧张心情和长期的内心矛盾的一些因素，使神经活动过程强烈而持久的处于紧张状态，超过神经系统张力的耐受限度，即可发生神经衰弱。

## 足疗治病

### 有效反射区

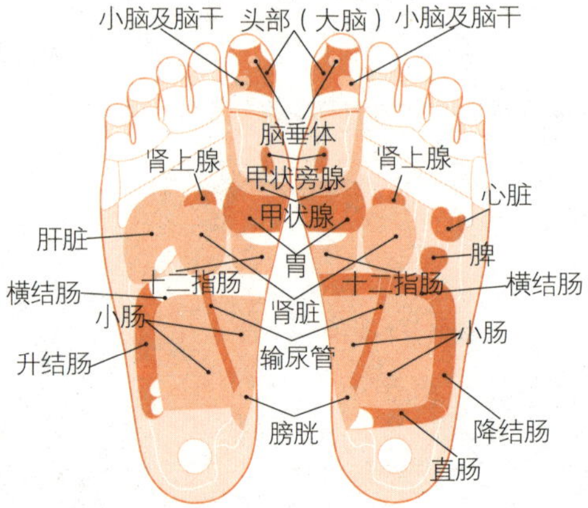


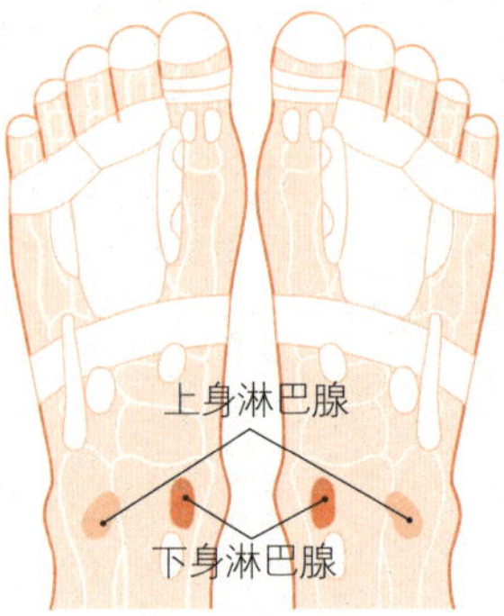


| | | |
|---|---|---|
| 穴 位 | 经穴 | 厉兑、然谷、公孙、太溪、三阴交、涌泉 |
| | 奇穴 | 8号穴、3号穴 |
| 反射区 | 头部（大脑）、小脑及脑干、脑垂体、肾上腺、肾脏、心脏、肝脏、脾、胃、膀胱、输尿管、小肠、直肠、升结肠、横结肠、降结肠、十二指肠、甲状腺、甲状腺、上身淋巴腺、下身淋巴腺 | |

# 按摩手法

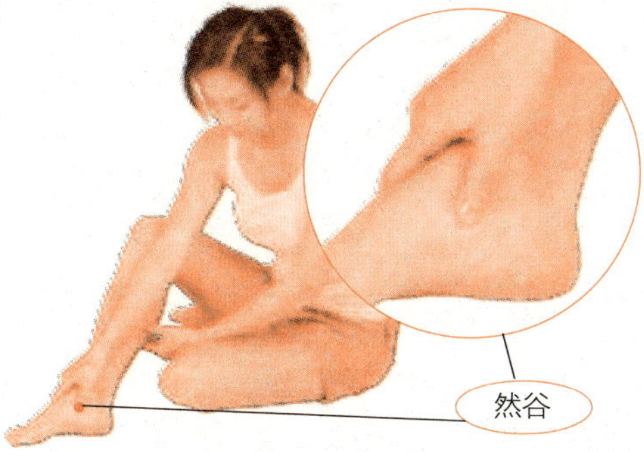


1 持续点揉厉兑、然谷、公孙、太溪、三阴交、涌泉、8号穴，3号穴等穴，各2分钟左右。

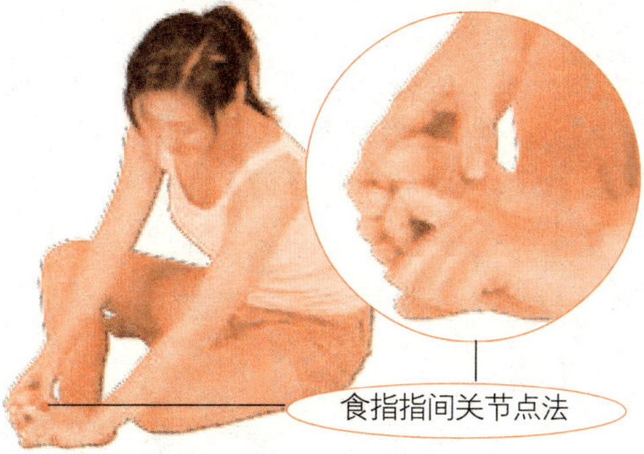


2 持续用拇指指端点法、食指指间关节点法、拇指关节刮法、按法、食指关节刮法、双指关节刮法、拳刮法、拇指推法、擦法、拍法等用于上述相应反射区，各操作3至5分钟，以局部胀痛为佳。

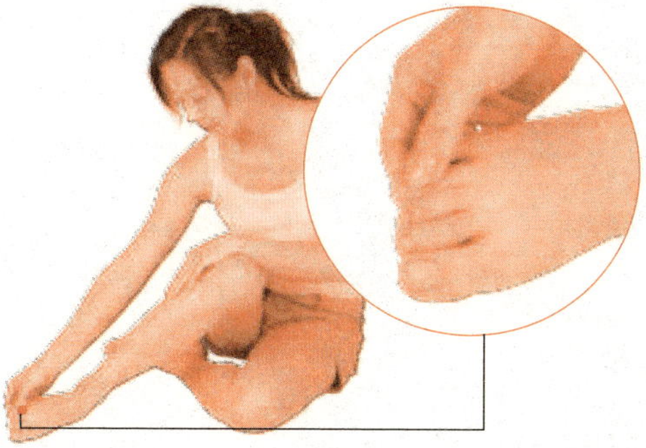

3 擦足心，捻掐各趾。

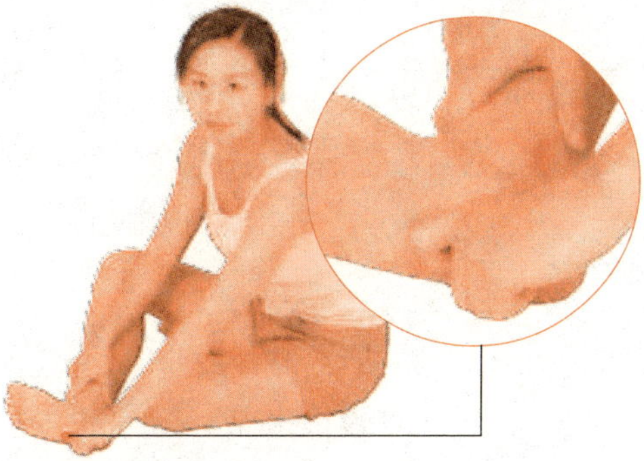

4 按摩手法宜和缓持续，视情况可加用相应穴区按摩。

**专家支招**

问：神经衰弱中医治疗还是西医治疗效果好?

答：中医效果更好一些，可以标本兼治。中医上认为神经衰弱的形成是由于气血阴液耗伤，各脏腑功能失调所致，故患者饮食以滋润平补，调整脏腑功能为主。忌食过温或过寒以及刺激性的食物。失眠患者忌睡前饮用浓茶、咖啡，以免刺激大脑神经引起兴奋更难入睡。平时宜保持生活稳定和规律化，饮食要定时定量，避免过饱或过饥而影响睡眠。

# 054 失眠



失眠，称入睡和维持睡眠障碍(DIMS)，是指常不能获得正常睡眠的症状。中医称其为“不寐”、“不得眠”、“不得卧”、“目不瞑”，是以经常不能获得正常睡眠为特征的一种病症，为各种原因引起入睡困难、睡眠深度或频度过短(浅睡性失眠)、早醒及睡眠时间不足或质量差等。

## 症状反应

失眠一般表现为思虑纷杂，不易入睡；或睡眠程度不深，醒后反觉疲乏；或时睡时醒，醒后再难以入睡，甚至整夜不能成寐。

## 病因分析

造成失眠的原因有多种，如精神紧张、兴奋、抑郁、恐惧、压力过重、环境改变、噪音等。

## 足疗治病

### 有效反射区

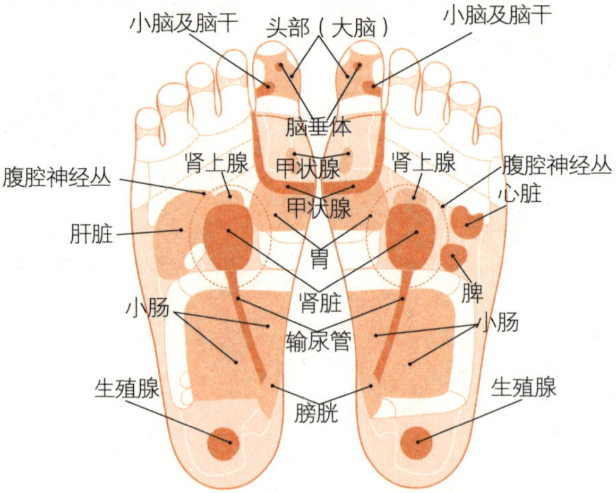


| | | |
|---|---|---|
| 穴位 | 经穴 | 涌泉、太溪、太冲、三阴交、照海、申脉 |
| | 奇穴 | 3号穴、失眠、心区、心包区 |
| 反射区 | 头部（大脑）、小脑及脑干、脑垂体、肾脏、肾上腺、膀胱、输尿管、腹腔神经丛、甲状腺、心脏、肝脏、脾、胃、小肠 | |

## 按摩手法

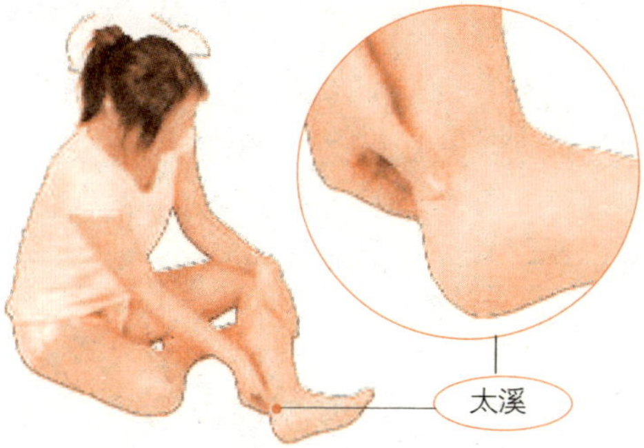


1 重按涌泉穴，点揉太溪、太冲、三阴交、照海、申脉、3号穴、失眠、心区、心包区等穴，各1至3分钟。

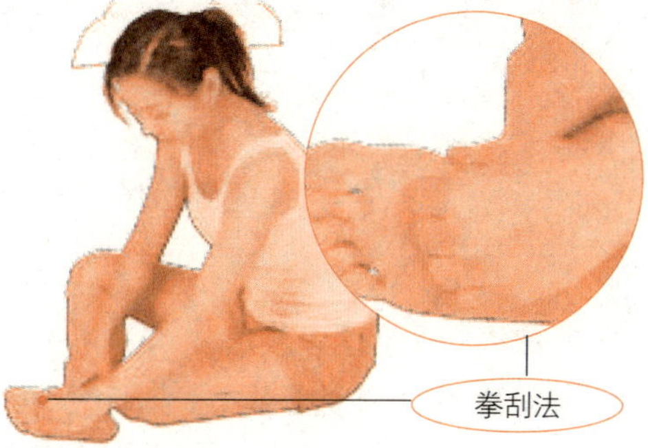


2 持续用拇指指端点法、食指指间关节点法、拇指关节刮法、按法、食指关节刮法、双指关节刮法、拳刮法、拇指推法、擦法、拍法等用于上述相应反射区，各操作3至5分钟，以局部胀痛为佳。

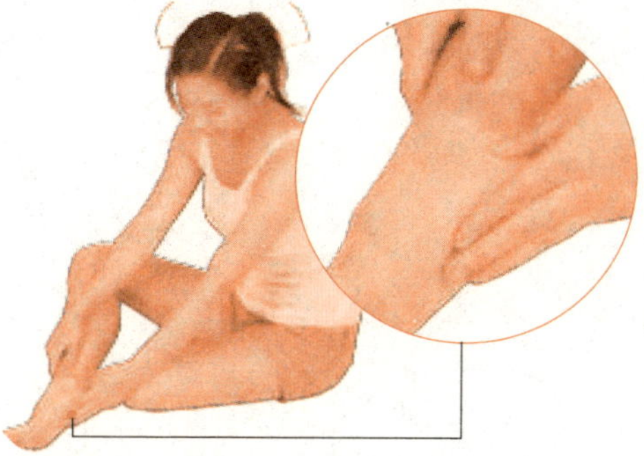

3 捻摇各趾，擦足正中线。

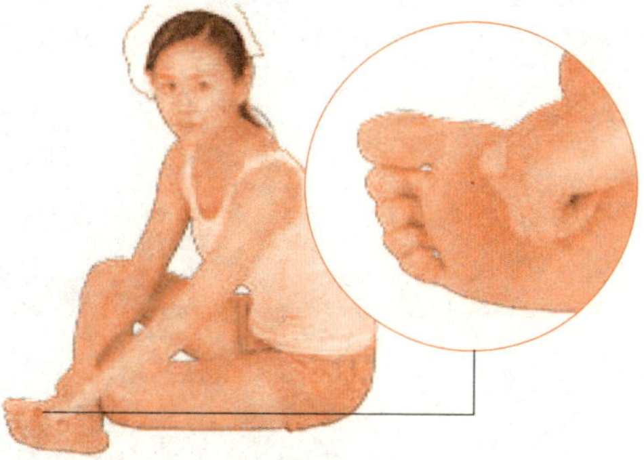

4 此症可安排在睡前按摩，按摩后即躺下休息。亦可根据情况增加相关穴区。

**专家支招**

问：突发事件导致了失眠应如何改善？

答：突发事件引起失眠这一症状，久拖不治就会造成慢性失眠。事件发生随之出现恐惧焦虑、失眠多梦，是我们所说的“适应障碍”。您可以从以下几个方面改善这种症状：找周围的朋友谈心，排解一下自己的情绪，同时最好到医院进行定期心理咨询；或到精神科门诊就诊，根据身体的情况用适量改善焦虑抑郁情绪的药物，必要时加用助眠的药物等。

# 055 面瘫

面瘫是面神经麻痹的俗称，是以面部表情肌群运动功能障碍为主要特征的一种常见病，一般症状是口眼歪斜。它是一种常见病、多发病，不受年龄限制。患者面部往往连最基本的抬眉、闭眼、鼓嘴等动作都无法完成。面瘫发病多见于男性，通常起病较急。

## 症状反应

- ☐ 面部表情肌瘫痪。
- ☐ 外观麻木。
- ☐ 额纹消失。
- ☐ 口眼歪斜。
- ☐ 言语不清。
- ☐ 口角流涎。
- ☐ 眼睑闭合不全。
- ☐ 吹气漏气。
- ☐ 漱口漏水。

## 病因分析

面瘫是因为各种因素引起的面神经受损引起的面肌瘫痪。如果是面瘫患侧的的表情肌完全的瘫痪，会出现露齿时口角向健侧偏歪、口角下垂、鼻唇沟平坦、前额皱纹消失、眼裂扩大等。引发面瘫发病的主要因素有手术、心理、疾病等多方面。

## 足疗治病

### 有效反射区

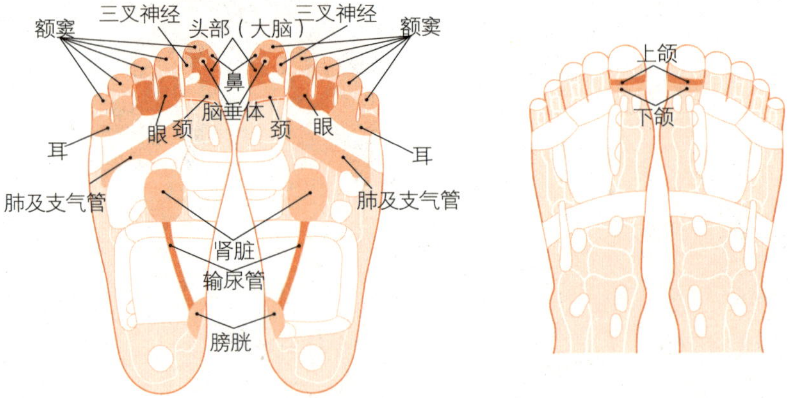


| | | |
|---|---|---|
| 穴　位 | 经穴 | 陷谷、厉兑、冲阳、行间、太冲、足通谷 |
| 反射区 | 头部（大脑）、脑垂体、三叉神经、肾脏、输尿管、膀胱、肺及支气管、颈、上颌、下颌、鼻、眼、耳、额窦 | |

## 按摩手法

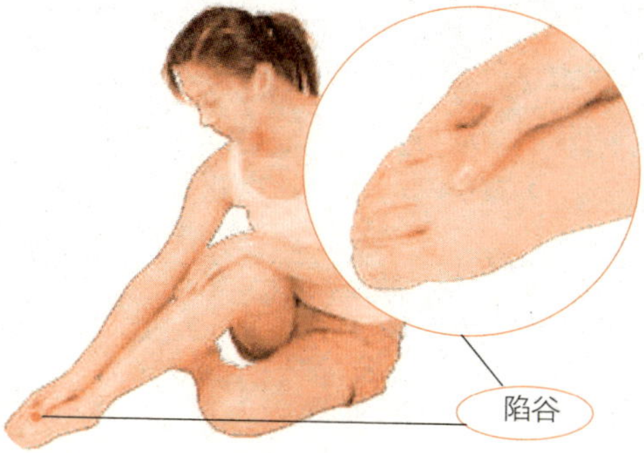


1 点揉陷谷、厉兑、冲阳、行间、太冲、足通谷等穴，各2至3分钟，厉兑可点掐。

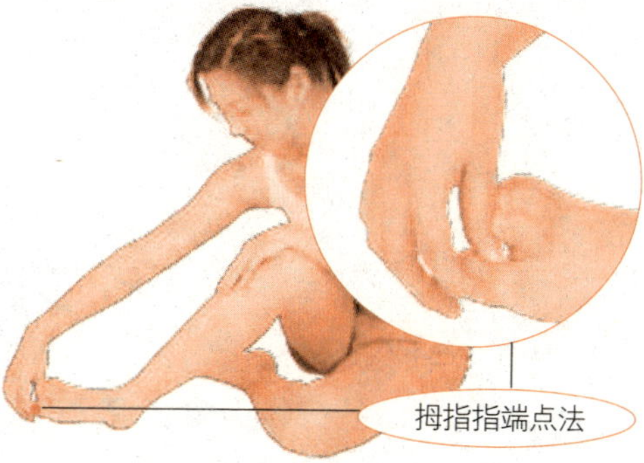


2 持续用拇指指端点法、食指指间关节点法、拇指关节刮法、按法、食指关节刮法、双指关节刮法、拳刮法、拇指推法、擦法、拍法等手法作用于相应反射区，各操作3至5分钟，以局部胀痛为佳。

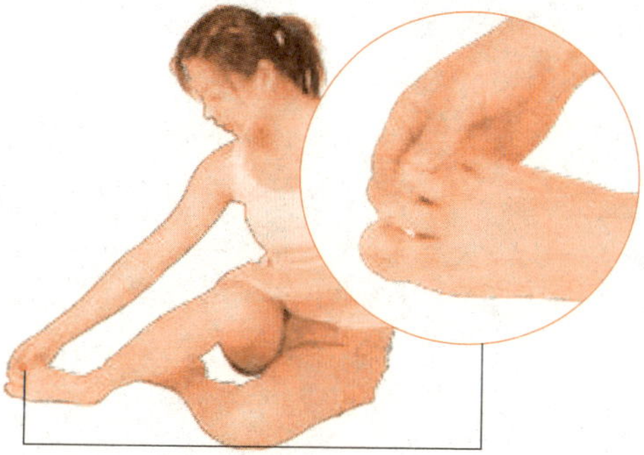

3 捻推拔掐各趾。

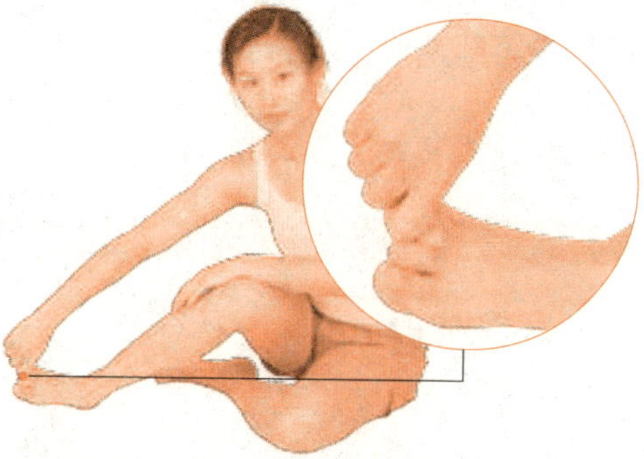

4 此症按摩手法可由轻至重，再转轻反复操作。

**专家支招**

问：哪一类人是面瘫的高发人群，面瘫是否是老年人的专利病？

答：不一定，面瘫一般在气候变化大的时候发病率会高一些，它也不一定是老年人的“专利病”，面瘫门诊中也有过几个月的宝宝患上面瘫的病例。因此面瘫的年龄和性别，都没有严格的趋向性。但因为老年人身体虚弱，所以更容易感受风邪，另外，孕产妇也要特别注意，孕产妇因为自身气血要养胎儿，或者化生乳汁，相对来说，头面部经络空虚一些，也比较容易受风。另外，现在的年轻人由于工作紧张，生活压力大，生活起居不是太注意，也成为了面瘫的易发人群。

# 056 三叉神经痛

三叉神经痛，又称痛性抽搐，有时也被称为“脸痛”，是一种在面部三叉神经分布区内反复发作的阵发性剧烈神经痛，三叉神经痛是神经外科常见病之一。发病者多为女性及中老年人。

## 症状反应

三叉神经痛的症状通常表现为，突然在一侧面部或额显部，发生刀割样、烧灼样、针凿样或搏动性剧裂疼痛。同侧面肌抽搐、面部潮红、流泪和流涎。病人往往显得消瘦、面容憔悴、蓬头垢面、情绪抑郁。

## 病因分析

中医认为三叉神经痛是外感风寒，内生虚火，风火寒痰客于三阳经筋，使痰血瘀阻，气血凝滞，发作疼痛。另外，局部炎症， 病毒、病菌感染，神精营养障碍等也可能造成三叉神经痛。

## 足疗治病

### 有效反射区

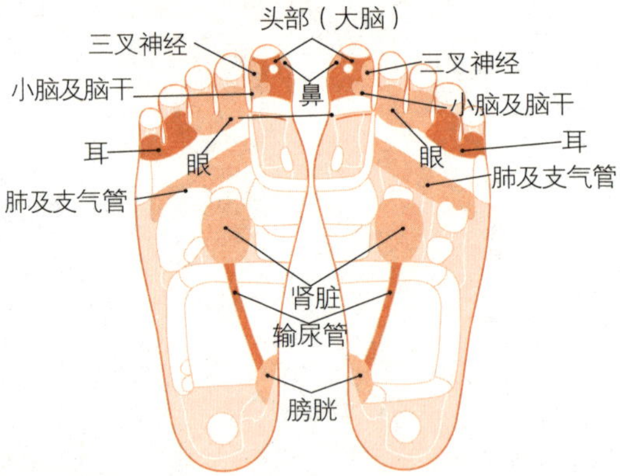


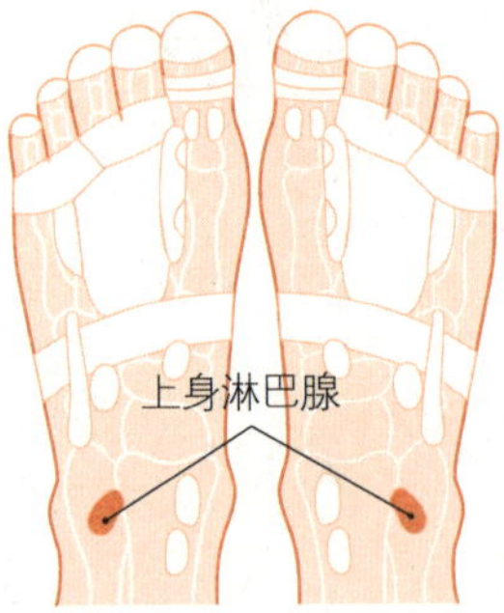


| | | |
|---|---|---|
| 穴 位 | 经穴 | 阳谷、内庭、太冲、行间、悬钟 |
| | 奇穴 | 2号穴 |
| 反射区 | 头部（大脑）、小脑及脑干、三叉神经、肾脏、输尿管、膀胱、肺及支气管、鼻、眼、耳、上身淋巴腺 | |

# 按摩手法

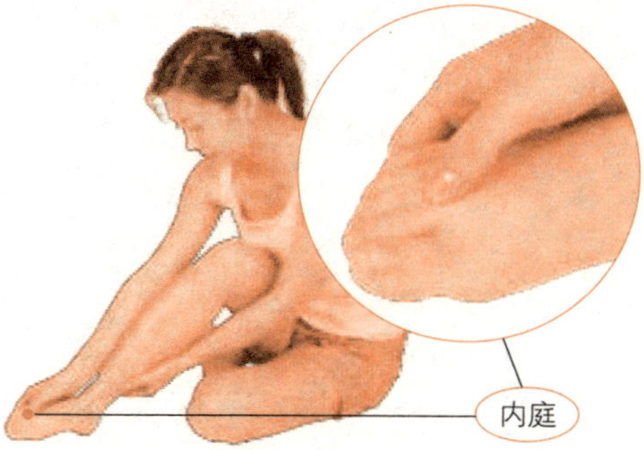


1 重点阳谷、内庭、太冲、行间、悬钟、2号穴等穴，各1分钟。

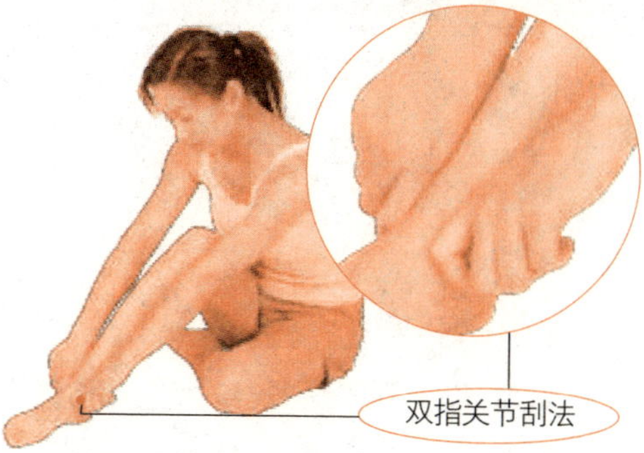


2 用拇指指端点法、食指指间关节点法、拇指关节刮法、按法、食指关节刮法、双指关节刮法、拳刮法、拇指推法、擦法、拍法等手法用于相应反射区，各操作3至5分钟，以局部胀痛为佳。

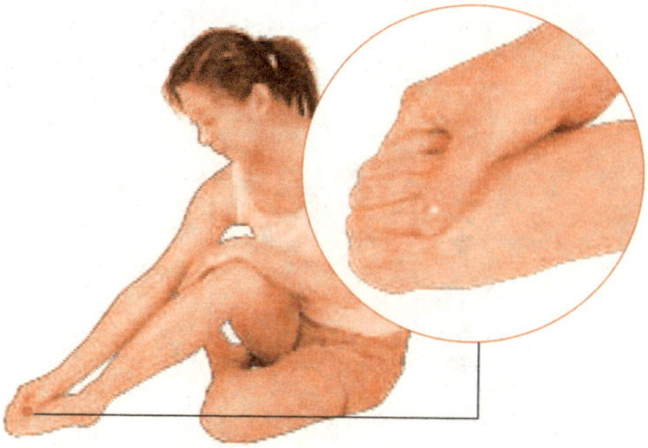

3 重点掐各趾蹼缘，重推足底各跖骨间隙及跖趾关节。

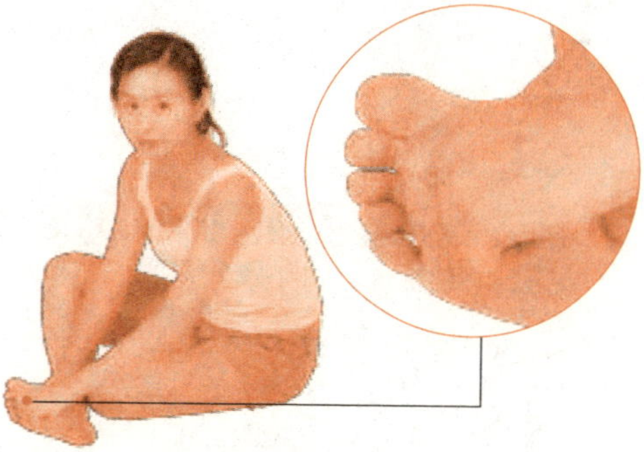

4 对女性患者应施以重手法，然后再用轻中度手法持续操作，不发病时亦应操作以起调节作用。

## 专家支招

问：三叉神经痛可以喝茶吗？

答：三叉神经痛一般与喝茶没有直接的关系，患者不敢喝茶是因为喝茶时就疼痛，是典型的第2支、3支疼痛，并不是喝茶本身引起的疼痛，因此是可以喝茶的，建议最好不要喝浓茶，可以喝一点清茶，并要尽早治疗。

# 057 关节炎

关节炎是指由炎症、感染、创伤或其他因素引起的关节炎性病变，属风湿学科疾病。它的主要特征是关节红肿、热、痛和功能障碍。关节炎根据病因可分为：风湿性、类风湿性、外伤性、骨性关节炎及化脓性关节炎。

## 症状反应

全身症状表现为发热、疲倦和体重减轻。局部症状，以手、腕、足等多关节呈对称性受累的临床表现最为突出。早期呈红、肿、热、痛和运动障碍；至晚期，关节变为强硬和畸形。

## 病因分析

关节炎是以关节痛为主要症状的关节病变。引发关节炎的原因很多，如细菌感染引起的化脓性关节炎，自身免疫或变态反应引起的风湿性关节炎、类风湿性关节炎、代谢障碍所致的痛风性关节炎及外伤所致的外伤性关节炎等。

## 足疗治病

### 有效反射区

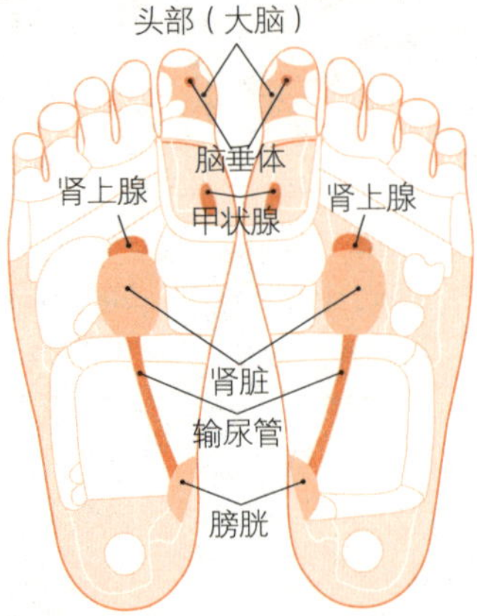


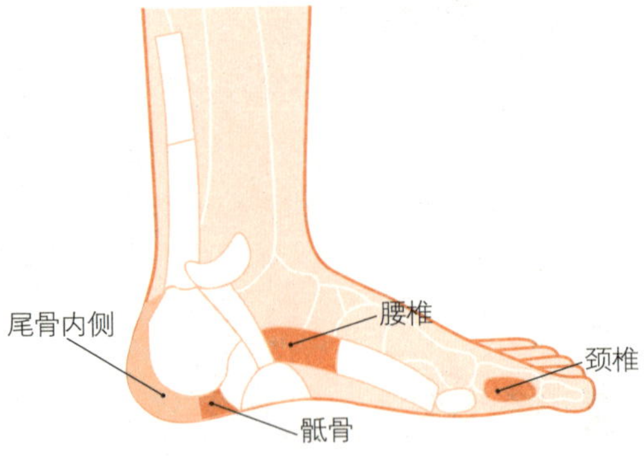


| | | |
|---|---|---|
| 穴位 | 经穴 | 地五会、昆仑、大钟、侠溪、太冲、复溜 |
| | 奇穴 | 足趾平、15号穴 |
| 反射区 | | 头部（大脑）、脑垂体、甲状腺、肾上腺、肾脏、输尿管、膀胱、颈椎、腰椎、骶骨、尾骨内侧 |

## 按摩手法

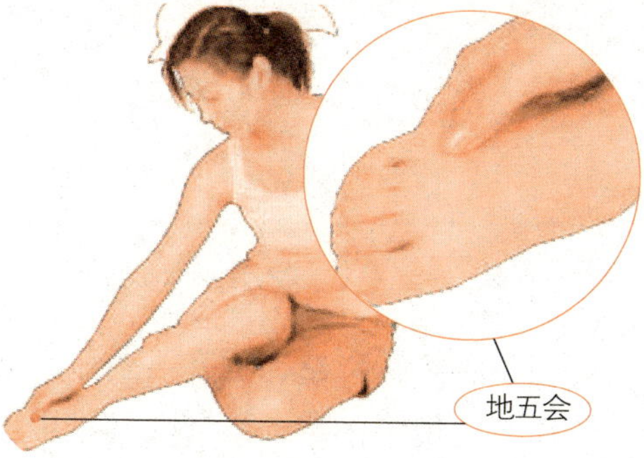


1 点揉地五会、昆仑、大钟、侠溪、太冲、复溜、足趾平、15号穴等穴，各2至3分钟。

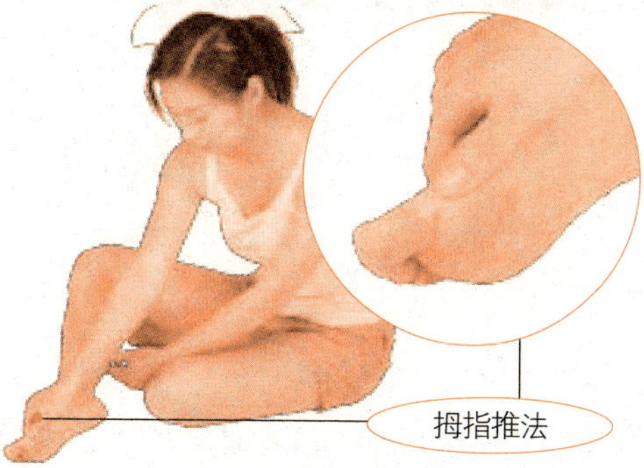


2 持续用拇指指端点法、食指指间关节点法、拇指关节刮法、按法、双指关节刮法、拳刮法、拇指推法、擦法、拍法等用于相应反射区，各操作3至5分钟，以局部胀痛为佳，重点在脊椎、肾反射区。

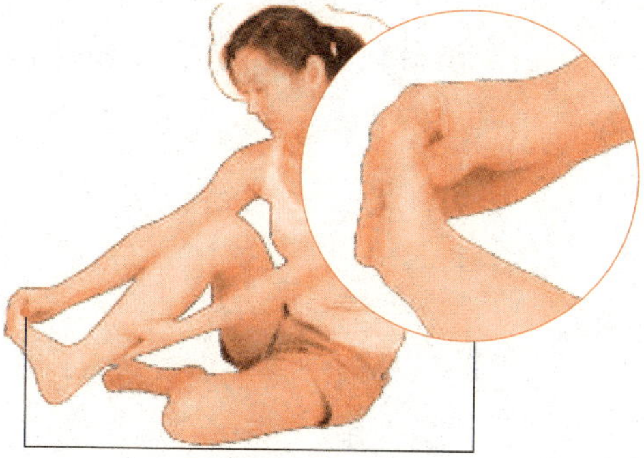

3 按揉足部各小关节至踝关节，重按足底侧背侧跖骨间隙，重推亦可，捻拔摇各趾及踝关节。

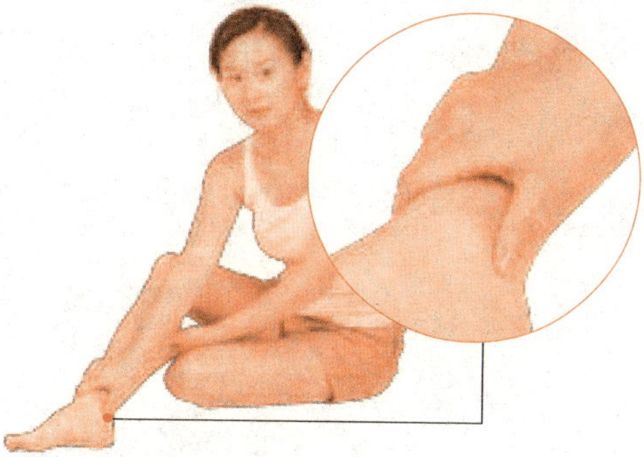

4 此病按摩手法宜轻巧灵活，若有其他症状也可配合选用相应穴区。

### 专家支招

问：经常穿高跟鞋的人更容易得关节炎吗？

答：专家认为，女性常穿高跟鞋，对足部来说是不太健康的，高跟鞋只要穿得过久都是女性膝盖的大敌，会造成女性膝盖骨及股骨压力变大，增加关节炎面磨损，导致退化性膝关节炎。专家建议女性朋友尽量避免蹲跪或爬楼梯，也不要选择对膝关节冲击力较大的活动，只要把握这些小小的细节，都能有效避免退化性膝关节炎提前发生。一双低跟或平跟鞋，更有助于保护膝部软骨，远离疼痛的折磨。

# 058 静脉曲张

静脉曲张，俗称“炸筋腿”，是静脉系统最常见的疾病。主要特点是血管突出皮肤表面，像蚯蚓一样弯弯曲曲，疙疙瘩瘩。

## 症状反应

患病部位常感酸、沉、胀痛、易疲劳、乏力；浅静脉隆起、扩张、变曲，甚至迂曲或团块状，站立时更明显。在踝部、足背可出现轻微的水肿，严重者小腿下段亦可有轻度水肿。

## 病因分析

静脉曲张是静脉系统最常见的疾病，形成的主要原因是先天性血管壁膜比较薄弱或长时间维持相同姿势很少改变，血液蓄积下肢，日积月累破坏静脉瓣膜而产生静脉压过高；静脉瓣膜功能不全、静脉壁薄弱和静脉内压力持久增高以及脉瓣膜功能不全也会引发静脉曲张。

## 足疗治病

### 有效反射区

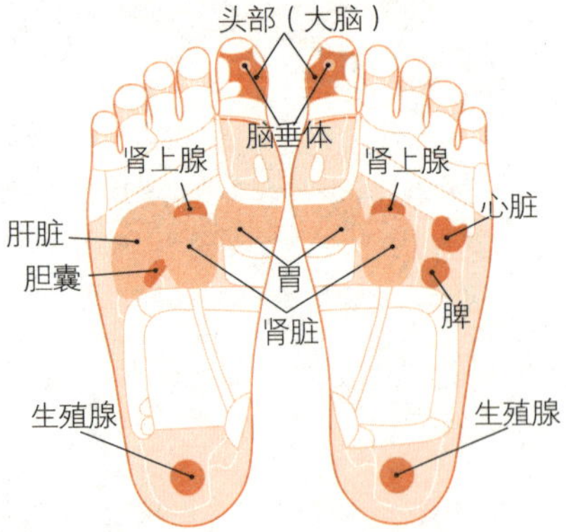


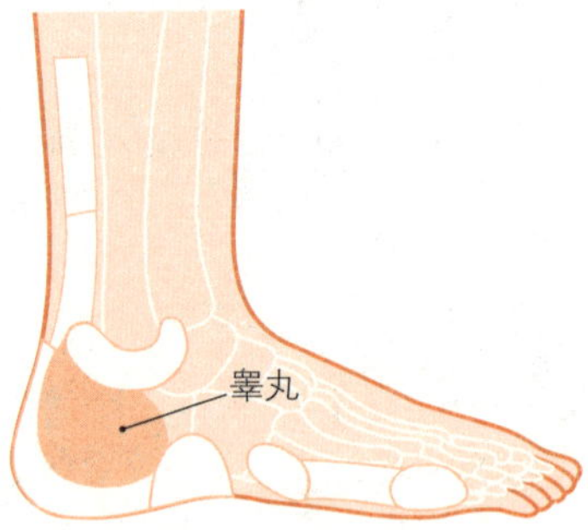


| | | |
|---|---|---|
| 穴 位 | 经穴 | 大敦、行间、太冲、中封、丘墟、太溪、然谷 |
| 反射区 | 头部（大脑）、脑垂体、生殖腺、睾丸、肾脏、肾上腺、脾、胃、肝脏、胆囊、心脏 | |

# 按摩手法

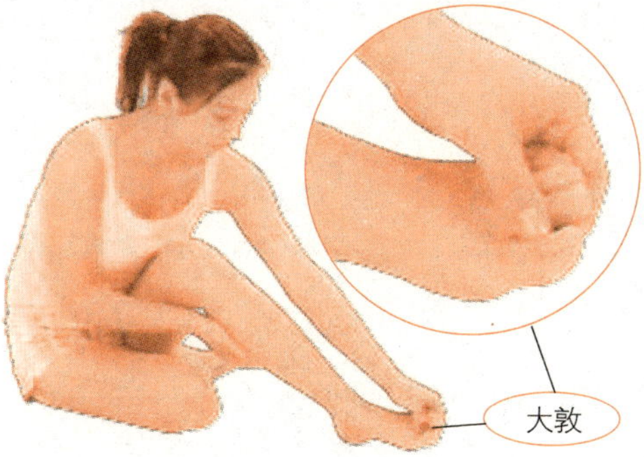


1 按揉大敦、行间、太冲、中封、丘墟、太溪、然谷穴，各1至3分钟。

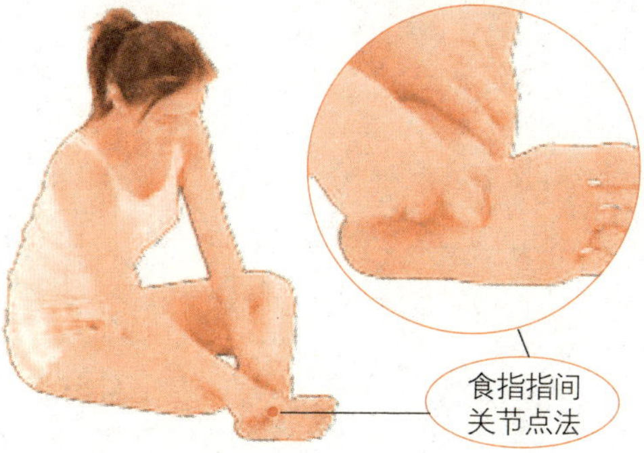


2 持续用拇指指端点法、食指指间关节点法、拇指关节刮法、按法、食指关节刮法、双指关节刮法、拳刮法、拇指推法、擦法、拍法等用于相应反射区，各操作3至5分钟，以局部酸胀为佳。

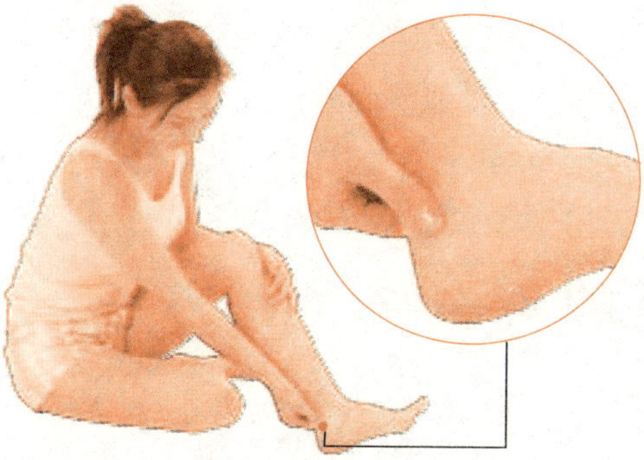

3 可在全息诊查的脚底部敏感点按压。

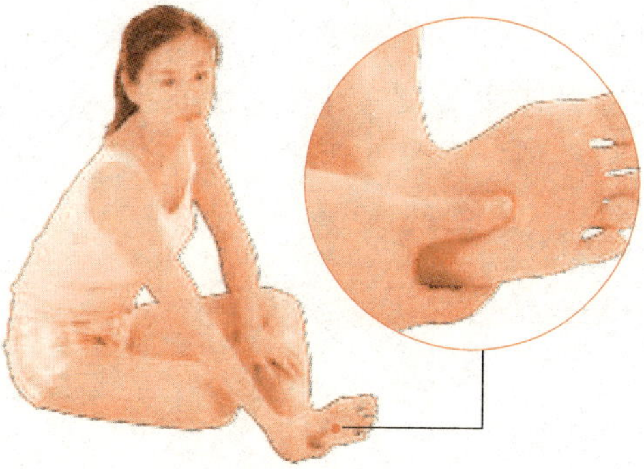

4 要根据具体情况加用对症穴区。

**专家支招**

问：治疗静脉曲张应注意什么？

答：1．避免久站、久立，增加下肢的负重。2．轻度静脉曲张症状不太明显的患者，可以长期用弹性绷带裹住小腿，防止它严重发展。3．可以配合按摩红外线等物理疗法，这些物理疗法能够促进血液循环，帮助血液回流，减少静脉压力。

# 059 痔疮

痔疮是肛门直肠底部及肛门粘膜的静脉丛发生曲张，而形成的一个或多个柔软的静脉团的一种慢性疾病。位于肛门周围（齿线以下）称外痔，一枚或数枚，质硬而坚，时痒时痛；位于肛门内（齿线以上）则称内痔，经常可见到便后出血的症状。

## 症状反应

□ 便血。 □ 疼痛。 □ 肛门潮湿和瘙痒。 □ 大便困难。

## 病因分析

专家认为，除了解剖学原因和遗传因素之外，一般情况下，人久站或久坐，长期负重远行，影响静脉回流，使盆腔内血流缓慢和腹内脏器充血，引起痔静脉过度充盈，又因运动不足，肠蠕动减少，粪便下行迟缓，或习惯性便秘，可以压迫和刺激静脉，使局部充血和血液回流障碍，引起痔静脉内压力升高，静脉壁抵抗力降低。此外，肛门部受冷、受热、便秘、腹泻、过量饮酒和多吃辛辣食物，都可刺激肛门和直肠，使痔静脉丛充血，影响静脉血液回流，以致静脉壁抵抗力下降。

## 足疗治病

### 有效反射区

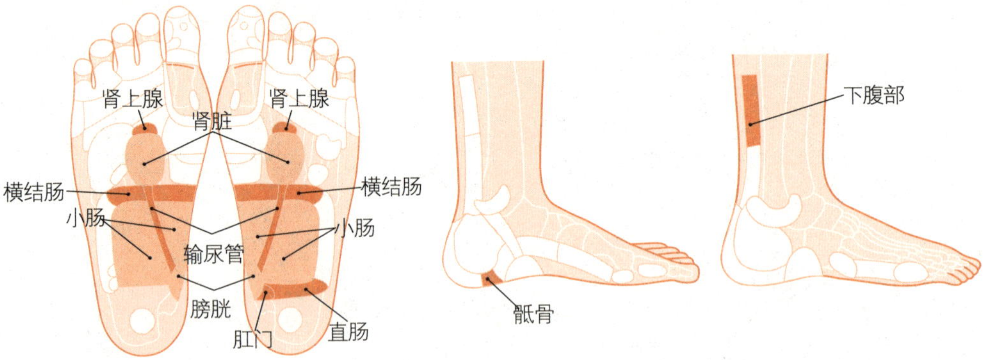


| 穴　位 | 经穴 | 束骨、足通骨、内庭、隐白、公孙 |
| --- | --- | --- |
| 反射区 | 肾上腺、肾脏、肛门、直肠、输尿管、膀胱、下腹部、小肠、横结肠、骶骨 | |

# 按摩手法

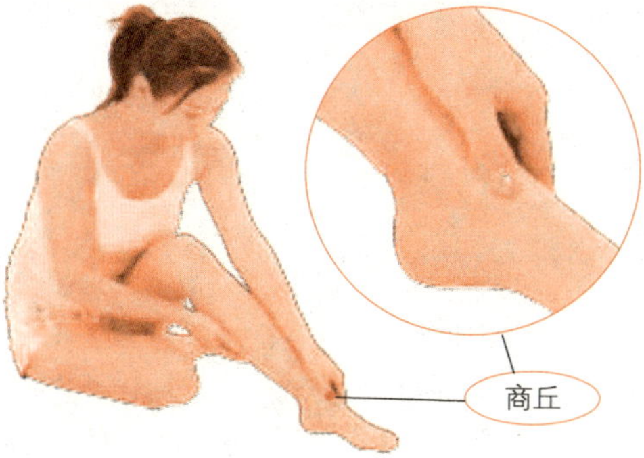


**1** 点按束骨、足通骨、内庭、隐白、公孙穴，各1至3分钟。

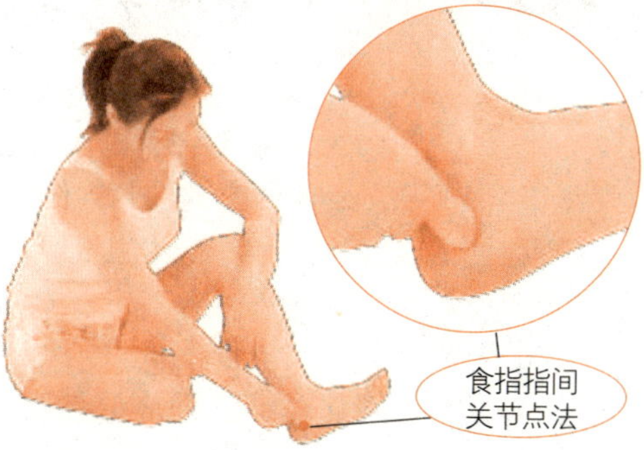


**2** 持续用拇指指端点法、食指指间关节点法、拇指关节刮法、按法、食指关节刮法、双指关节刮法、拳刮法、拇指推法、擦法、拍法等用于相应反射区，各操作3至5分钟，以局部酸胀为佳。

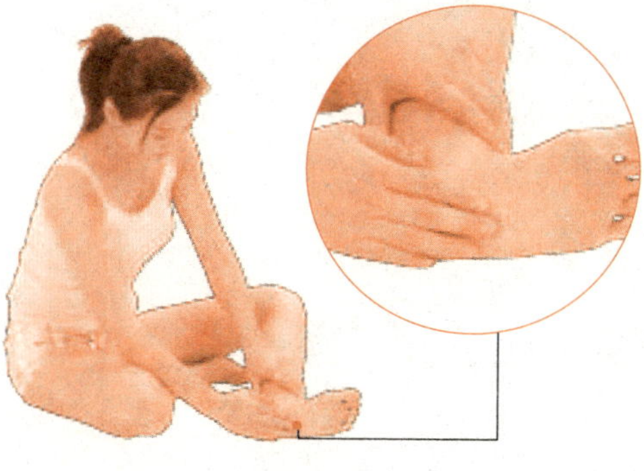

**3** 擦足心；踩足底。

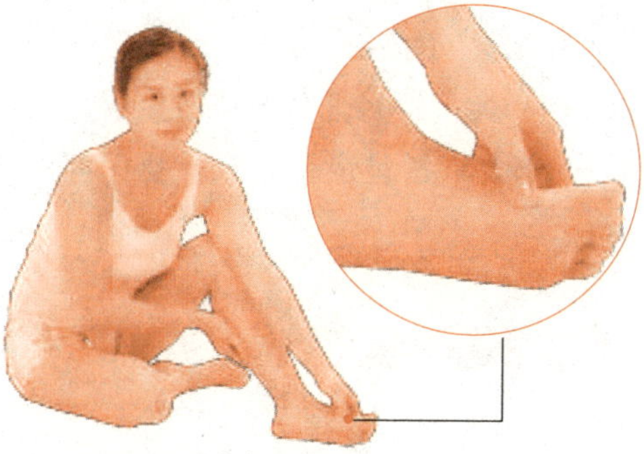

**4** 按摩手法宜持续，患者可取俯卧位或坐位。

**专家支招**

问：坐了得痔疮的人坐过的凳子会不会传染上痔疮？

答：痔疮不会通过坐痔疮患者的凳子传染。痔疮虽然是皮肤疾病，但是与其他皮肤疾病不同，痔疮不具有传染性。即使在穿得很少的夏天，一般人也至少穿了两层裤子，细菌即使遗留在座椅上，后坐的人也不会轻易被传染。

# 060 急性乳腺炎

急性乳腺炎是乳腺的急性化脓性疾病，多见于初产妇的哺乳期。多为葡萄球菌感染，因乳管阻塞、乳汁淤积，细菌直接侵入所致，或细菌自乳头或乳晕的皲裂处侵入乳管并沿淋巴引流导管入侵乳腺小叶导致感染。

## 症状反应

乳头皲裂、疼痛，哺乳时疼痛加剧，急性乳腺炎患侧乳房红肿、热、痛，可触及结块；同侧腋窝淋巴结肿大、疼痛，全身不适。

## 病因分析

急性乳腺炎的发生，多由金黄色葡萄球菌或链球菌感染而引起。一般产妇乳头皮肤较嫩，婴儿吮啜容易造成乳头表皮的擦伤或皲裂，细菌往往就从这个小创口进入皮下，或沿着淋巴管或乳腺导管深入乳腺组织，而发生急性乳腺炎。乳汁淤积是发生乳腺炎的基础。细菌的逆行感染也会引发急性乳腺炎。另外，新产妇乳腺管尚未通畅，如在做月子开始就进食过份滋腻的饮食，使乳汁过浓，粘稠度高，也可使乳汁分泌不畅而使乳头堵塞，然后继发成急性乳腺炎。

## 足疗治病

### 有效反射区

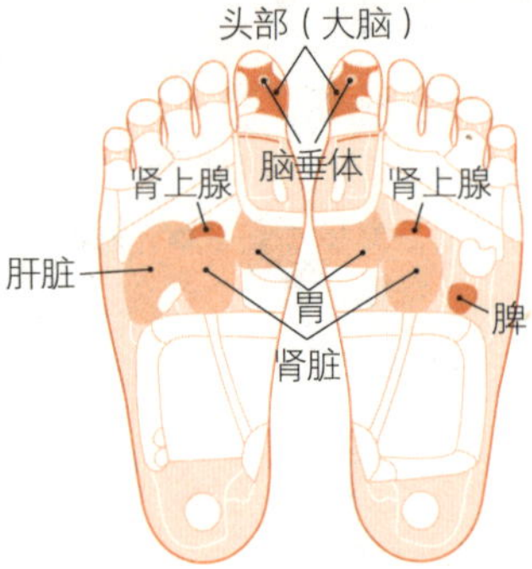


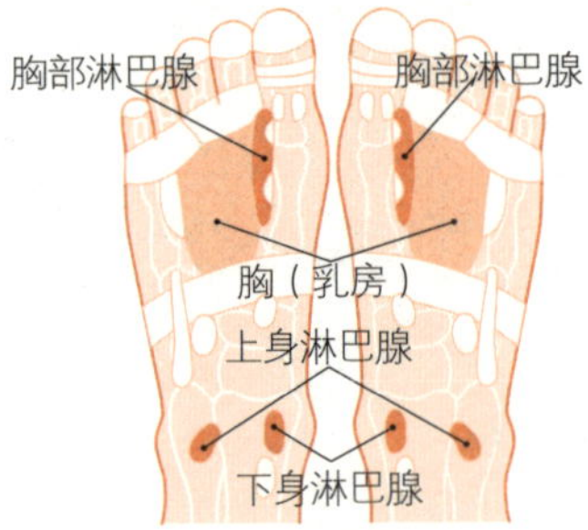


| | | |
|---|---|---|
| 穴位 | 经穴 | 太冲、行间、太溪、地五会、足临泣、侠溪 |
| | 奇穴 | 炉底三针 |
| 反射区 | 头部（大脑）、脑垂体、胸（乳房）、肝脏、肾上腺、肾脏、脾、胃、胸部淋巴腺、上身淋巴腺、下身淋巴腺 | |

## 按摩手法

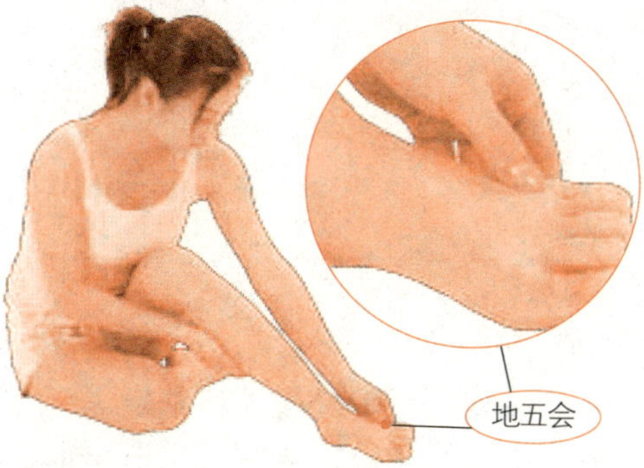


1 重点足底炉底三针区，点按太冲、行间、太溪、地五会、足临泣、侠溪穴，各1至3分钟，亦可熏灸。

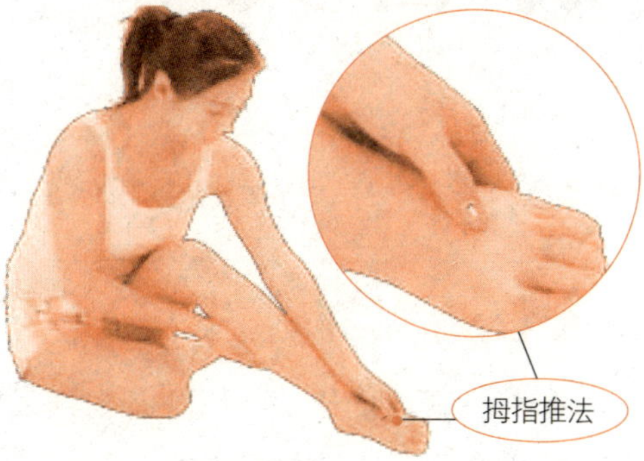


2 持续用拇指指端点法、食指指间关节点法、拇指关节刮法、按法、食指关节刮法、双指关节刮法、拳刮法、拇指推法、擦法、拍法等用于相应反射区，各操作3至5分钟，以局部酸胀为佳。

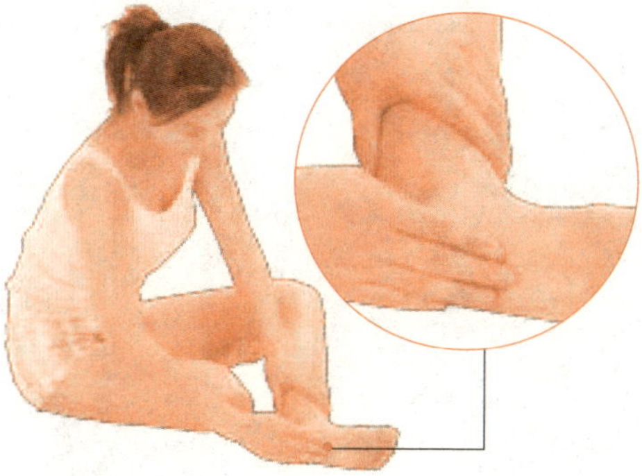

3 擦足心正中线。

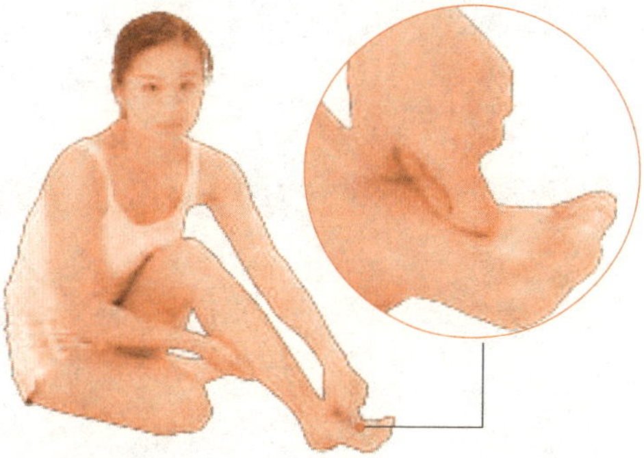

4 按摩时用力宜深透，敏感穴区重复操作，亦可用全息脚底上的敏感点施治。

### 专家支招

问：得了急性乳腺炎还可以给宝宝喂奶吗？

答：发生急性乳腺炎时，一般不要停止哺乳，因为停止哺乳不仅影响婴儿喂养，而且还增加了乳汁淤积的机会。所以，在感到乳房疼痛、肿胀甚至局部皮肤发红时，不但不要停止母乳喂养，而且还要勤给孩子喂奶，让孩子尽量把乳房里的乳汁吸干净。

# 061 脉管炎

脉管炎全称“血栓闭塞性脉管炎”，是发生于血管的变态反应性炎症，导致中小动脉节段性狭窄、闭塞，肢端失去营养、出现溃疡、坏死，是一种较顽固的血管疾病，并不是血管壁本身的一种炎症表现，与细菌感染没有关系。此病多见于20～40岁的男性病人。

## 症状反应

常由一侧下肢开始，皮肤苍白或发紫，间歇性跛行，晚期肢端皮肤发黑、坏死、溃烂而脱落。肢体特别是足趾发凉、怕冷、麻木和感觉异常是常见的早期症状，疼痛是本病的主要症状。

## 病因分析

引起脉管炎的病因很多，大致是热冷刺激、吸烟等。中医认为和各个脏器功能失调、虚弱或过亢都有一定的关系。统计资料表明，寒冷地区脉管炎发病率高于温暖地区，吸烟人群发病率高于不吸烟者。还有人认为与免疫遗传因素有关。

## 足疗治病

### 有效反射区

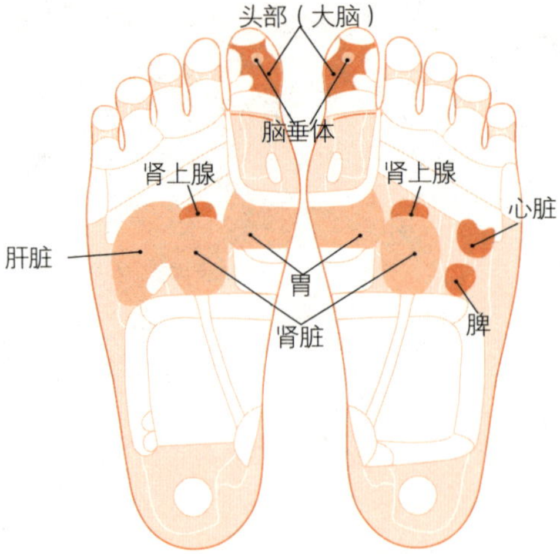


| | | |
|---|---|---|
| 穴 位 | 经穴 | 涌泉、太冲、行间、大敦、三阴交 |
| 反射区 | 头部（大脑）、脑垂体、肾上腺、肾脏、心脏、脾、胃、肝脏 | |

# 按摩手法

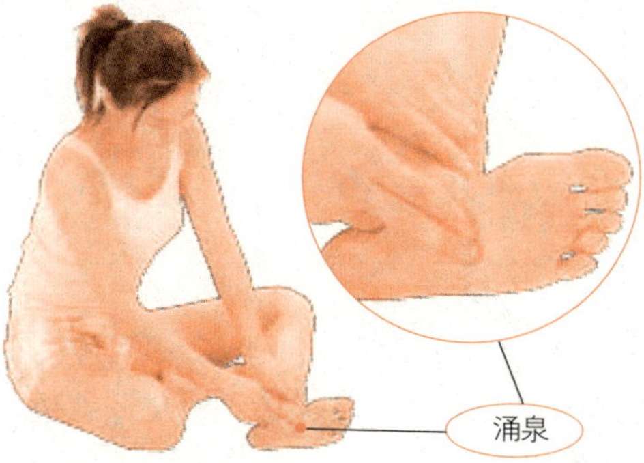


1 擦涌泉穴，点揉太冲、行间、大敦、三阴交穴，各1至2分钟。

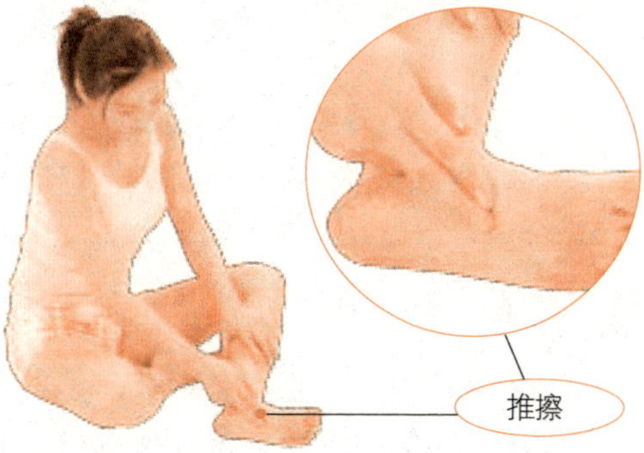


2 可运用推擦手法按摩相应反射区，注意远程足趾，可加用捻掐摇拔等手法。

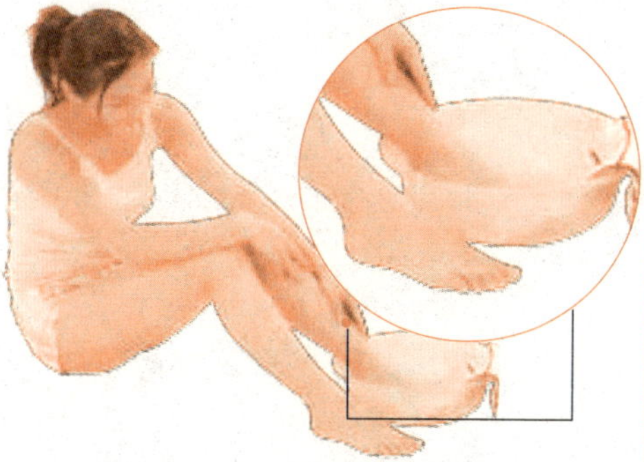

3 在按摩前要用热水浴足并达到一定时间。每次操作要达到肢体温热，随后的按摩要达到肢体温热的程度。

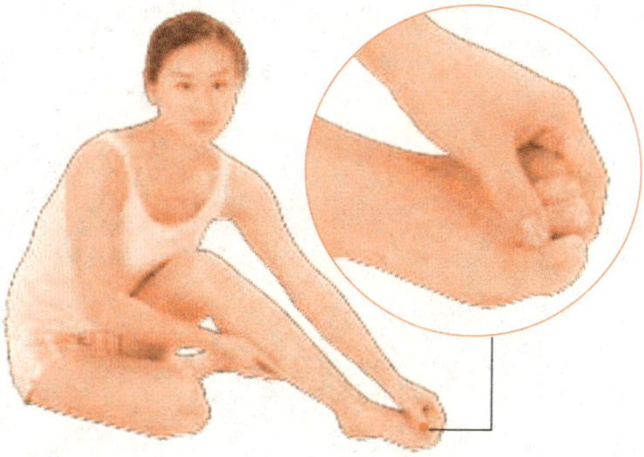

4 还可加用对有关循环系统穴区的操作。

**专家支招**

问：脚气会引发脉管炎吗？

答：不会。脉管炎是一种较顽固的血管疾病，并不是血管壁本身的炎症表现，与细菌感染没有关系，而脚气是一种极常见的真菌感染性皮肤病。所以脚气不会引发脉管炎。

# 062 滑囊炎

滑囊位于关节附近的骨突与肌腱或肌肉及皮肤之间，是由内皮细胞组成的封闭性囊，内壁为滑膜，有少许滑液。滑囊炎是指滑囊的急性或慢性炎症，滑囊是结缔组织中的囊状间隙，少数与关节相通。滑囊炎大多由外伤引起，故又称创伤性滑囊炎。

## 症状反应

主要表现为滑囊积液及疼痛，多发生于肩峰、髅骨前、膝关节、跟腱等部位。常因摩擦、加压而疼痛加重，休息后多能自行缓解。

## 病因分析

滑囊炎可以由损伤引起劳损导致炎症，滑囊可由磨损而增厚。另外，感染病灶所带的致病菌可引起化脓性滑囊炎，痛风合并肘关节部位的鹰嘴和膝关节部位的髌前滑囊炎。滑囊炎还可能与肿瘤有关。

## 足疗治病

### 有效反射区

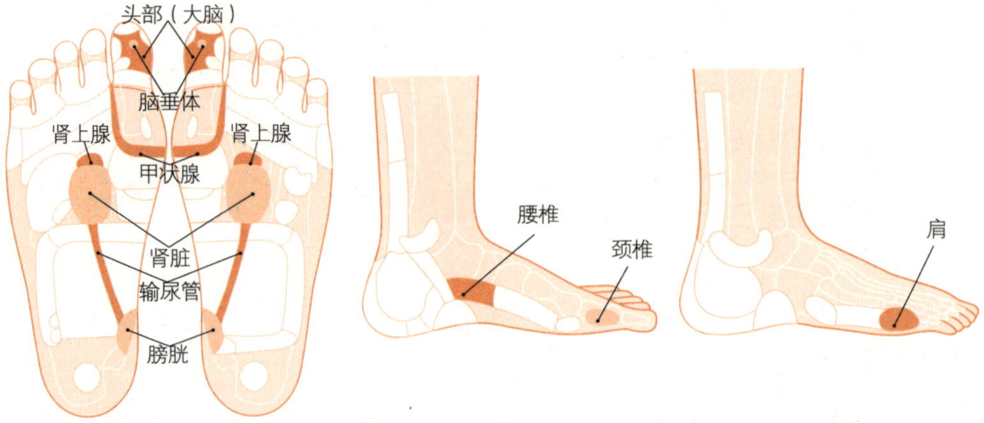


| | | |
|---|---|---|
| 穴　位 | 经穴 | 照海、太溪、昆仑、申脉、仆参、解溪、三阴交 |
| 反射区 | 头部（大脑）、脑垂体、肾上腺、肾脏、甲状腺、肩、腰椎、颈椎、膀胱、输尿管 | |

# 按摩手法

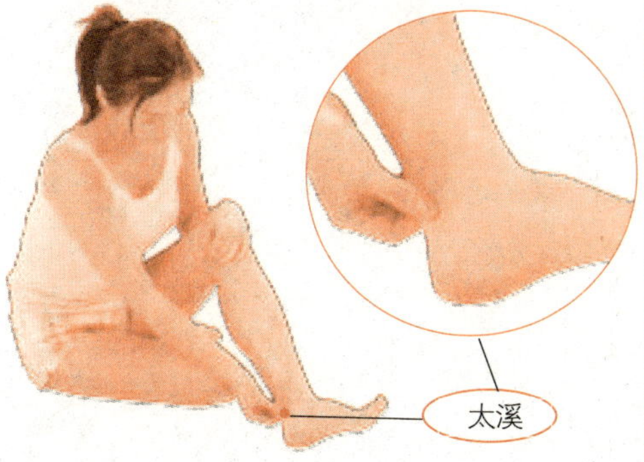


1 选择点按照海、太溪、昆仑、申脉、仆参、解溪、三阴交等穴，各1至2分钟。

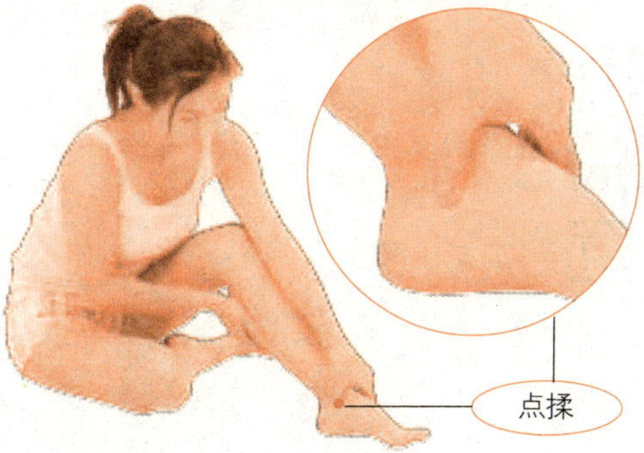


2 认真以按诊诊查脚底，在相应的部位寻找病症的对应点，给以重手法点揉。

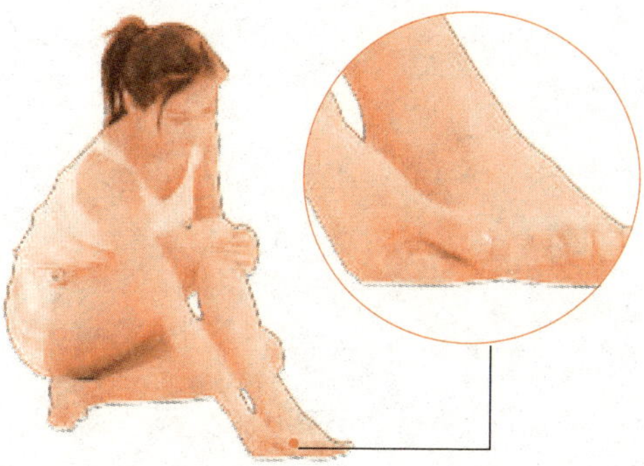

3 脚底反应区可选对应发病部位的相应节段摩推，如肩峰发病可调整反应区、肩区等。

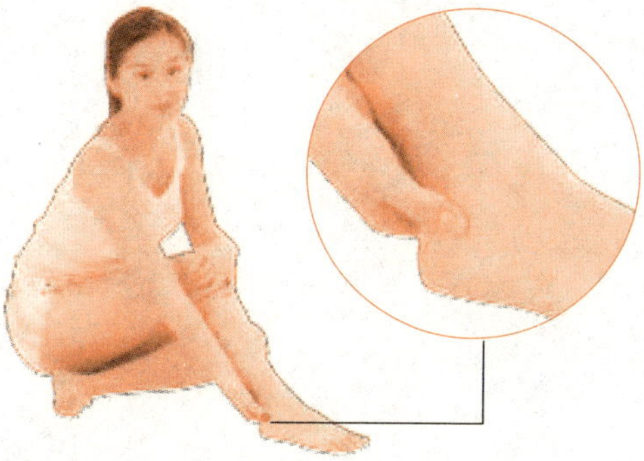

4 应加强休息以利病症痊愈，消除症状后可继续相应穴区的按摩以巩固疗效。

## 专家支招

问：滑囊炎是否和饮食有关？

答：没有关系。滑囊炎是一种常见的疾病，会造成囊四周肿胀、疼痛。滑囊炎不是严重的疾病，通常它会在1~2周内自动痊愈。

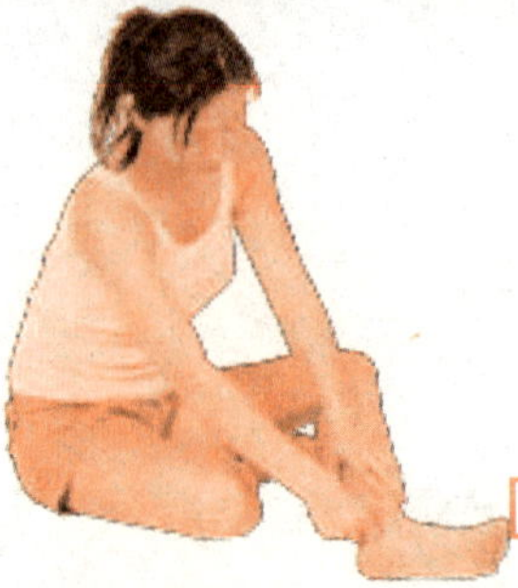

# 第十章

DISHIZHANG

## 妇产科疾病的足疗法

妇产科是临床医学四大主要学科之一，主要研究女性生殖器官疾病的病因、病理、诊断及防治，妊娠、分娩的生理和病理变化、高危妊娠及难产的预防和诊治，女性生殖内分泌，计划生育及妇女保健等。本章主要介绍的是痛经、月经不调等妇产科疾病在足部的反射区及对应的足部按摩手法。

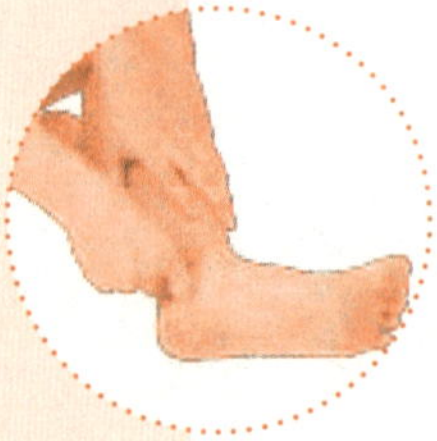

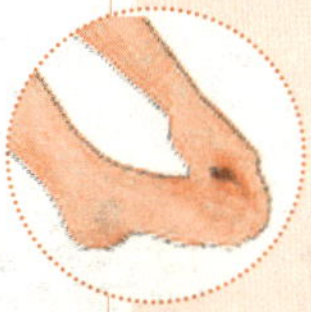
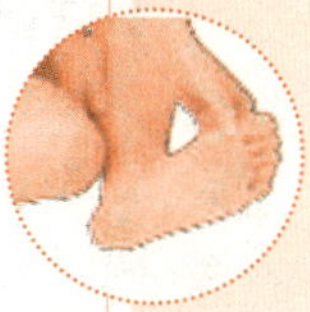
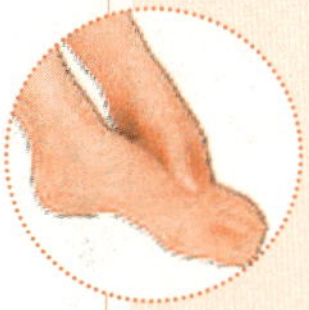
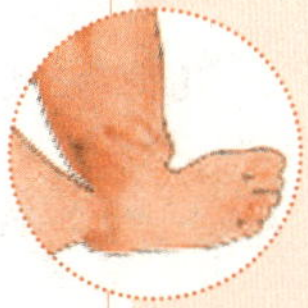

# 本章看点

- **痛经**

  痛经是妇科的常见病和多发病

- **倒经**

  倒经指在行经前后或正值经期出现规律性的衄血

- **胎位不正**

  胎位不正指胎儿在母体子宫内的位置不正

- **妊娠呕吐**

  妊娠呕吐即恶阻，是一种孕期病症

- **盆腔炎**

  盆腔炎是妇女盆腔内的生殖器官及其周围结缔组织发生炎症的总称

- **月经不调**

  月经不调是指月经周期或者月经量异常

- **经行乳胀**

  经行乳胀是指妇女在行经前后或正值经期出现的乳房肿胀疼痛等症状

- **经行头痛**

  经行头痛是指每逢经期，或行经前后出现的头痛症状

- **胎动不安**

  胎动不安多由劳累过度或体质虚弱导致

- **产后便秘**

  产后便秘指产后大便艰涩、数日不解或排便时干燥疼痛，难以解出

- **产后血晕**

  产后血晕多是产时失血过多、气随血脱所致

- **带下病**

  带下病大多是由脾肾虚弱所致的

# 063 痛经

痛经是指妇女在经期或行经前后，出现周期性小腹疼痛、腰酸不适，或痛及腰骶，甚至剧痛昏厥。本病多见于年轻女性，同时可见月经量少，或者经行不畅、经色紫暗有块、腰膝无力等症状。按照病因可分为原发性痛经和继发性痛经两种。

## 症状反应

痛经是妇科常见病和多发病，表现为妇女经期或行经前后，周期性发生下腹部胀痛、冷痛、灼痛、刺痛、隐痛、坠痛、绞痛、痉挛性疼痛、撕裂性疼痛，疼痛延至骶腰背部，甚至涉及大腿及足部，常伴有全身症状。

## 病因分析

痛经一般可能有以下几种因素：1.内分泌因素：排卵后在孕激素作用下，分泌期子宫内膜能合成和释放较多的前列腺素，前列腺素可促进平滑肌收缩、痉挛，以致子宫缺血引起痛经；2.子宫因素；3.子宫内膜若整块脱落，排出不畅亦可刺激子宫收缩产生痛经；4. 少数患者由于精神紧张，对月经生理认识不足，以致产生恐惧而疼痛。

## 足疗治病

### 有效反射区

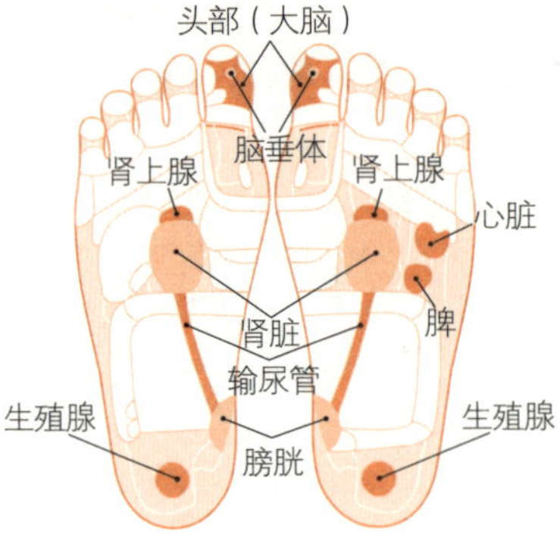


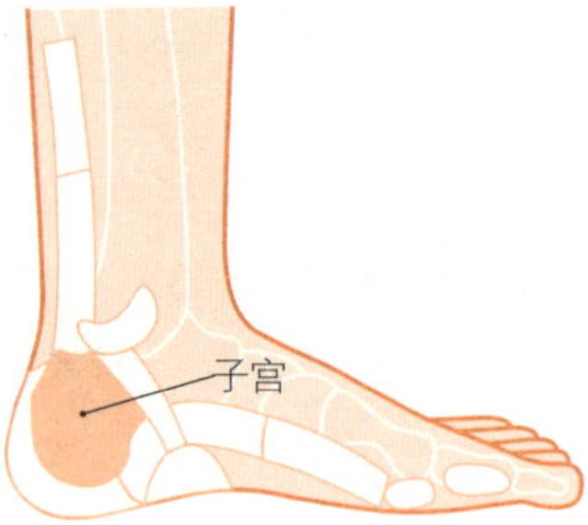


| | | |
|---|---|---|
| 穴 位 | 经穴 | 涌泉、大敦、太冲、行间、公孙、水泉、足通骨、三阴交 |
| | 奇穴 | 28号穴、平痛穴 |
| 反射区 | 头部（大脑）、脑垂体、肾上腺、肾脏、输尿管、膀胱、心脏、脾、生殖腺、子宫 | |

## 按摩手法

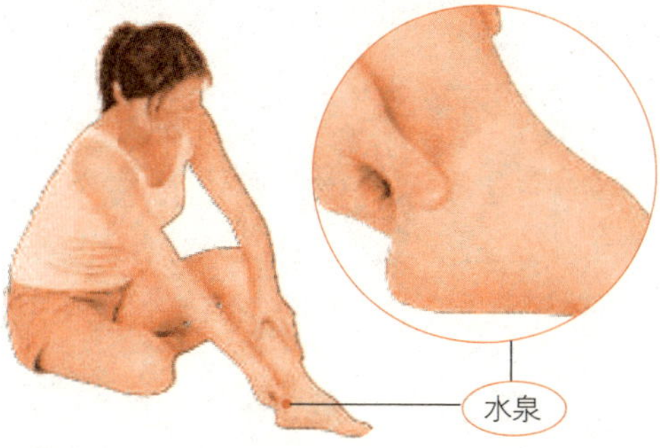


1 用力点按涌泉、大敦、太冲、行间、公孙、水泉、足通骨、三阴交、28号穴等穴，各1至2分钟，掐点足底平痛穴。

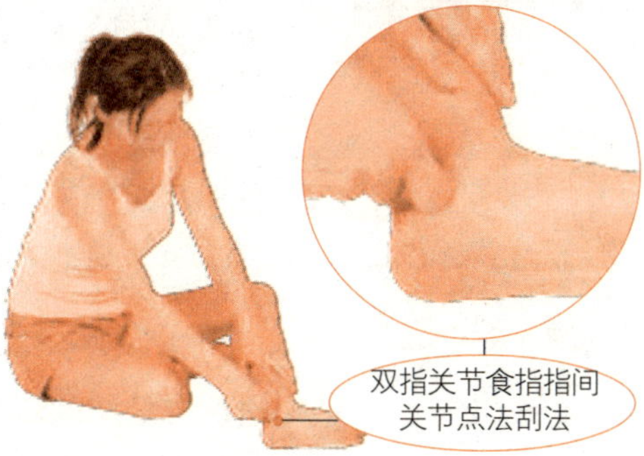


2 持续用拇指指端点法、食指指间关节点法、拇指关节刮法、按法、拳刮法、拇指推法、擦法、拍法等用于相应反射区，各操作3至5分钟，以局部胀痛为佳，重点在生殖腺、子宫、肾反射区。

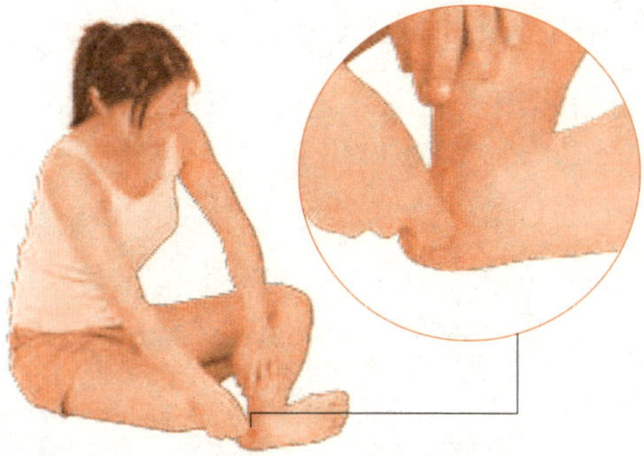

3 重点足跟，捻摇各指。

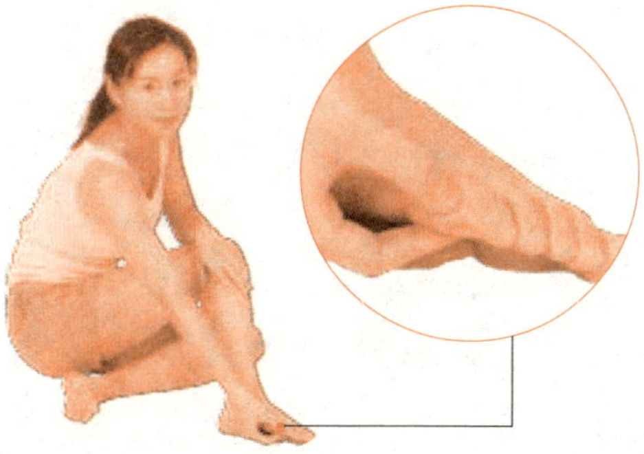

4 发病时的按摩手法应有力深透，平时可以适度手法操作以保健预防作用。



### 专家支招

问：痛经会不会导致不孕？

答：大量临床资料表明，不孕症中伴有痛经者占56%，并且发现痛经一旦消除，患者也随即受孕。由此可见痛经与不孕的关系确实是非常密切的，同时也表明古人所谓“种子先调经，经调孕自成”的观点正确。

# 064 倒经

在行经前1～11天，或正值经期，或在经后，出现规律性的衄血，甚则口中吐血者，称倒经，又叫做经行吐衄。表现为除阴道流血外，鼻子（或口腔）也会流少量的血，持续天数不等，多发于月经来潮前1～2天或行经期间，且像月经来潮具有周期性。

## 症状反应

经前或正值经期即出现有规律的鼻衄、吐血，甚或出现血泪、血汗、咯血、便血、血尿、皮下瘀斑等，伴有口干、咽燥等血热症状；患者常可因吐血、鼻衄而致月经量减少，甚至无经血排出。

## 病因分析

倒经的原因，一是在鼻中隔前下方有一个血管丰富而脆弱的区域，该区域对雌激素较为敏感。月经期女孩体内此激素增多，受增多的雌激素刺激，该区域会出现鼻粘膜血管增生，肿胀充血症状，最后破裂流血。二是子宫内膜异位症引起，病因可能和各脏层上皮分化异常相关。血液病也是引起倒经的因素之一。中医认为倒经是由血热、气机不利等因素引起的。

## 足疗治病

### 有效反射区

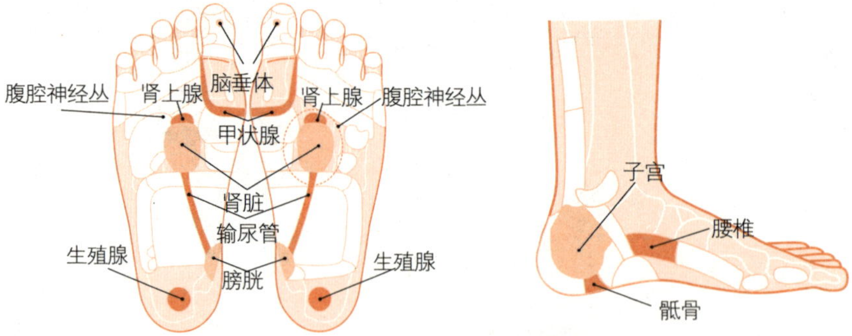


| | | |
|---|---|---|
| 穴 位 | 经穴 | 内庭、昆仑、京骨、至阴、涌泉、三阴交 |
| | 奇穴 | 再生、膀胱区 |
| 反射区 | 肾脏、肾上腺、输尿管、膀胱、脑垂体、甲状腺、生殖腺、子宫、腹腔神经丛、腰椎、骶骨 | |

# 按摩手法

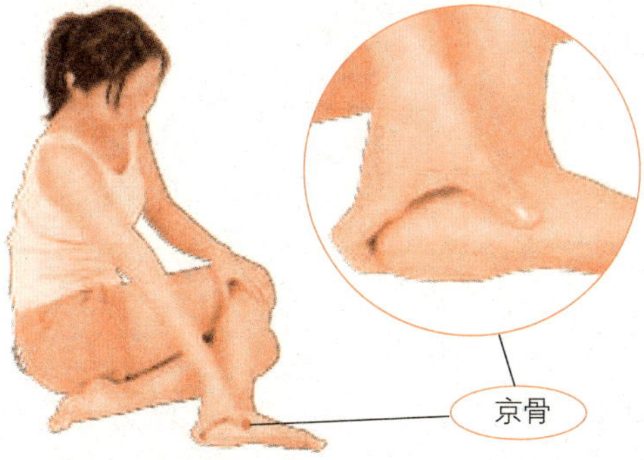


1 持续点揉内庭、昆仑、京骨、至阴、涌泉、三阴交、再生、膀胱区等穴，各1至3分钟。

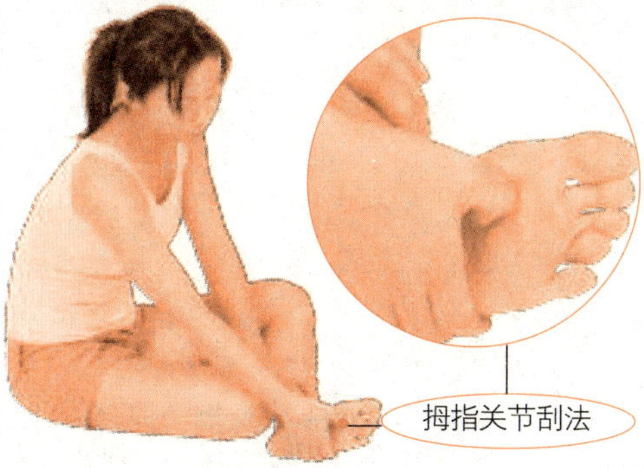


2 持续用拇指指端点法、食指指间关节点法、拇指关节刮法、按法、食指关节刮法、双指关节刮法、拳刮法、拇指推法、擦法、拍法等用于相应反射区，各操作3至5分钟，以局部胀痛为佳。

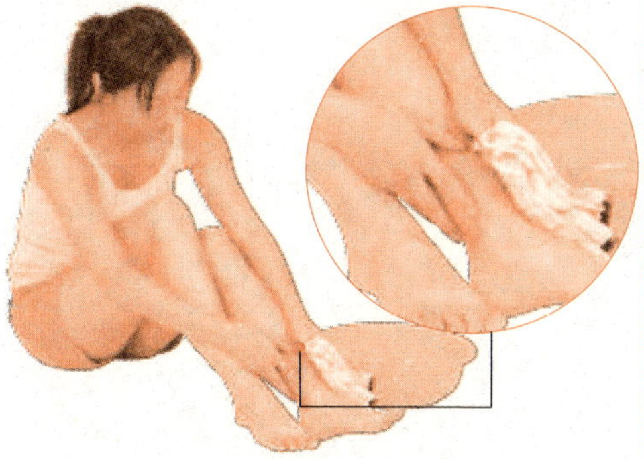

3 患病期间，可经常用湿热毛巾擦足。

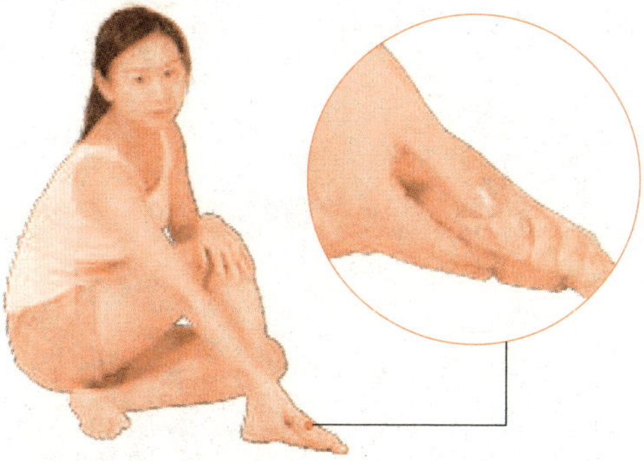

4 患此病者，按摩手法宜迅速深透，平时无病时按摩也可起到防治调整的目的。

## 专家支招

问：治疗倒经要注意什么？

答：患有倒经的青年女性，生活要有规律，要劳逸结合，情绪不要紧张，要保持心情愉快；在经期要避免剧烈运动和精神刺激。多吃蔬菜、水果和富含维生素的食物。忌食辛辣等刺激性强的食物。经常倒经的青年女性，最好到医院检查。若是子宫出现异位症，那么还应该进行进一步的治疗。

# 065 胎位不正



胎儿在分娩前，以枕前位占绝大多数，枕先露为正常胎位。除此之外，枕后位、臀位、臂位均属胎位不正。如果在产前检查时发现，应及时纠正复位，以免生产时出现难产。

## 症状反应

孕妇正常生产的顺序是胎儿头部先出来，若是下半身先产出，甚至肩膀、手臂等部位先产出，即称为“胎位不正”。最常见的就是所谓的臀位，即屁股朝向子宫颈口及产道的方向，其他如斜位或横位(肩部或躯干部位朝向产道)者较少，但也有发生。

## 病因分析

大约有3%的准妈妈可能胎位不正(臀位)，引起的原因有：1.早产；2.胎儿畸形；3.羊水不正常；4.胎儿生长过慢；5.脐带太短；6.子宫畸形；7.胎盘不正常；8.骨盆狭窄；9.多胎等。故发现后必须详查胎儿与准妈妈的身体状况是否正常。

## 足疗治病

### 有效反射区

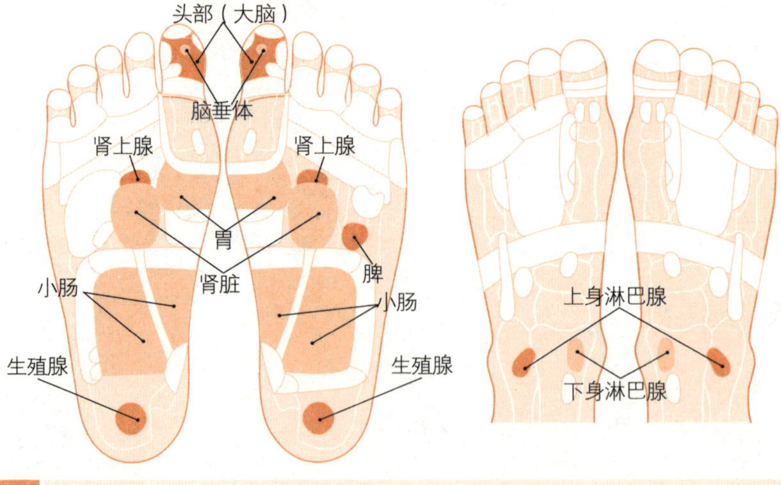


| | | |
|---|---|---|
| 穴　位 | 经穴 | 至阴、涌泉 |
| 反射区 | 头部（大脑）、脑垂体、肾上腺、肾脏、脾、胃、小肠、生殖腺、上身淋巴腺、下身淋巴腺 | |

# 按摩手法

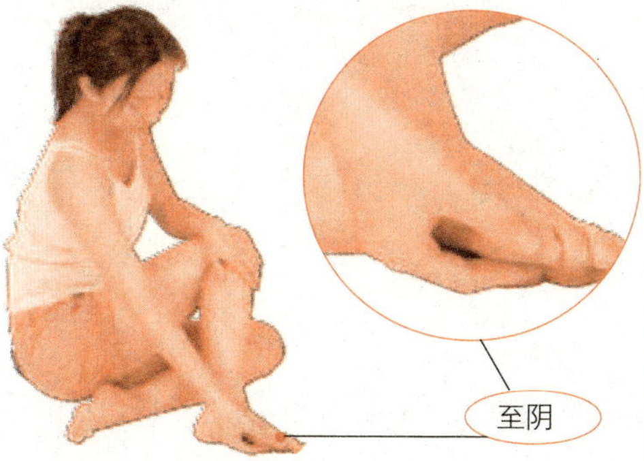


1 擦捻足部至阴、涌泉穴至发热，亦可熏灸。

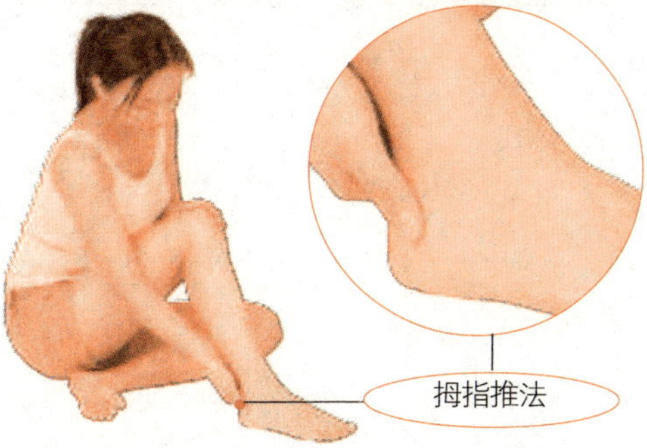


2 持续用拇指指端点法、食指指间关节点法、拇指关节刮法、按法、食指关节刮法、双指关节刮法、拳刮法、拇指推法、擦法、拍法等作用于相应反射区，各操作3至5分钟，以局部胀痛为佳。

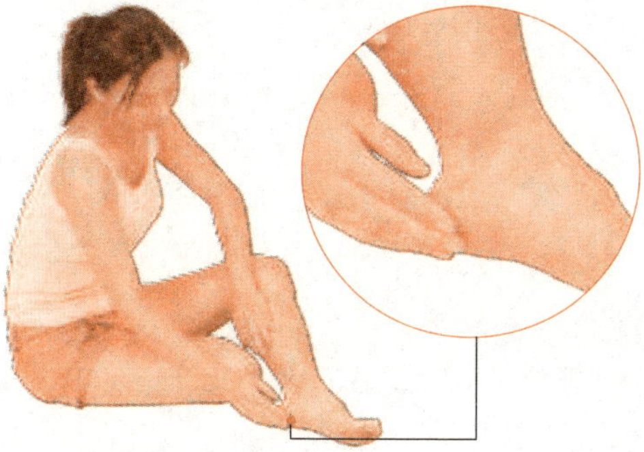

3 擦热足心，摩运足跟。可用温热水浴脚底再按摩。

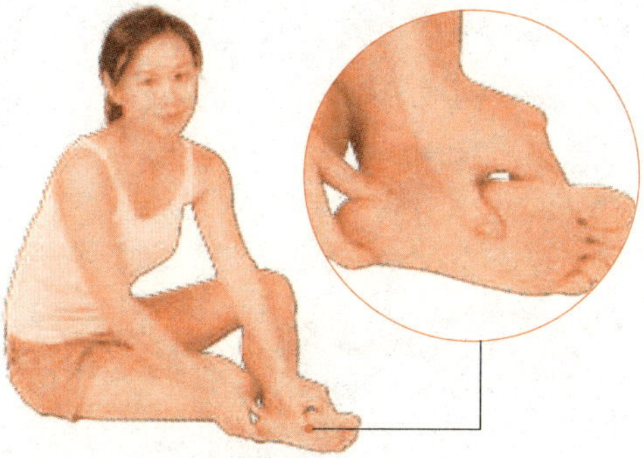

4 注意脚底保温，手法宜轻快，不能重滞用力过猛。按摩时患者宜精神放松，不要过分紧张。

**专家支招**

问：胎位不正会有哪些危害？

答：如果妊娠7个月胎儿头部仍不在最下面，其他部位在最下面，就称为胎位不正。其中包括臀部在最下面，叫臀位。或者脚部在最下面的叫足位。或者胎儿横在子宫里叫横位。胎位不正容易造成分娩不顺利，损害母体和胎儿，引起胎儿窒息，母亲产道损伤。严重者会引起母子生命危险。所以，一旦发现应立即向医生寻求帮助，小心处理！

# 066 妊娠呕吐



妊娠呕吐即中医所说的恶阻，是指受孕后2～3个月内，反复出现的以恶心、呕吐、厌食或食入即吐为主要症状的孕期病症。偶有少数孕妇反应严重，恶心呕吐频繁，不能进食，以致影响身体健康。一般3个月后即可逐渐消失。

## 症状反应

妊娠早期，出现晨起恶心呕吐、头晕厌食、倦怠，或呕吐酸水、苦水、胸满胁痛、嗳气叹息、口苦心烦的症状。

## 病因分析

1. 由于激素刺激，胎盘分泌的雌激素会引起呕吐中枢的兴奋而发生呕吐，多胎妊娠妇女发生呕吐的几率要比单胎妇女大得多，症状也更严重。2. 精神紧张和神经功能不稳定的妇女更容易发生呕吐。甚至出现不断呕吐，完全不能进食、进水，要靠输液来维持生命的状况。此外，异位妊娠、葡萄胎、妊娠高血压综合征也容易引起呕吐。

## 足疗治病

### 有效反射区

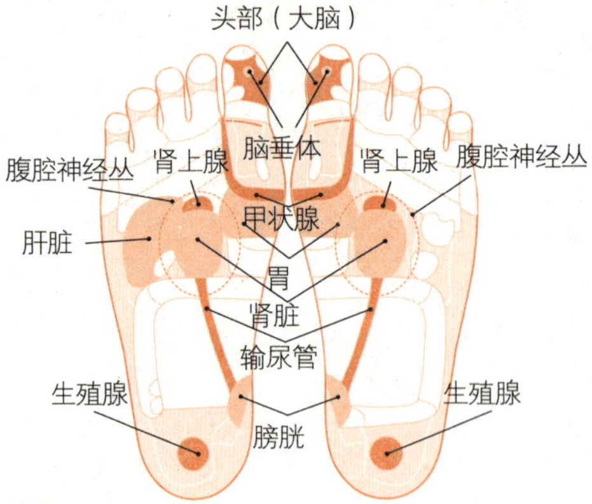


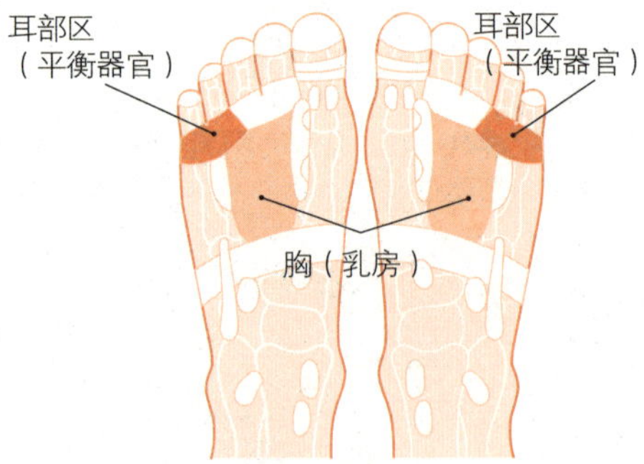


| | | |
|---|---|---|
| 穴位 | 经穴 | 冲阳、太白、隐白、厉兑、内庭、公孙、三阴交 |
| | 奇穴 | 8号穴、10号穴、19号穴 |
| 反射区 | 头部（大脑）、脑垂体、肾上腺、肾脏、甲状腺、胸（乳房）、腹腔神经丛、肝脏、胃、输尿管、膀胱、生殖腺、耳部区（平衡器官） | |

# 按摩手法

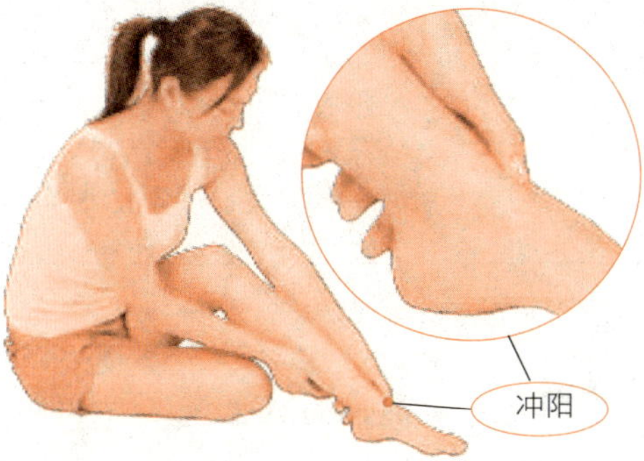


1 按揉冲阳、太白、隐白、厉兑、内庭、公孙、三阴交、8号穴、10号穴、19号穴，各1至2分钟。

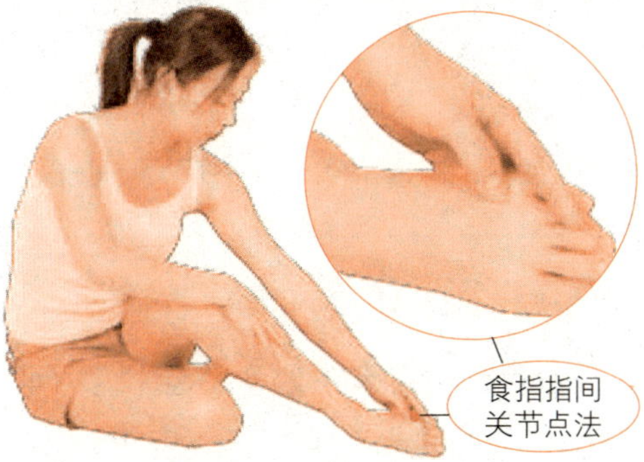


2 持续用拇指指端点法、食指指间关节点法、拇指关节刮法、按法、食指关节刮法、双指关节刮法、拳刮法、拇指推法、擦法、拍法等手法作用于相应反射区，各操作3至5分钟，以局部胀痛为佳。

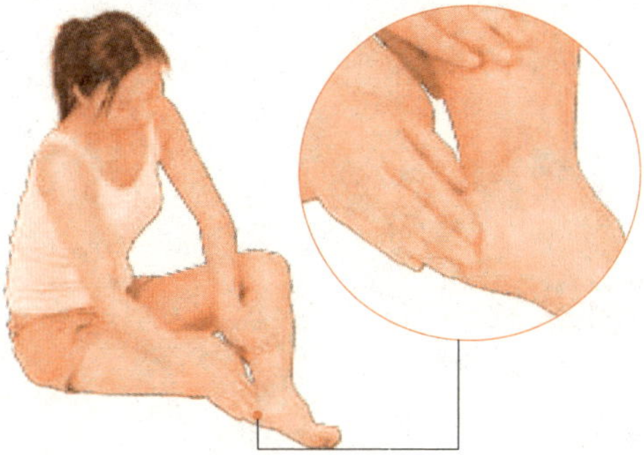

3 擦热足心。

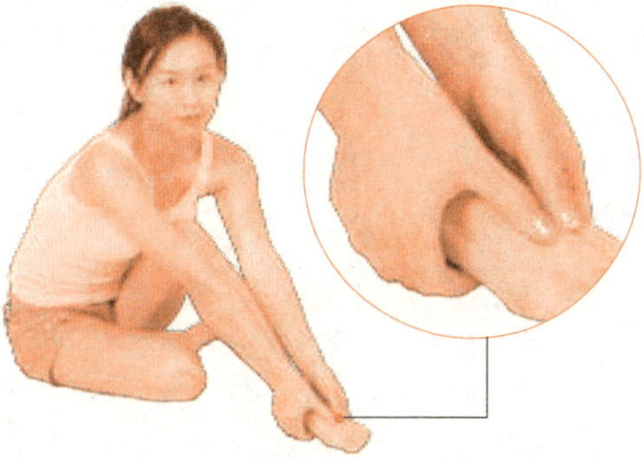

4 按摩前应先用净水浴足。按摩时的手法要持续和缓，以免对胎儿造成不良影响。

**专家支招**

问：妊娠呕吐对胎儿有没有影响？

答：许多怀孕的妇女在妊娠早期，会出现食欲异常、恶心、呕吐等生理性的妊娠反应，程度轻的孕妇虽厌食，经常恶心，但可进食，并且吃进去的食物并不会全部吐掉，这样的情况对胎儿并没有太大影响。一般的妊娠呕吐只要孕妇正确对待，对胎儿发育无明显影响，而妊娠剧吐则应高度重视，保持积极的心态与医生配合治疗，绝大多数孕妇都可顺利渡过此关。

# 067 盆腔炎

盆腔炎是妇女盆腔内的生殖器官（子宫、输卵管、卵巢）及其周围结缔组织发生炎症的总称，炎症可局限于一个部位，也可几个部位同时发病。急性发病时，有发热、下腹痛和局部触痛症状。转为慢性时，则有腰酸、月经不调和不孕等症状。

## 症状反应

1.盆腔炎患者一般全身症状多不明显，有时可有低热，易感疲乏。病程时间较长者，可能会有神经衰弱症状，如精神不振、周身不适、失眠等。2.下腹部坠胀、疼痛及腰骶部酸痛。3.由于盆腔瘀血，患者可能月经增多；卵巢功能损害时可能月经不调；输卵管粘连阻塞时可致不孕。

## 病因分析

盆腔炎一般由以下几个因素导致：月经期不注意卫生；临近器官的炎症蔓延；产后或流产后感染；妇科手术后感染，经期盆浴，处理分娩、流产、阴道手术时消毒不严等。

## 足疗治病

### 有效反射区

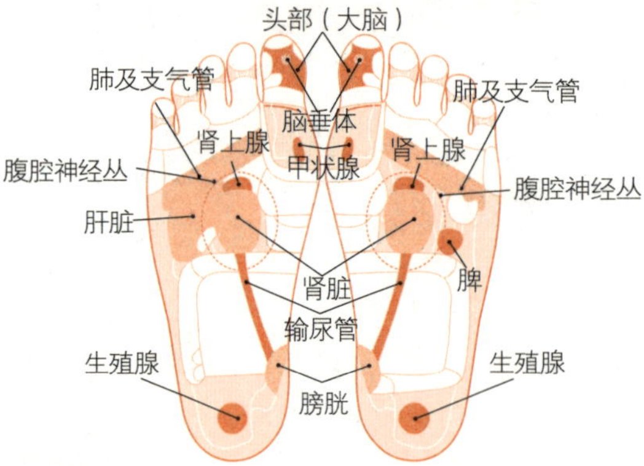


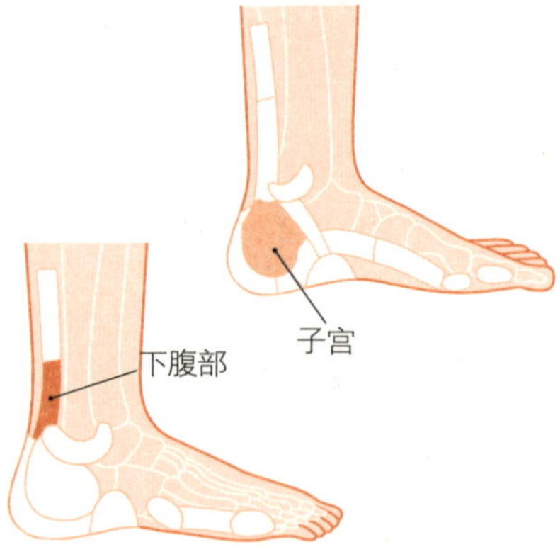


| | | |
|---|---|---|
| 穴 位 | 经穴 | 涌泉、行间、中封、太冲、太溪、水泉 |
| | 奇穴 | 八风 |
| 反射区 | 头部（大脑）、脑垂体、肾脏、肾上腺、输尿管、膀胱、肺及支气管、甲状腺、子宫、腹腔神经丛、下腹部、肝脏、脾、生殖腺 | |

# 按摩手法

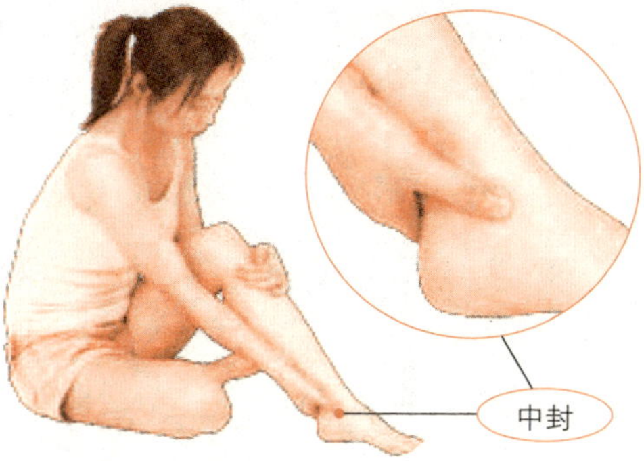


1 点揉涌泉、行间、中封、太冲、太溪、水泉等穴，各1至3分钟，点掐八风。

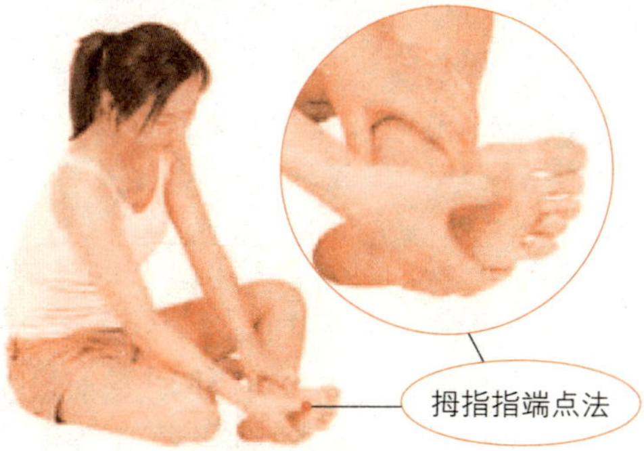


2 持续用拇指指端点法、食指指间关节点法、拇指关节刮法、按法、食指关节刮法、双指关节刮法、拳刮法、拇指推法、擦法、拍法等作用于相应反射区，各操作3至5分钟，以局部酸胀为佳。

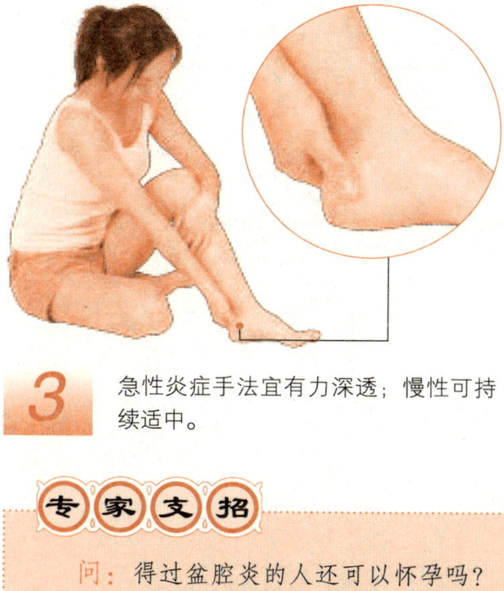

3 急性炎症手法宜有力深透；慢性可持续适中。

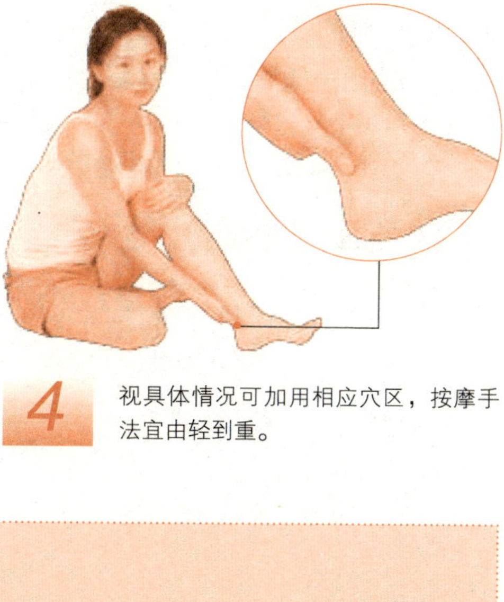

4 视具体情况可加用相应穴区，按摩手法宜由轻到重。

**专家支招**

问：得过盆腔炎的人还可以怀孕吗？

答：如果急性盆腔炎经过及时有效的治疗，绝大多数患者可以正常怀孕分娩，但也有一部分患者由急性盆腔炎转变为慢性，此时的治疗效果往往不佳，而且患者易出现输卵管堵塞而致治疗失败，因此，应该尽量避免类似情况的发生。盆腔炎是指女性内生殖器及其四周的结缔组织、盆腔腹膜发生炎症，其中最常见的是输卵管炎和输卵管卵巢炎。该疾病最大的危害就是堵塞输卵管，形成继发性不孕。所以遇到这种情况应该坚持到正规的医院，找专科的妇科医师进行诊断和治疗，以免误诊。选择药物要得当，治疗要充分及时，必要时可以采取手术治疗并且要坚持治疗。

◎ 手足对症按摩

# 068 月经不调

月经不调是指月经周期或者月经量异常。其中月经周期提前7天以上，甚至一月两次，称为经早；月经周期推迟7天以上，甚至四五十天一潮，称为经迟；月经周期或提前或延后7天以上者，统称为经乱。

## 症状反应

月经不调表现为月经周期或出血量的异常，或是月经前、经期时的腹痛。皮肤变粗糙，脾气急躁，乳房胀痛，乳腺增生。

## 病因分析

一般情况下，月经不调可能是由不良习惯导致的， 主要有：情绪异常。很多女性朋友由于心情压抑、生闷气或遭受重大精神刺激和心理创伤，抑制脑下垂体的功能，使卵巢分泌激素水平下降及不排卵，月经就会开始紊乱；贪凉。女性经期受寒会使盆腔内的血管收缩，导致卵巢功能紊乱，引起月经量过少，甚至闭经。

## 足疗治病

### 有效反射区

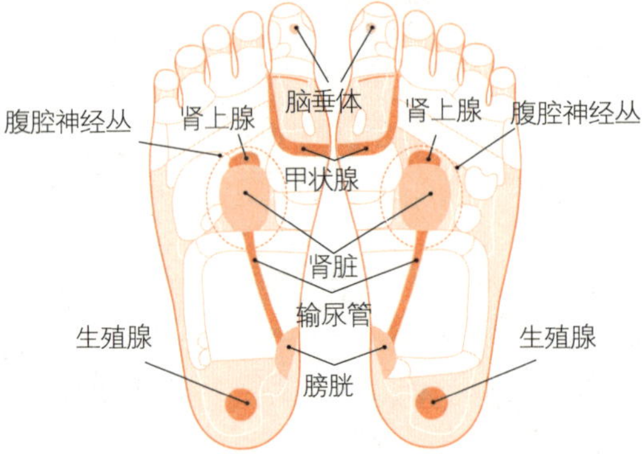


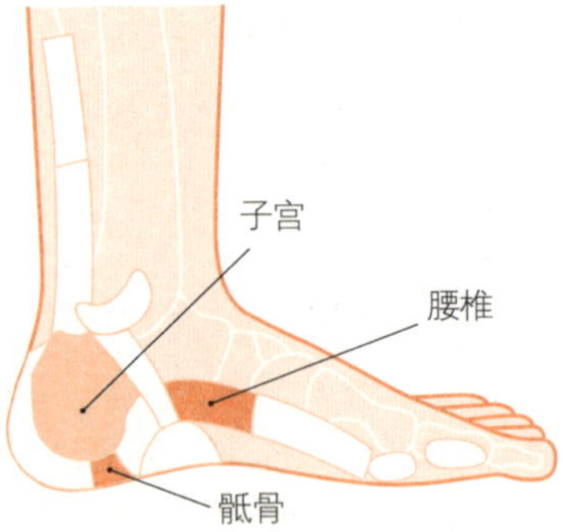


| | | |
|---|---|---|
| 穴 位 | 经穴 | 三阴交、太溪、太冲、行间、然谷、照海、公孙、水泉 |
| | 奇穴 | 八风 |
| 反射区 | 肾脏、肾上腺、输尿管、膀胱、脑垂体、甲状腺、生殖腺、子宫、腹腔神经丛、腰椎、骶骨 | |

# 按摩手法

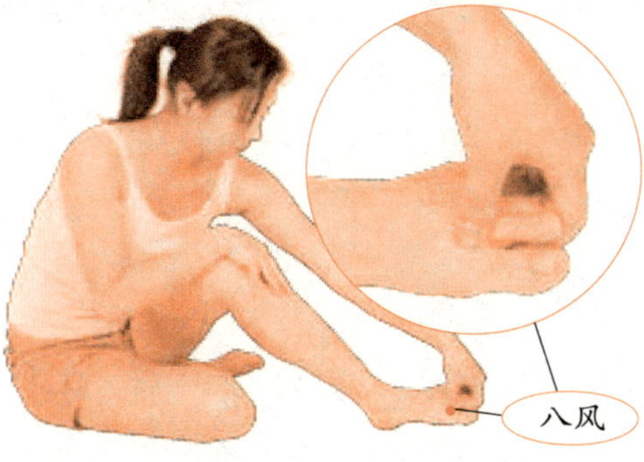


1 点揉三阴交、太溪、太冲、行间、然谷、照海、公孙、水泉穴，各1至3分钟，点掐八风。

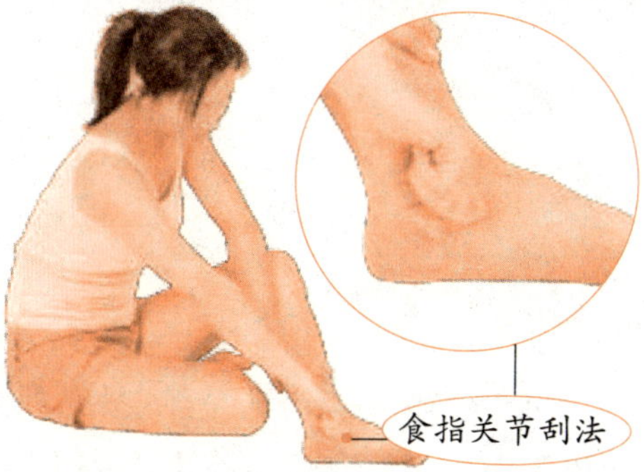


2 持续用拇指指端点法、食指指间关节点法、拇指关节刮法、按法、食指关节刮法、双指关节刮法、拳刮法、拇指推法、擦法、拍法等作用于相应反射区，各操作3至5分钟，以局部胀痛为佳。

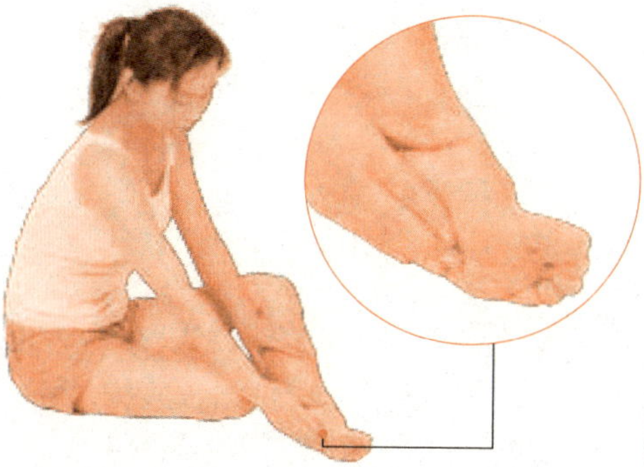

3 擦足心、足跟。

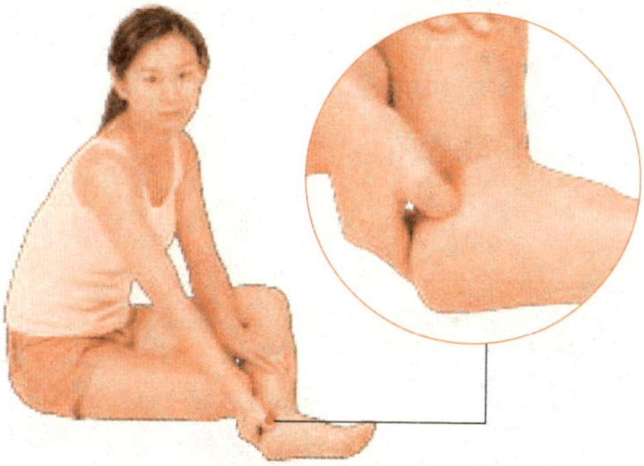

4 患此病者，按摩手法宜中度而持续，如有持续月经不调的现象，应做进一步检查。

**专家支招**

问：贫血和经期出血多有关系吗？

答：有必然的联系。因为每个月出血很多，补回来的不够，长期以来就引起贫血，贫血可以导致很多问题，对健康有很大的危险。经期大量的出血可以导致休克，一定要治疗。

# 069 经行乳胀

经行乳胀是指妇女每到行经前或正值经期、经后，出现乳房肿胀，或乳头痒痛，甚至不能触衣的症状，是性成熟女性的常见病。经行乳胀往往在月经来临前 3 ~ 7 天发生。

## 症状反应

经前乳房胀，甚至乳房有结块，乳头痒痛，不能近衣，经后痛止而块消。月经来而不畅，时兼小腹胀。舌苔薄，脉弦。伴有胸肋胀闷，喜叹息，或目涩，咽干口燥，五心烦热。

## 病因分析

本病主要是由气机不畅，痰瘀阻滞，脉络欠通，或肝肾精亏导致。如，肝郁气滞：情志不舒，肝气郁结，气机不畅，乳络郁滞，故见经行乳胀；血瘀阻络：肝气郁结日久，气滞则血凝，气血瘀滞，阻塞乳络。经前气血充盛，血脉壅滞，以致乳房气血运行不畅而成本病；肝郁脾虚：郁怒伤肝，肝气横逆，侮犯脾土，脾运失常，升降失司，脉络不和，发为乳胀。

## 足疗治病

### 有效反射区

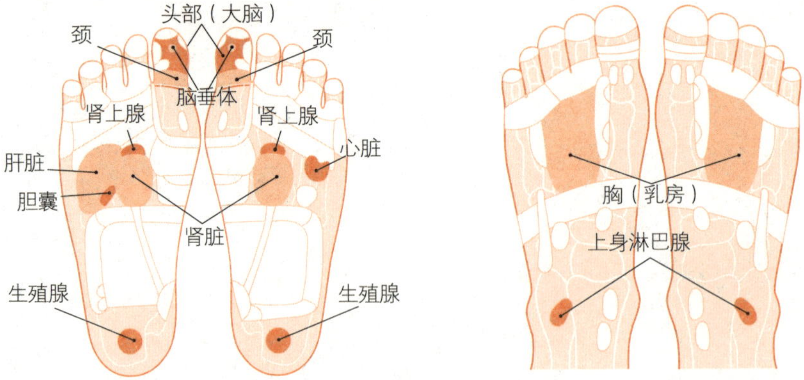


| 穴 位 | 经穴 | 涌泉、行间、太冲、三阴交 |
|---|---|---|
| 反射区 | 头部（大脑）、脑垂体、肾上腺、肾脏、胸（乳房）、颈、心脏、肝脏、胆囊、生殖腺、上身淋巴腺 | |

# 按摩手法

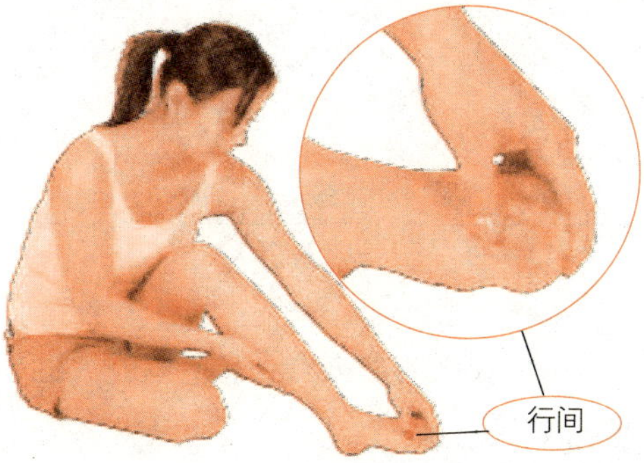


1 点按涌泉、行间、太冲、三阴交，各2至3分钟。

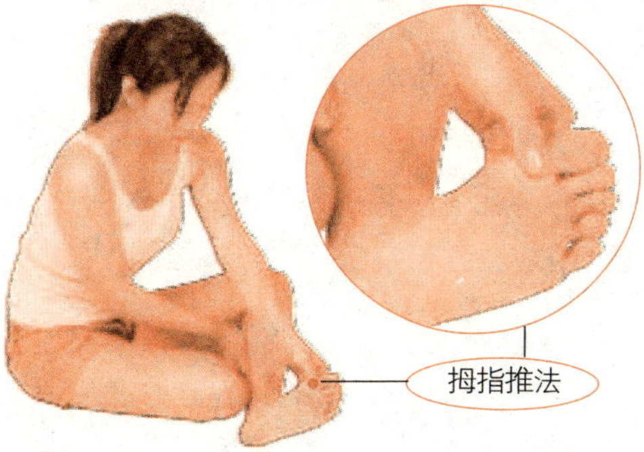


2 持续用拇指指端点法、食指指间关节点法、拇指关节刮法、按法、食指关节刮法、双指关节刮法、拳刮法、拇指推法、擦法、拍法等作用于相应反射区，各操作3至5分钟，以局部胀痛为佳。

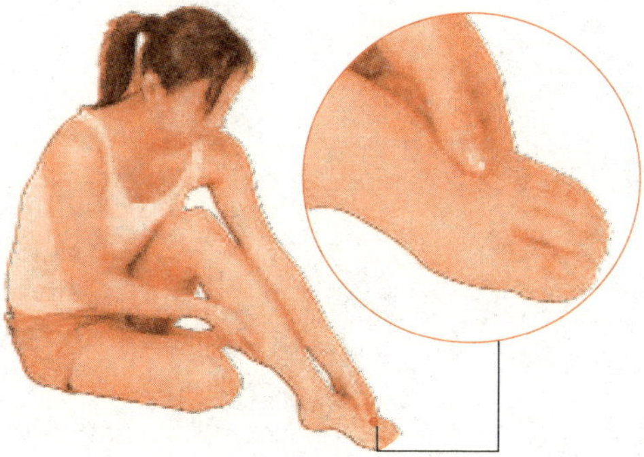

3 在按摩操作中，可配合加用头部、胸部的相应穴区，亦可配合进行深呼吸、扩胸等动作。

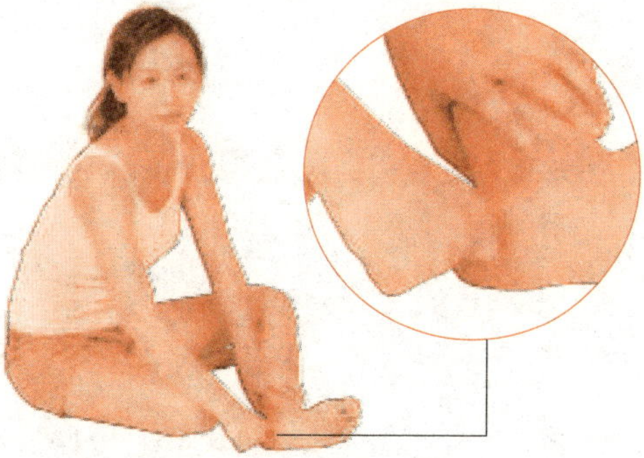

4 按摩手法应由轻至重，自我活动幅度亦由小到大。



**专家支招**

问：经行乳胀应注意哪些方面？

答：一般需注意以下几个方面：1. 保持心情舒畅，情绪乐观，并注意充分休息。2. 注意乳房保护，选择合适的文胸，并积极治疗乳房疾病，进行乳房保健按摩。3. 饮食和生活有规律，多吃具有行气通经的食物，如橘子、丝瓜、荔枝、山药等，忌食刺激性食物。4. 经期多休息。

# 070 经行头痛

经行头痛是指每逢经期，或行经前后，出现以头痛为主症的现象，可兼见头晕、目眩、心悸乏力或口苦心烦、小腹疼痛等症状。多见于育龄期妇女或更年期尚未绝经者。

## 症状反应

该病发作时，头昏脑涨、急躁易怒、食欲不振，甚则头痛欲裂、恶心呕吐、面白肢冷，心悸少寐，神疲乏力，多发于青春期和更年期妇女。

## 病因分析

若素体血虚，经行时益感不足，血不上荣，或因瘀血内阻，络脉不通，或因清志内伤，气郁化火，皆可导致本病。长期慢性失血，或脾虚化源不足，经行时精血下注冲任，阴血益感不足，脑失所养也会导致头痛。肝火旺盛、气郁化火，情怀不畅，肝失条达，气机不宜，血行不畅，经行时气血下注于胞都会导致经行头痛。

## 足疗治病

### 有效反射区

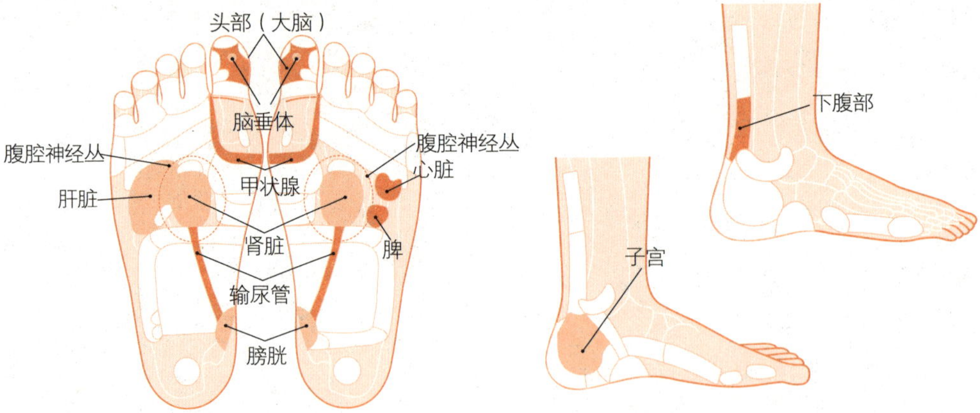


| | | |
|---|---|---|
| 穴　位 | 经穴 | 涌泉、解溪、太冲、陷谷、昆仑、申脉、足通谷 |
| | 奇穴 | 24号穴、26号穴 |
| 反射区 | 头部（大脑）、脑垂体、肾脏、输尿管、膀胱、心脏、肝脏、脾、下腹部、子宫、甲状腺、腹腔神经丛 | |

# 按摩手法

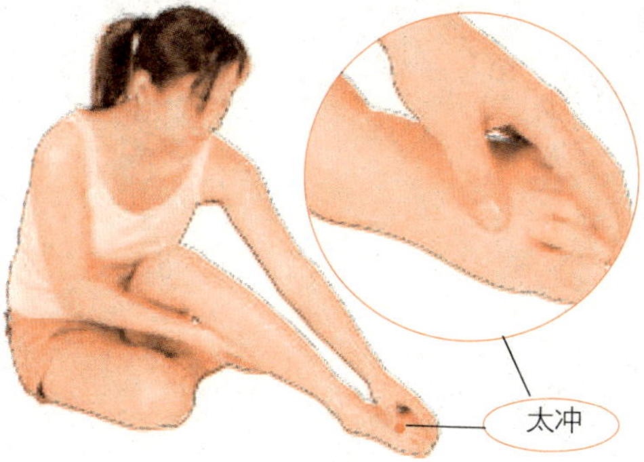


1 按揉涌泉、解溪、太冲、陷谷、昆仑、申脉、足通谷、24号穴、26号穴，各2分钟左右。

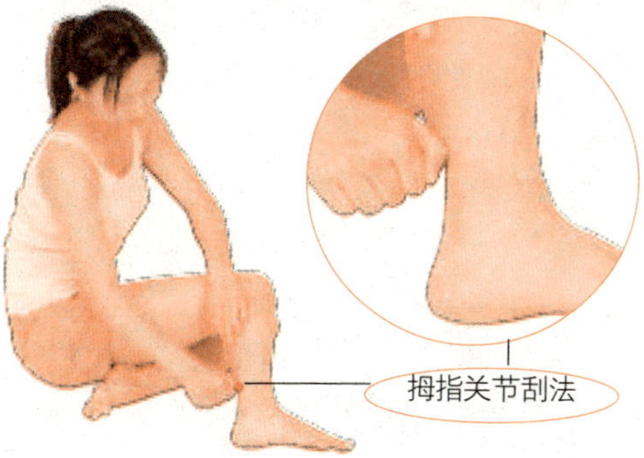


2 持续用拇指指端点法、食指指间关节点法、拇指关节刮法、按法、食指关节刮法、双指关节刮法、拳刮法、拇指推法、擦法、拍法等作用于相应反射区，各操作3至5分钟，以局部胀痛为佳。

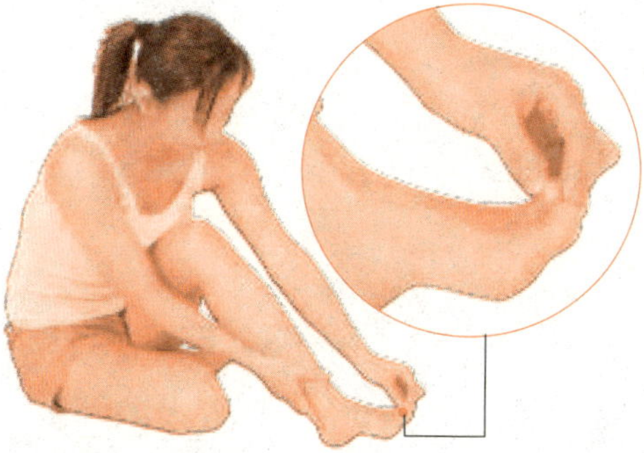

3 摇拔各趾，擦足心及足跟。

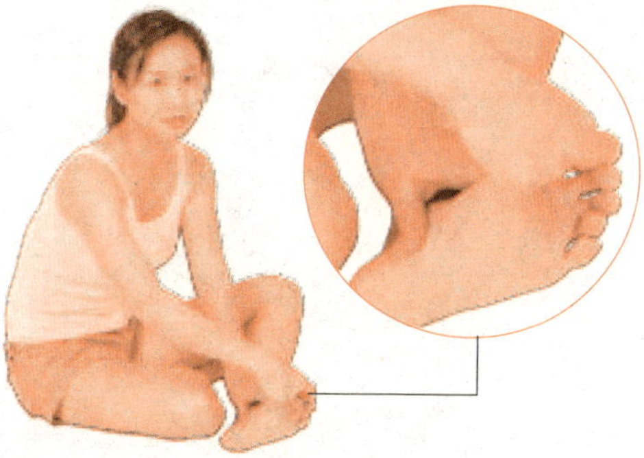

4 发病时按摩手法宜有力深透，平时则应适中。

## 专家支招

问：经期染发会导致头痛吗？

答：每逢经期或行经前后，出现头痛为主症者，称为“经行头痛”。染发剂主要有过敏、致癌、损伤肝肾三大危害。妇女在生理期皮肤更为敏感，很容易受到染发剂的危害，因此，应避免经期染发。经行头痛需注意控制自己情绪，保证充足的睡眠，防止过劳，避免辛辣、刺激之食品，同时可进行中医药治疗。

# 071 胎动不安

胎动不安又称胎漏。临床常见妊娠期阴道少量出血，持续数日或数周，时下时上。也可表现为妊娠期仅有腰酸腹痛，或下腹坠胀，或伴有阴道少量出血的症状，经过治疗及休息，如胎儿存活，一般仍可继续妊娠。

## 症状反应

腰酸腹痛，或小腹坠胀，或伴有少量阴道流血。

## 病因分析

造成胎动不安的主要原因有：遗传基因的缺陷、外界不良因素的影响、内分泌功能失调、生殖器官畸形、母子血型不和等。中医认为此症主要与肾气不足、气血虚弱、穴热等因素有关。大部分胎动不安都是因为劳累过度或体质虚弱导致的。

## 足疗治病

### 有效反射区

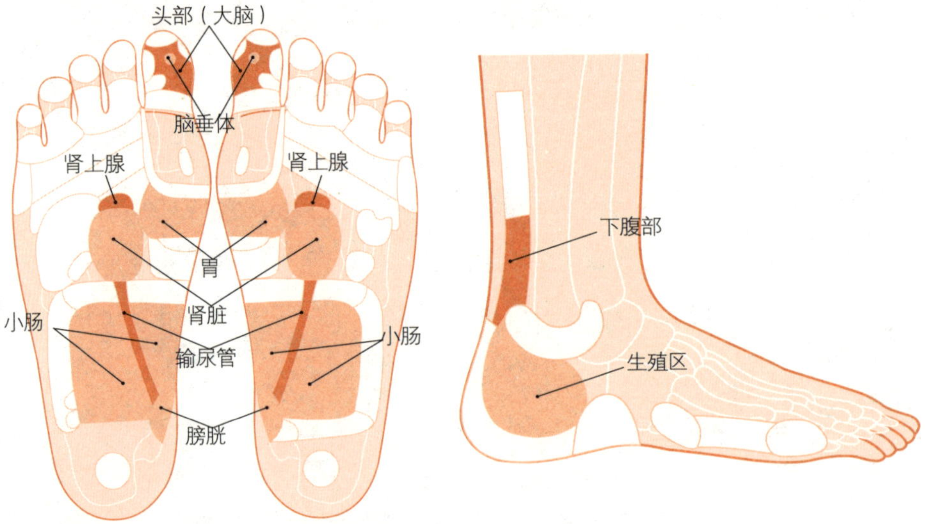


| | | |
|---|---|---|
| 穴 位 | 经穴 | 涌泉、太溪、至阴、三阴交 |
| 反射区 | 头部（大脑）、脑垂体、肾上腺、肾脏、胃、小肠、生殖区、输尿管、膀胱、下腹部 | |

# 按摩手法

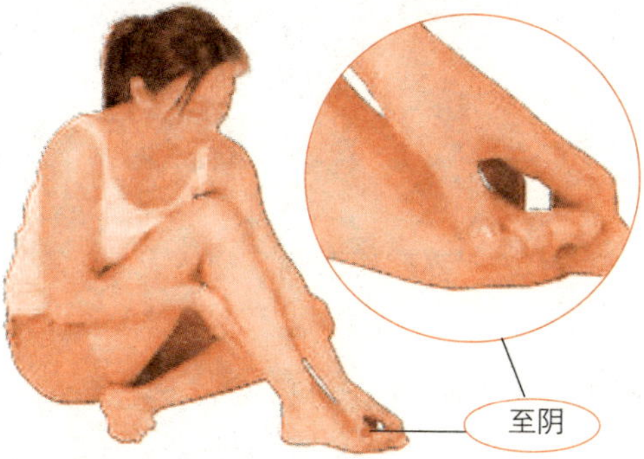


**1** 按揉涌泉、太溪、至阴、三阴交，各1至2分钟。

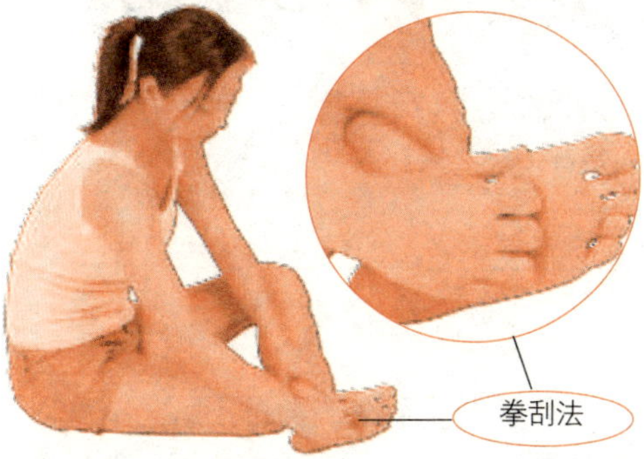


**2** 持续用拇指指端点法、食指指间关节点法、拇指关节刮法、按法、食指关节刮法、双指关节刮法、拳刮法、拇指推法、擦法、拍法等作用于相应反射区，各操作3至5分钟，以局部胀痛为佳。

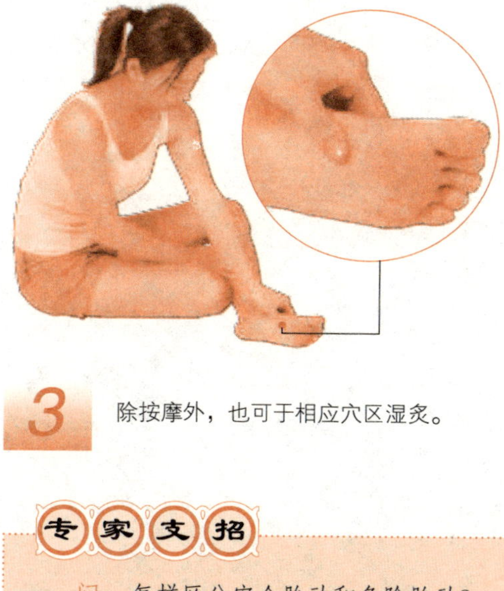

**3** 除按摩外，也可于相应穴区湿灸。

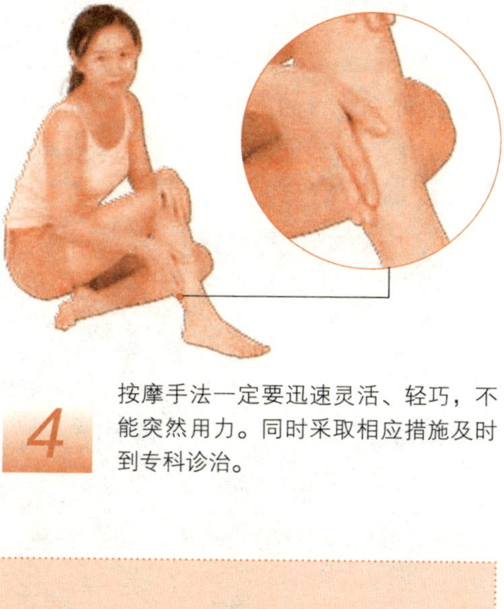

**4** 按摩手法一定要迅速灵活、轻巧，不能突然用力。同时采取相应措施及时到专科诊治。

**专家支招**

问：怎样区分安全胎动和危险胎动？

答：胎儿的安全胎动分为：整个躯干的运动，这种运动力量比较强，而且每一下动作持续的时间比较长，一般为3~30秒；肢体运动：伸伸胳膊、扭一下身子等等，每一下动作持续时间一般为1~15秒；下肢运动：这种动作很快，力量比较弱，每一下胎动持续时间一般在1秒以内。危险胎动是指，由于准妈妈血糖过低、发烧等情况引起胎动减少，或者由于缺氧、受到外界刺激以及外界噪音的刺激使胎儿胎动加剧，随后慢慢减少，以及急促胎动后，突然停止。所以一旦出现异常胎动的情况，要立即就诊。

# 072 产后便秘

产后便秘指产后大便艰涩，或数日不解或排便时干燥疼痛，难以解出。此病是产后失血，津液消耗不能濡润肠道导致肠燥便难。大多数产妇在产后头几天，往往会发生便秘。这虽不是大病，但也十分不便，还会引起腹胀，食欲下降。

## 症状反应

产后大便干结，数日不解，或解时坚涩难下，腹满胀痛，手足心热，心烦口渴，气喘自汗，头晕目眩，精神疲倦。

## 病因分析

1. 由于产后期胃肠功能减弱，肠蠕动慢，食物在肠内停留的时间长，使水分吸收造成大便干结。2. 经过妊娠，腹部过度膨胀，使腹部肌肉和盆底相当松弛，排便力量减弱。3. 饮食结构不合理，蔬菜、水果食用少。4. 产后人体虚弱，卧床不起，导致排便力量减弱。

## 足疗治病

### 有效反射区

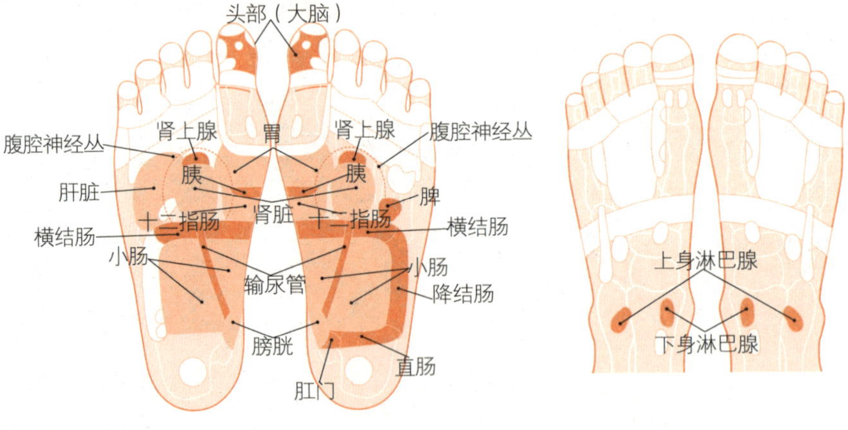


| | | |
|---|---|---|
| 穴 位 | 经穴 | 涌泉、大敦、行间、照海、三阴交、解溪 |
| | 奇穴 | 炉底三针 |
| 反射区 | 头部（大脑）、肾上腺、肾脏、输尿管、膀胱、脾、胃、肝脏、十二指肠、小肠、直肠、肛门、腹腔神经丛、横结肠、降结肠、胰、上身淋巴腺、下身淋巴腺 | |

# 按摩手法

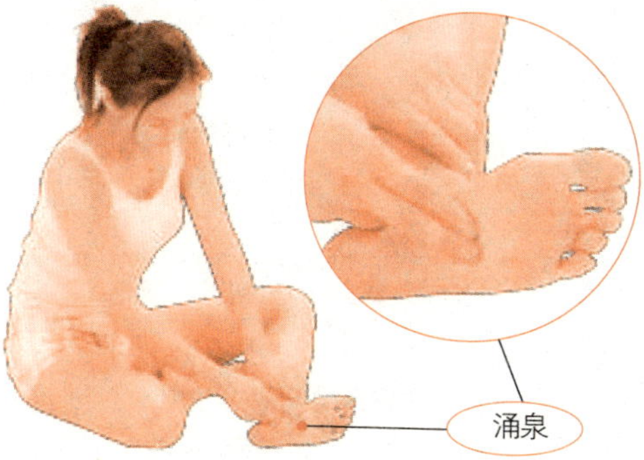


1 持续按揉涌泉、大敦、行间、照海、三阴交、解溪、炉底三针穴，各2分钟。

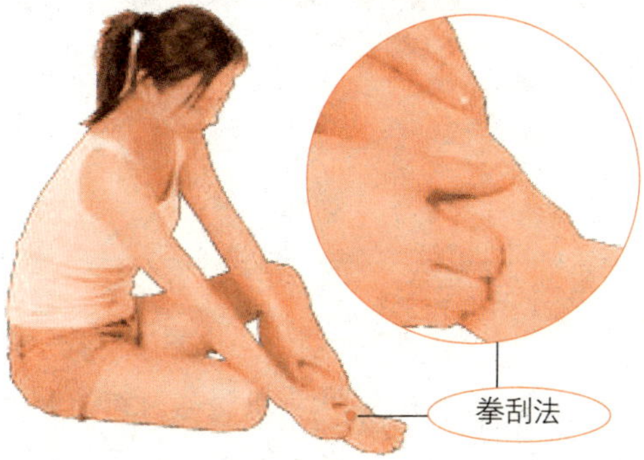


2 持续用拇指指端点法、食指指间关节点法、拇指关节刮法、按法、食指关节刮法、双指关节刮法、拳刮法、拇指推法、擦法、拍法等作用于相应反射区，各操作3至5分钟，以局部胀痛为佳。

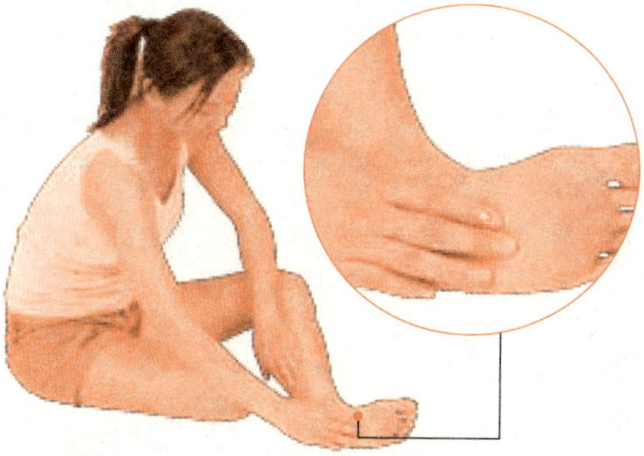

3 擦推足心。反复持续操作，手法适中。

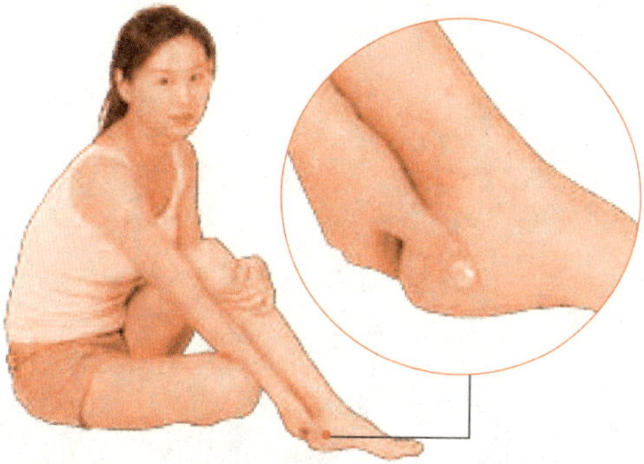

4 需要特别提示的是，在按摩十二指肠等肠反应区时，要依照肠的蠕动方向对反射区进行点揉。

**专家支招**

问：我刚生完宝宝，一连两天都没大便，是不是得了产后便秘?

答：如果生下宝宝后大便干结，排便次数少于一周三次，才算是产后便秘。一般情况下分娩后的准妈妈，要等几天肠道功能才能恢复正常。出现产后便秘的原因很多，例如分娩伤口的出血疼痛、药物、水分不足、运动不足、摄入纤维食物少等。分娩后8周内大约20%的妈咪们会出现便秘的烦恼，以后就不多见了，如果你分娩时间比较长，没有吃东西，生下宝宝后一两天就可能没有大便，这没关系，因为你的肠道里根本就没多少东西。可是，如果你做了剖宫产手术，那么产后你可能需要三四天的时间，肠道蠕动才能慢慢恢复正常。

# 073 产后血晕

产后血晕是指产妇分娩以后，突然头晕昏厥的病症。表现为不能坐起或心胸满闷，恶心呕吐，痰涌气急，心烦不安；严重者面色苍白，冷汗淋漓，猝然晕厥，心悸、愦闷不适，渐至昏不知人，甚则四肢冰冷，舌淡无苔，脉微欲绝或浮大而虚。

## 症状反应

产妇分娩后突然头晕目眩，神志昏迷，不能起坐，心胸满闷，恶心呕吐，或面色苍白，心慌肢冷，身出虚汗甚至昏厥不省人事。

## 病因分析

中医认为产后血晕多是产时失血过多，导致营阴下夺，气随血脱所致；也可能由于产时感寒，血为寒凝，瘀滞不行，以致血瘀气逆，并走于上，扰乱心神，而致血晕。

## 足疗治病

### 有效反射区

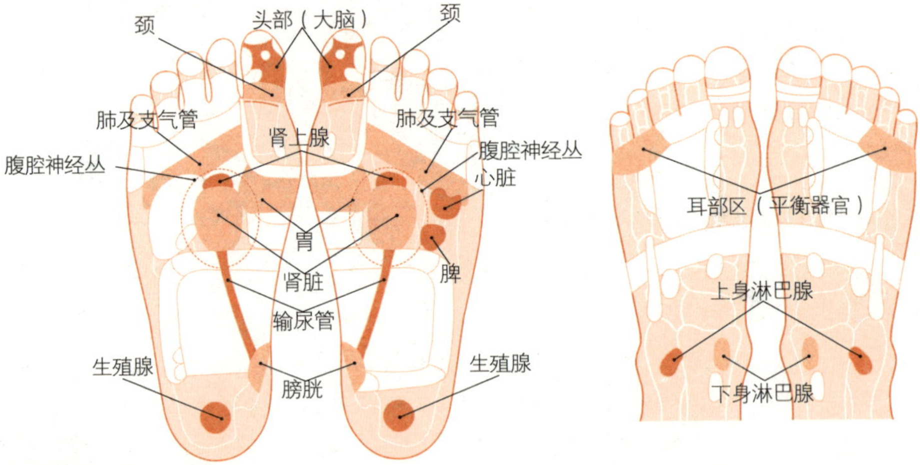


| | | |
|---|---|---|
| 穴　位 | 经穴 | 太冲、申脉、通谷、昆仑、涌泉、三阴交 |
| | 奇穴 | 8号穴、3号穴 |
| 反射区 | | 头部（大脑）、颈、肾上腺、肾脏、心脏、输尿管、膀胱、脾、胃、肺及支气管、生殖腺 、腹腔神经丛、下身淋巴腺、上身淋巴腺、耳部区（平衡器官） |

# 按摩手法

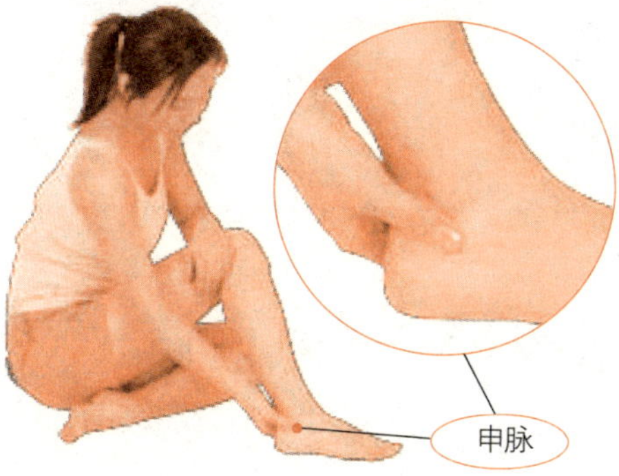


**1** 持续点揉太冲、申脉、通谷、昆仑、涌泉、三阴交、8号穴、3号穴，各1至2分钟。

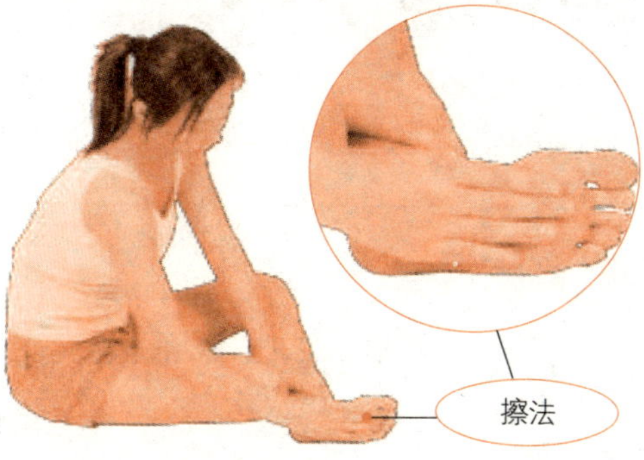


**2** 持续用拇指指端点法、食指指间关节点法、拇指关节刮法、按法、食指关节刮法、双指关节刮法、拳刮法、拇指推法、擦法、拍法等作用于相应反射区，各操作3至5分钟，以局部胀痛为佳。

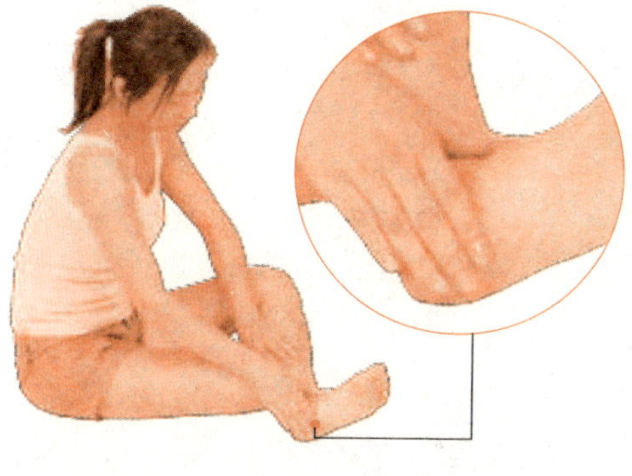

**3** 揉足跟、擦足心，足跟及内外踝部至热，可用足部踩法施于足跟等部位。

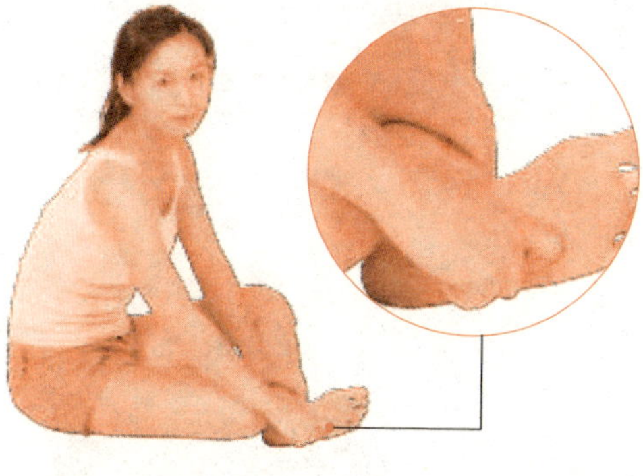

**4** 发作时可中度手法持续操作，缓解后可于胃、肾、生殖区反复操作，手法适中以巩固疗效。



## 专家支招

问：产后血晕可分为几种？

答：产后血晕可以分为：1. 血虚气脱而致血晕。其主要症状是头晕眼花、神志昏迷、唇白面青、心慌肢冷、身出冷汗等。此时宜滋补气血，益气固血，方药可选定坤丹和蜀参汤。2. 瘀阻气闭型血晕。其主要症状是产后恶露不下或者量少，胸部阵痛，甚至气粗喘促，神昏口噤，不省人事，两手握拳，牙关紧闭，面色黄暗，唇舌发白，此时应及时到医院就诊。

# 074 带下病

带下病是指女子带下的期、量、色、质、气味发生异常，并伴有局部或全身症状为特征的疾病。在发育成熟期或经期前后、妊娠期间带下均可增多，这是正常生理现象。

## 症状反应

☐ 两足浮肿。 ☐ 腰酸怕冷。 ☐ 小便清长。 ☐ 腹痛便干。

## 病因分析

中医认为，带下病大多由脾肾虚弱所致。脏腑功能失常，湿从内生；或下阴直接感染湿毒虫邪，致使湿邪损伤任带，使任脉不固，带脉失约，带浊下注胞中，流溢于阴窍。

## 足疗治病

### 有效反射区

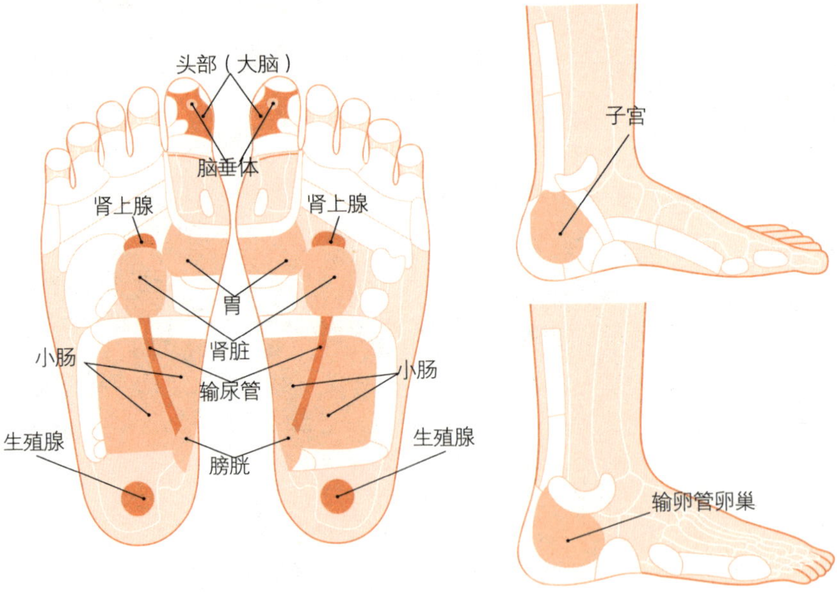


| | | |
|---|---|---|
| 穴 位 | 经穴 | 照海、公孙、然谷、行间 |
| 反射区 | 头部（大脑）、脑垂体、肾上腺、肾脏、生殖腺、输卵管卵巢、子宫、胃、小肠、输尿管、膀胱 | |

## 按摩手法

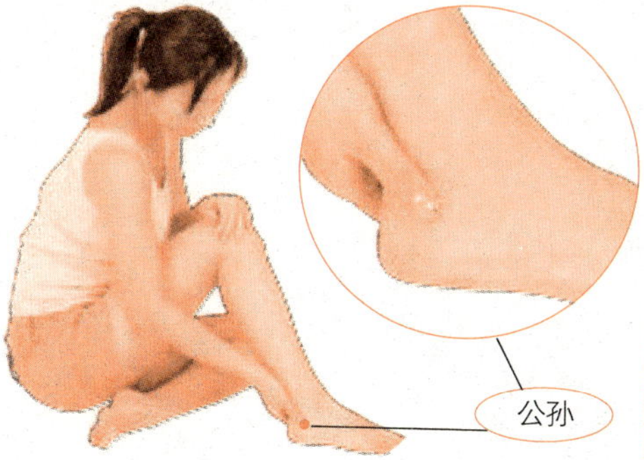


1 持续点揉照海、公孙、然谷、行间穴，各3分钟。

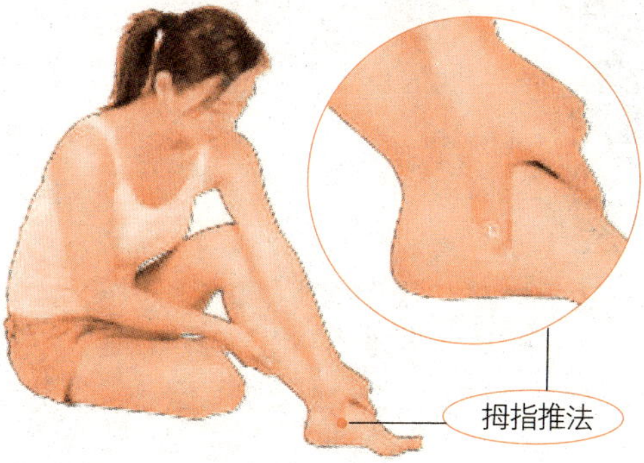


2 持续用拇指指端点法、食指指间关节点法、拇指关节刮法、按法、食指关节刮法、双指关节刮法、拳刮法、拇指推法、擦法、拍法等手法作用于相应反射区，各操作3至5分钟，以局部胀痛为佳。

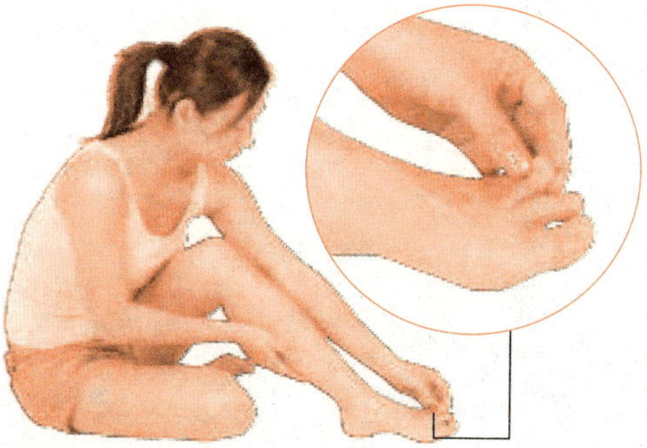

3 重擦足心，拔摇各趾。

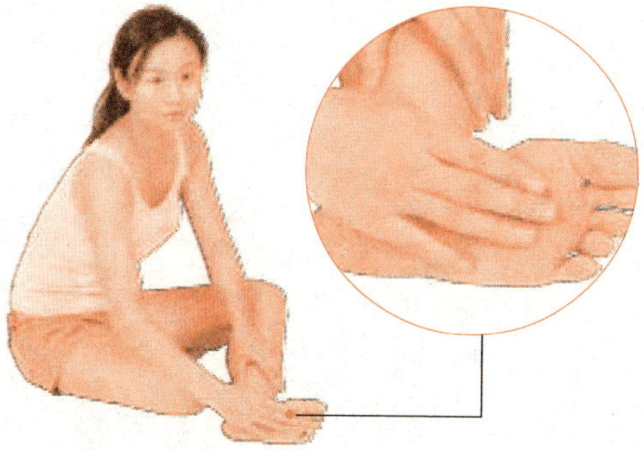

4 按摩手法宜持续，用力适中，如有相应症状也可加穴区调治。

### 专家支招

问：怎么区分是哪种类型的带下病？

答：带下病可分为肝火型白带、脾虚型白带、湿热型白带和肾虚型白带。肝火型白带量多、颜色黄、有臭味，常伴有舌苔黄腻、月经量增多或延长等症状。脾虚型白带量多、色白如蛋清、无味道，兼有全身容易怕冷、频尿等症状。湿热型白带颜色黄稠，甚至夹有血丝，味道恶臭，同时大便秘结，小腹疼痛。肾虚型白带长期量多、色白清冷如水，兼有腰膝酸软、头晕耳鸣。

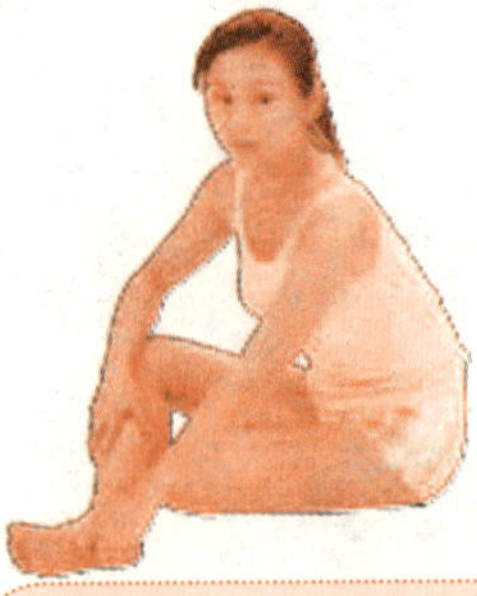

第十一章

DISHIYIZHANG

# 五官科皮肤科疾病的足疗法

五官科包括口腔科、眼科和耳鼻喉科。皮肤病发病的根本原因不是真菌或病毒，而是血液中隐藏的毒素，由于血毒持续侵蚀肌肤，使皮肤代谢功能失调，表皮细胞变异，形成各种皮肤病。本章主要介绍的是五官科及皮肤科疾病，如中耳炎、近视、丹毒、疥病等在足部的反射区及足部的按摩手法。

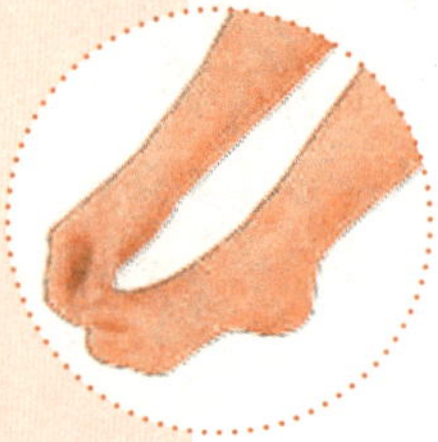

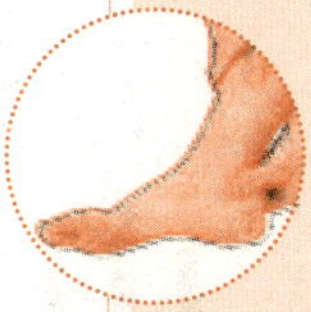

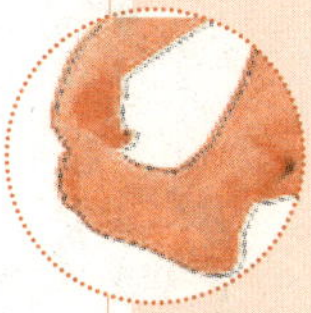

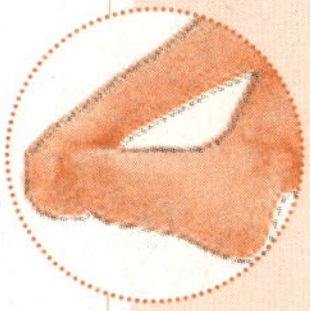

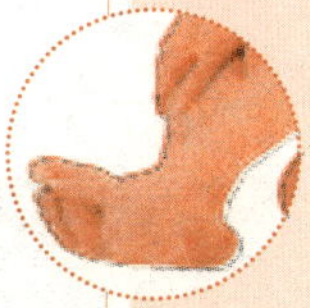

## 本章看点

- **中耳炎**

  中耳炎是累及中耳全部或部分结构的炎性病变

- **近视**

  近视的明显症状是看不清楚远处的物体并易产生眼疲劳

- **口疮**

  口疮是发生在口腔粘膜上的表浅性溃疡

- **痤疮**

  痤疮是发生在毛囊皮脂腺的慢性皮肤病

- **丹毒**

  丹毒是皮肤及其网状淋巴管的急性炎症

- **神经性皮炎**

  神经性皮炎是一种局限性、皮肤神经功能障碍性皮肤病

- **疥病**

  疥是指单个毛囊以及它所属的皮脂腺的急性化脓性感染

# 075 中耳炎



中耳炎，俗称“烂耳朵”，是累及中耳（包括咽鼓管鼓室、鼓窦及乳突气房）全部或部分结构的炎性病变，绝大多数为非特异性安排炎症，多发于儿童。可分为非化脓性及化脓性两大类。非化脓性者包括分泌性中耳炎、气压损伤性中耳炎；化脓性者有急性和慢性之分；特异性炎症较少见，如结核性中耳炎等。

## 症状反应

耳部闭塞、听力减退、耳鸣、耳聋、头沉重；耳中时有积液流出；伴有烦热、口干渴、尿赤、便秘等症状；耳痛，多数病人鼓膜穿孔前疼痛剧烈、夜不成眠。

## 病因分析

急性中耳炎是中耳黏膜的急性化脓性炎症，由咽鼓管途径感染最多见。感冒后咽部、鼻部的炎症向咽鼓管蔓延，咽鼓管咽口及管腔黏膜出现充血、肿胀，纤毛运动发生障碍，致病菌乘虚侵入中耳，均可引起中耳炎。另外，擤鼻涕方法不正确、吸香烟，包括吸二手烟都可引发中耳炎。

## 足疗治病

### 有效反射区

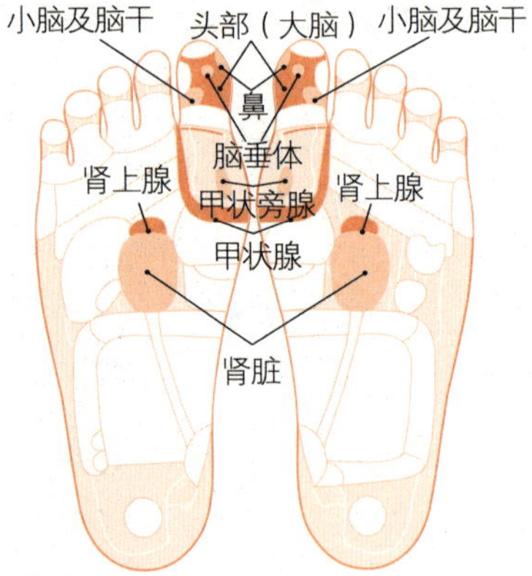


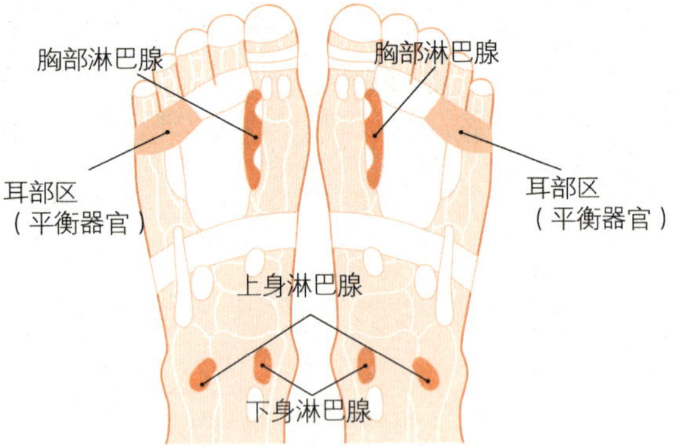


| | | |
|---|---|---|
| 穴 位 | 经穴 | 太溪、足窍阴、丘墟、侠溪、太冲、公孙 |
| | 奇穴 | 19号穴、24号穴 |
| 反射区 | 头部（大脑）、脑垂体、小脑及脑干、肾上腺、肾脏、耳部区（平衡器官）、鼻、甲状腺、胸部淋巴腺、上身淋巴腺、下身淋巴腺 | |

## 按摩手法

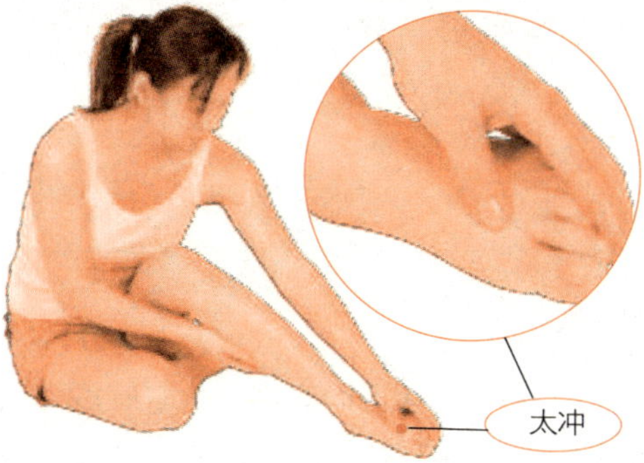


1 点揉太溪、足窍阴、丘墟、侠溪、太冲、公孙、19号穴、24号穴等穴，各1至2分钟。

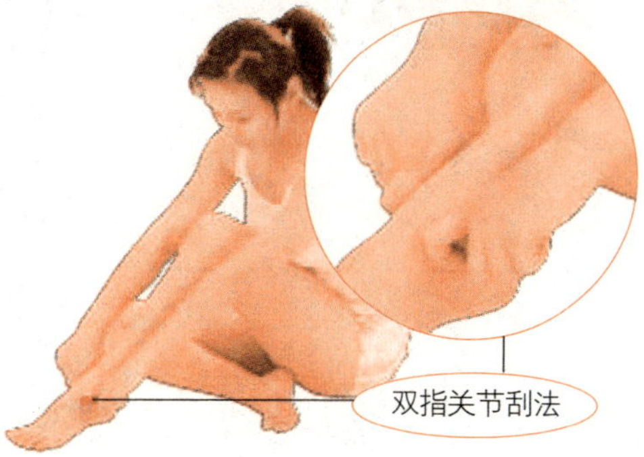


2 持续用拇指指端点法、食指指间关节点法、拇指关节刮法、按法、食指关节刮法、双指关节刮法、拳刮法、拇指推法、擦法、拍法等手法作用于相应反射区，各操作3至5分钟，以局部酸胀为佳。

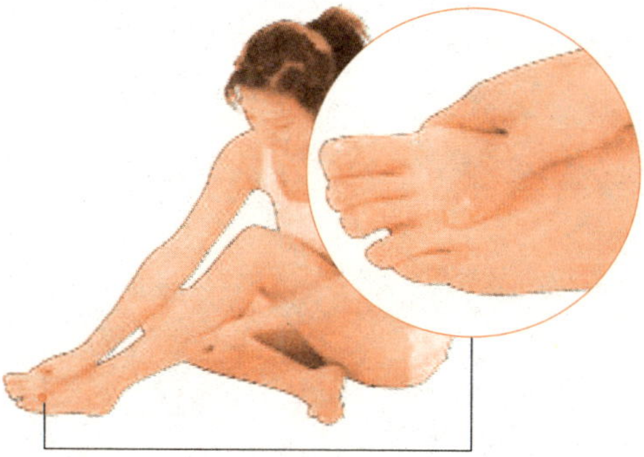

3 掐揉第三、四趾及其跖趾关节部位。

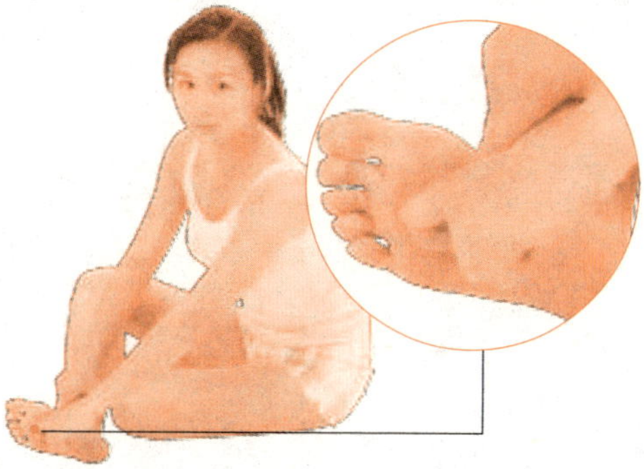

4 操作手法均匀有力，敏感点可加力。

### 专家支招

问：日常生活中，耳朵炎症一般是怎样引起的，应注意什么？

答：专家提醒，长期使用耳机和手机，感冒治疗不及时，使用不洁物挖耳朵都会导致耳朵炎症。另外，一些人去郊外游玩，不注意用水卫生也可能引起中耳炎。因此，平时需要养成良好的卫生习惯，更好地保护耳朵，不要长时间使用耳塞、手机，尽量少去声音较大的场所。如果耳朵出现不适，一定要到正规医院就诊，以免贻误病情。

# 076 近视

近视眼，也称短视眼，因为这种眼只能看近不能看远。这种眼在休息时，从无限远处来的平行光，经过眼的屈光系折光之后，在视网膜之前集合成焦点，在视网膜上则结成不清楚的象，远视力明显降低，但近视力尚正常。

## 症状反应

近视最明显的症状就是看不清楚远处的物体，另外看东西时容易产生眼睛疲劳。

## 病因分析

近视的成因比较复杂，影响因素也很多，主要的因素大致划分为遗传因素、环境因素和营养体质因素。遗传因素为先天因素。后天形成的近视眼，多半是由于青少年时期不注意用眼卫生，没有很好的保护而形成，如：用眼时间过长、照明光线过强或过弱、行走或坐车时看书， 睡眠不足等。

## 足疗治病

### 有效反射区

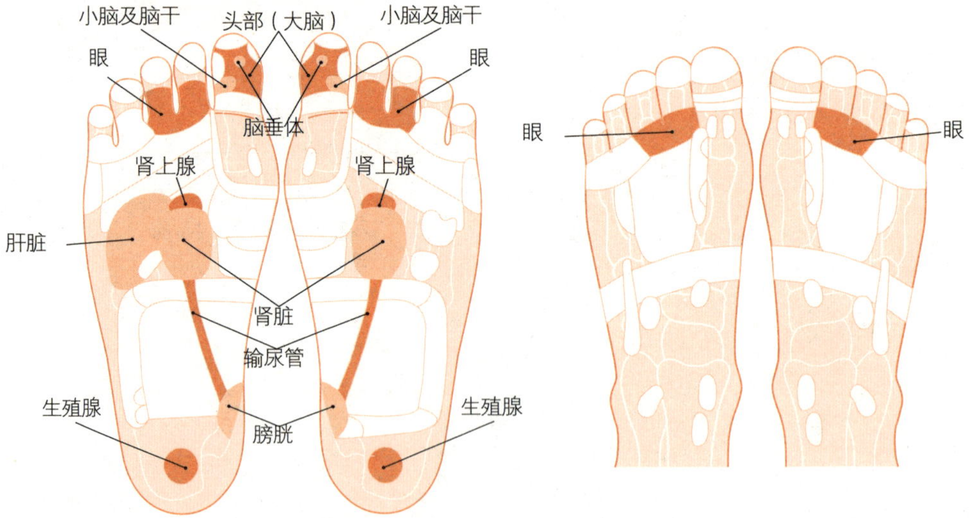


| | | |
|---|---|---|
| 穴　位 | 经穴 | 昆仑、丘墟、足临泣、侠溪、水泉、束骨 |
| 反射区 | 头部（大脑）、脑垂体、小脑及脑干、眼、肾脏、肝脏、输尿管、膀胱、肾上腺、生殖腺 | |

# 按摩手法

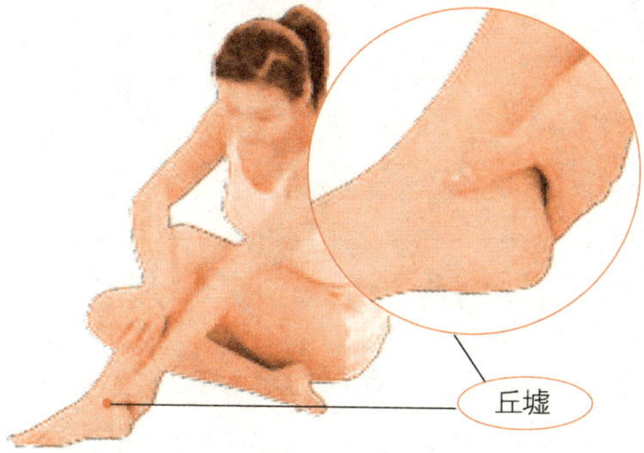


1 点揉昆仑、丘墟、足临泣、侠溪、水泉、束骨，各2至3分钟。

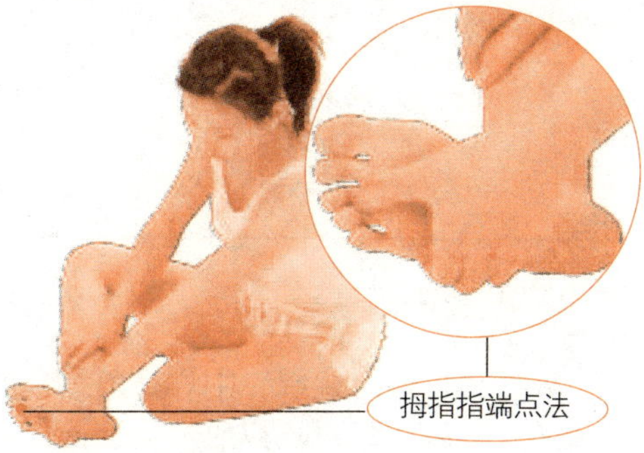


2 持续用拇指指端点法、食指指间关节点法、拇指关节刮法、按法、食指关节刮法、双指关节刮法、拳刮法、拇指推法、擦法、拍法等作用于相应反射区，各操作3至5分钟，以局部酸胀为佳。

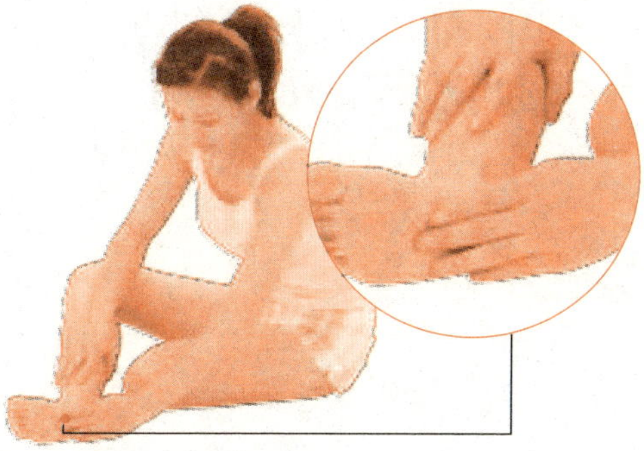

3 踩足跟、足底。

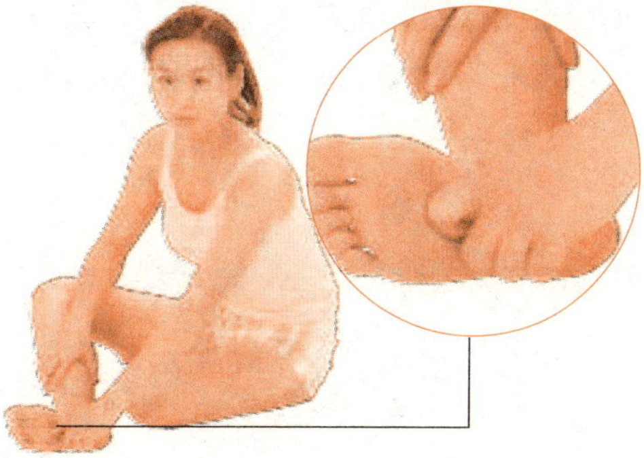

4 操作手法适中，患者宜结合相应反射区作持续按摩。

**专家支招**

问：自从戴上眼镜之后，度数就越来越大，怎么才能控制这种情况呢？

答：首先要进行准确的验光，确保眼镜度数的精确；其次要选择正确的方法来控制近视的加深。选择佩戴合适的眼镜，首选配戴框架眼镜。其次，配戴RGP镜片：对于近视度数加深快速的儿童，就特别推荐用RGP镜片矫正。配戴OK镜：OK镜，又名角膜塑形镜片，也是一种高透氧性硬性隐形眼镜。OK镜通过按摩角膜使角膜弧度改变，从而达到暂时性、可逆性地降低近视度数和散光度数，并相对地控制近视进展。另外，也可通过药物治疗或者后巩膜加固术进行控制。由于每种方法都有自己的优缺点和适用范围，因此选择合适的眼镜佩戴类型可以更好的控制近视的发展。

# 077 口疮

口内生疮，也叫口腔溃疡，是发生在口腔粘膜上的表浅性溃疡，大小可从米粒至黄豆大小、成圆形或卵圆形，溃疡面为口腔溃疡凹、周围充血，可因刺激性食物引发疼痛，一般一至两个星期可以自愈。

## 症状反应

发病部位边缘色红，中心是黄绿色的溃烂点，流口水，常伴口臭、口干、大便干结等症状。轻口疮只溃烂一二处，重口疮可扩展到整个口腔，引起发烧和全身不适。久而久之，邻处融合形成较大溃疡面，疼痛难忍，影响饮食、说笑。

## 病因分析

引起口疮的原因很多，精神过度紧张、情绪波动、睡眠不足，这种情况下很容易出现植物神经功能失调，发病的机会就比较高。另外，口疮与人体内分泌障碍、胃肠功能紊乱、变态反应、局部刺激和微量元素、维生素B1缺乏等也有关。

## 足疗治病

### 有效反射区

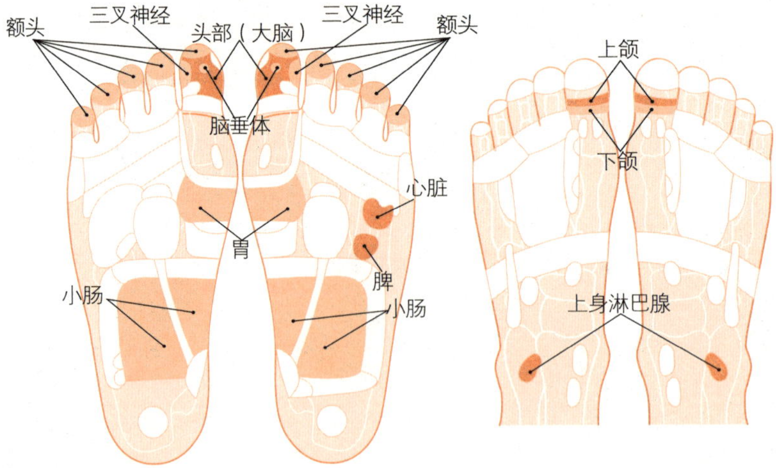


| | | |
|---|---|---|
| 穴　位 | 经穴 | 涌泉、冲阳、仆参、金门、足窍阴、内庭、厉兑 |
| 反射区 | 头部（大脑）、脑垂体、额窦、上颌、下颌、上身淋巴腺、三叉神经、心脏、脾、胃、小肠 | |

# 按摩手法

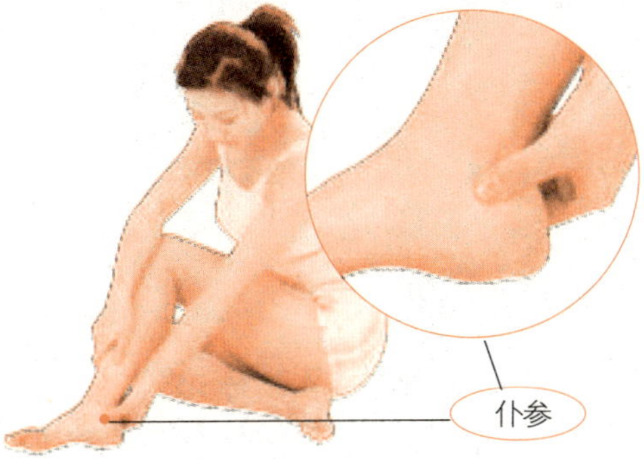


1 点揉涌泉、冲阳、仆参、金门、足窍阴、内庭、厉兑穴，各2至3分钟。

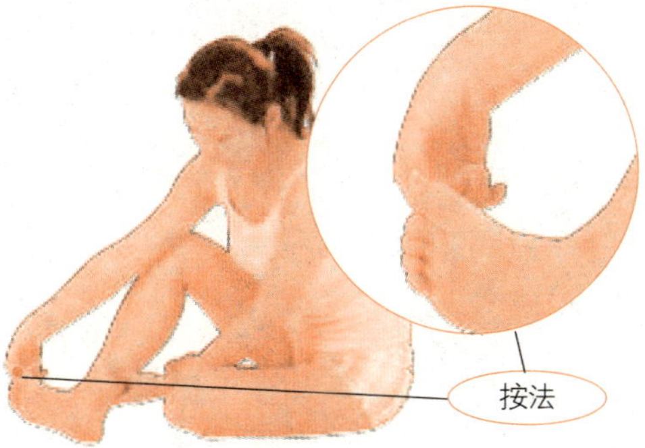


2 持续用拇指指端点法、食指指间关节点法、拇指关节刮法、按法、食指关节刮法、双指关节刮法、拳刮法、拇指推法、擦法、拍法等作用于相应反射区，各操作3至5分钟，以局部酸胀为佳。

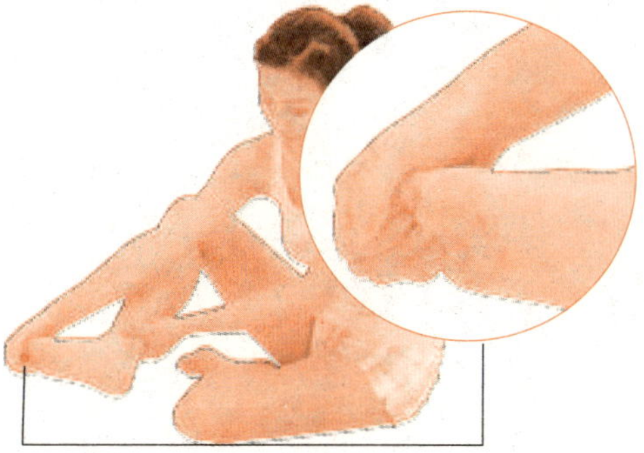

3 重擦足底，摇摆踝及各趾。

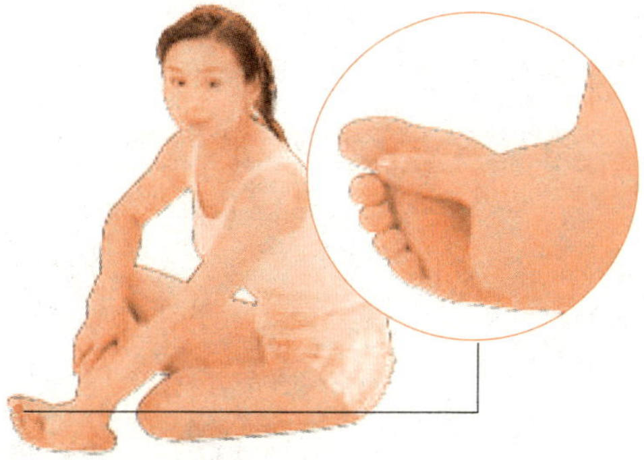

4 按摩时，手法以有力持续为宜，注意口腔保洁及调整饮食结构。

**专家支招**

问：怎么才能控制口疮复发呢？

答：目前治疗口疮的方法很多，但基本上都是对症治疗，主要是减轻疼痛或减少复发次数，很难完全控制复发。口腔溃疡在很大程度上与个人身体素质有关，因此，要想完全避免其发生，几乎不可能，但可以降低其发生率。因而需要在生活中注意口腔卫生，保证充足的睡眠，保持乐观舒畅的心情，注意生活起居规律性和营养均衡性，戒除烟酒，坚持体育锻炼，饮食清淡，多吃蔬菜水果。妇女经期前后要注意休息，保持心情愉快，避免过度疲劳，饮食要清淡，多吃水果、新鲜蔬菜，多饮水等等，以减少口疮发生的机会。

# 078 痤疮

痤疮多见于青年男女的面部，好发部位为眼眉外端、鼻根部、前额及耳后。典型表现为针头大小，顶端呈黑色的丘疹。常于感染后发生脓疮，亦可残留细碎瘢痕。俗称"青春痘"、"暗疮"或者"粉刺"。

## 症状反应

☐ 囊肿。 ☐ 丘疹。 ☐ 脓疱。 ☐ 结节。

## 病因分析

痤疮是发生在毛囊皮脂腺的慢性皮肤病，发生的因素多种多样，但最直接的因素就是毛孔堵塞。毛孔堵塞以后，毛囊里面的油脂排不出来，越积越多就形成一个个小痘痘，青春痘就是这样发生的。

## 足疗治病

### 有效反射区

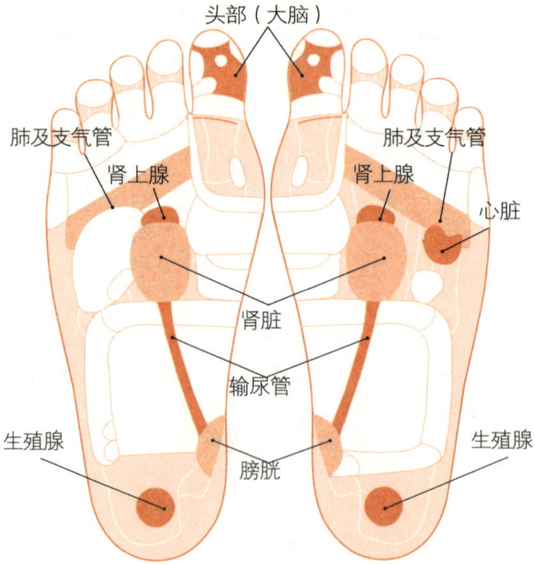


| | | |
|---|---|---|
| 穴位 | 经穴 | 涌泉、金门、申脉、足窍阴、行间、太冲 |
| 反射区 | 肾脏、肾上腺、肺及支气管、心脏、头部（大脑）、生殖腺、膀胱、输尿管 | |

# 按摩手法

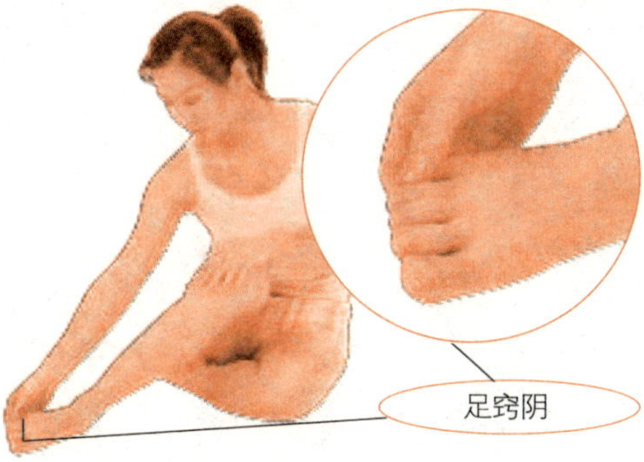


1 点掐足部窍阴穴，揉涌泉、金门、申脉、行间、太冲穴。

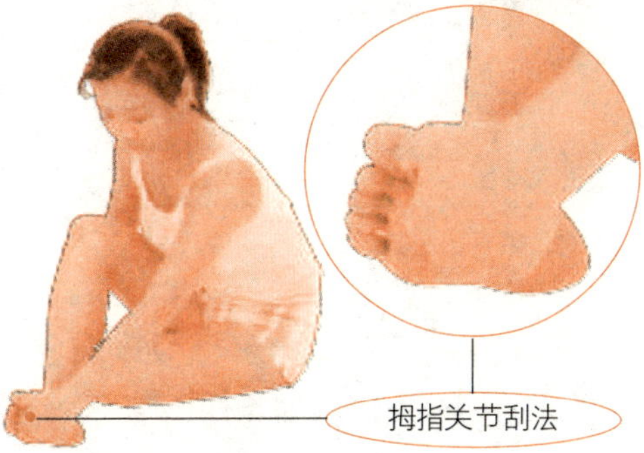


2 用拇指指端点法、食指指间关节点法、拇指关节刮法、按法、食指关节刮法、双指关节刮法、拳刮法、拇指推法、擦法、拍法等手法作用于相应反射区，各操作3至5分钟，以局部酸痛为佳。

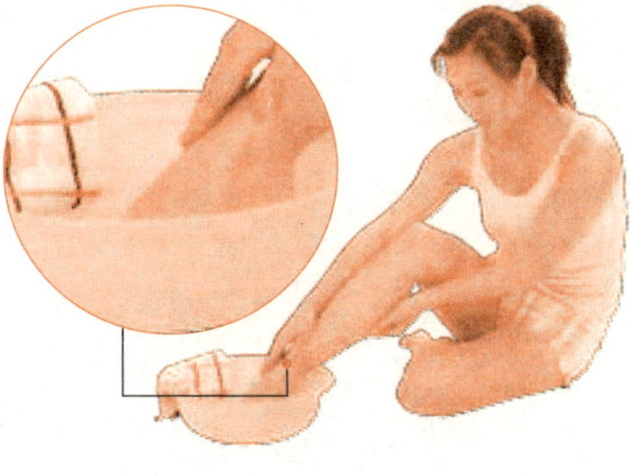

3 在按摩同时，也可用相关药水浴足，按摩时的手法宜中度持续。

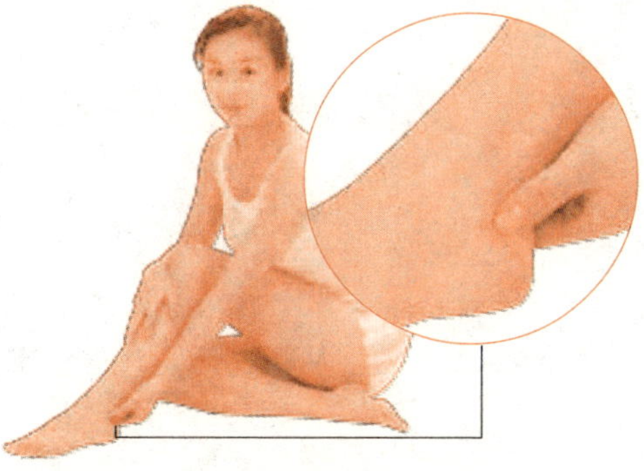

4 要注意按指导调节饮食起居结构，禁食辛辣性、刺激性食物。亦可加用胃及循环系统相应穴区以调整治疗。

**专家支招**

问：脸上长了“小痘痘”很长时间了，日常治疗需要注意些什么？

答：1. 养成规律的生活习惯，尽量不要熬夜，避免因情绪和压力造成失眠。2. 保持饮食均衡，在长有青春痘的时候，要尽量少吃或不吃辛辣的食物，不吃强刺激性的食物和酒精类的食物。3. 选择适宜的化妆、护理、清洁用品，洗脸次数以早晚各一次为宜。4. 要配合医生耐心地接受治疗。

# 079 丹毒

丹毒是皮肤及其网状淋巴管的急性炎症。发病较急，多发于头部、面部和下肢。是由A族乙型溶血链球菌引起的急性化脓性真皮炎症。

## 症状反应

炎症呈片状红疹，鲜红似玫瑰色，表面皮紧发亮，周围范围清楚，用手指轻压，红色即可消退，除去压力，红色很快恢复。局部淋巴结常肿大、疼痛。有时皮损表面可出现大小水泡，壁较厚，内容混浊，自觉灼热疼痛。

## 病因分析

丹毒虽以“毒”命名，却并不是病毒感染引起的，而是由细菌感染引起的急性化脓性真皮炎症。其病原菌是A族乙型溶血性链球菌，多由皮肤或粘膜破伤而侵入。

## 足疗治病

### 有效反射区

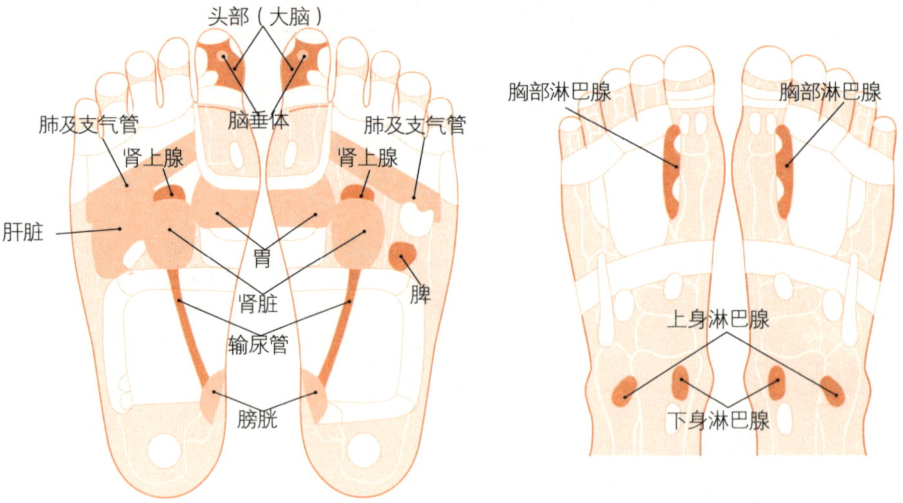


| | | |
|---|---|---|
| 穴　位 | 经穴 | 涌泉、侠溪、厉兑、行间、隐白、太白 |
| 反射区 | 大脑、脑垂体、肝脏、脾、肺及支气管、肾脏、肾上腺、胃、膀胱、输尿管、上身淋巴腺、下身淋巴腺、胸部淋巴腺 | |

# 按摩手法

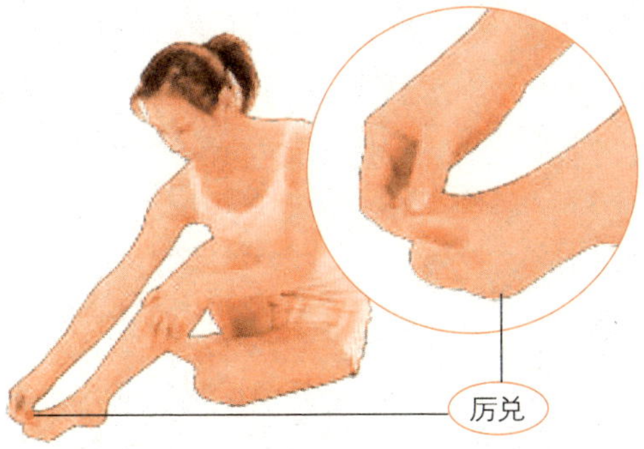


**1** 重点涌泉穴，点揉侠溪、厉兑、行间、隐白、太白穴，各1至3分钟。

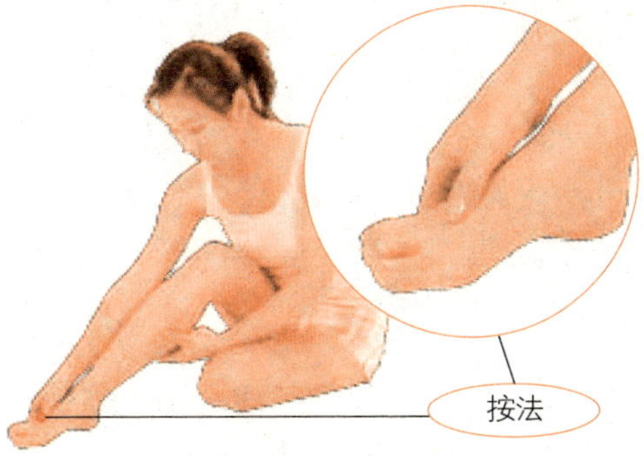


**2** 用拇指指端点法、食指指间关节点法、拇指关节刮法、按法、食指关节刮法、双指关节刮法、拳刮法、拇指推法、擦法、拍法等作用于相应反射区，各操作3至5分钟，以局部酸痛为佳。掐趾甲根。

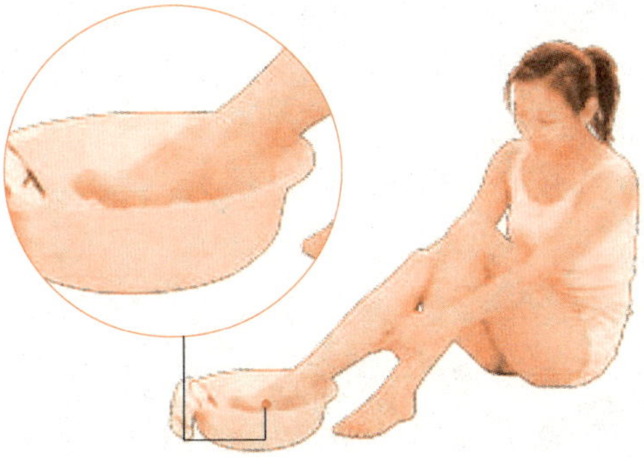

**3** 在按摩前，也可用热水浴足。

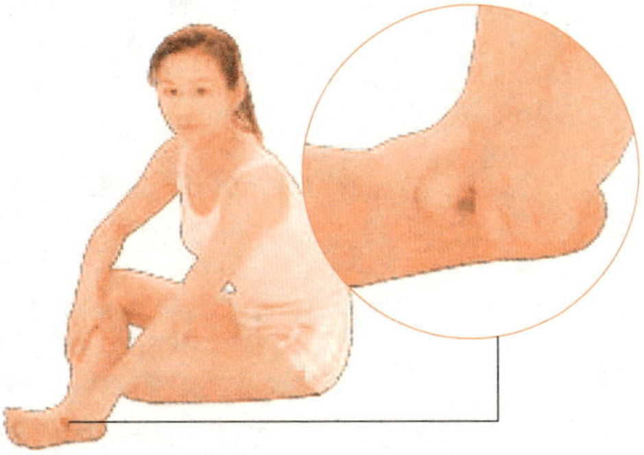

**4** 按摩手法宜有力深透，这样可以加速毒素排出，以协助药物发挥更好的效果。

## 专家支招

问：宝宝丹毒发热要怎么办？

答：一般来说，应该既要重视全身治疗，也要重视局部治疗，既要注意对症治疗，也要注意病因治疗。在宝宝体温升高时，应积极进行降温处理。可在头部放置冰袋，也可以用30%酒精擦浴降温。对发热较高的患儿可以用阿司匹林、阿苯、百服宁、泰诺退热糖浆等药物退热。对小儿丹毒的治疗一定要尽早给予抗生素。一般以青霉素治疗效果最好。

# 080 神经性皮炎

神经性皮炎是一种局限性、皮肤神经功能障碍性皮肤病。常发生于颈侧、项部、背部、腋窝等部，初起时局部阵发性剧痒，由于搔抓或摩擦等机械性刺激，皮肤迅速出现苔藓样变。

## 症状反应

此病症一般先有局部瘙痒，经反复搔抓摩擦后，局部出现粟粒状绿豆大小的圆形或多角形扁平丘疹，呈皮色、淡红或淡褐色，稍有光泽，以后皮疹数量增多且融合成片，成为典型的苔藓样皮损。

## 病因分析

目前认为，精神因素是诱发神经性皮炎的主要原因。情绪波动、精神过度紧张、焦虑不安、生活环境突然变化等，均可使病情加重和反复。胃肠道功能障碍、内分泌系统功能异常、体内慢性病灶感染而致敏也会引发此病。

## 足疗治病

### 有效反射区

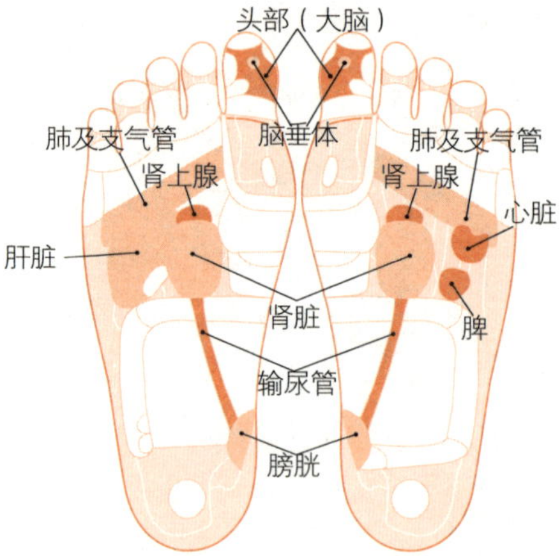


| | | |
|---|---|---|
| 穴　位 | 经穴 | 三阴交、隐白、公孙、京骨、解溪 |
| | 奇穴 | 11号穴、23号穴 |
| 反射区 | 大脑、脑垂体、肝脏、脾、肺及支气管、肾脏、肾上腺、心脏、膀胱、输尿管 | |

# 按摩手法

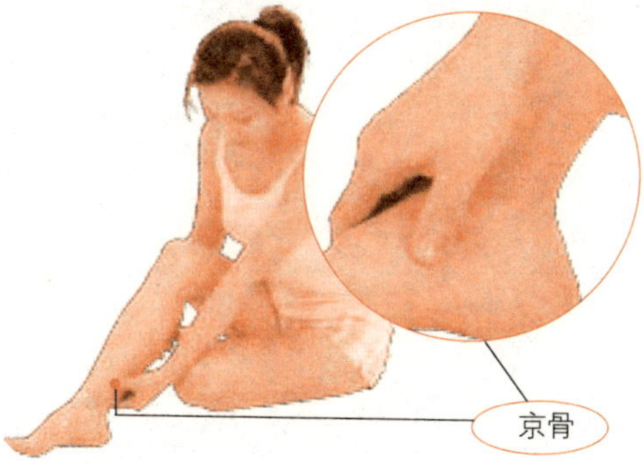


**1** 点按三阴交、隐白、公孙、京骨、解溪、11号穴、23号穴，各2至3分钟。

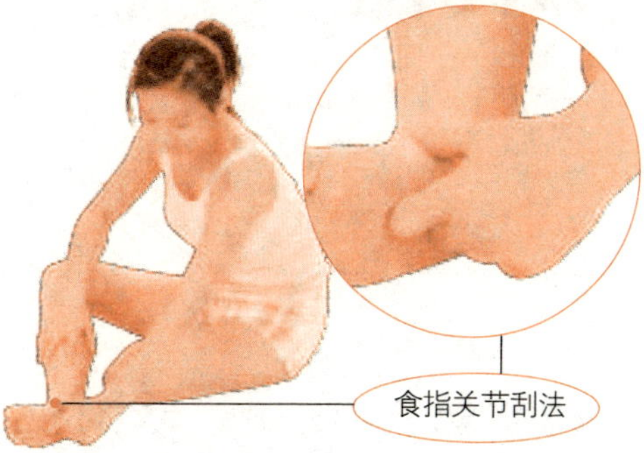


**2** 用拇指指端点法、食指指间关节点法、拇指关节刮法、按法、食指关节刮法、双指关节刮法、拳刮法、拇指推法、擦法、拍法等手法作用于相应反射区，各操作3至5分钟，以局部酸痛为佳。

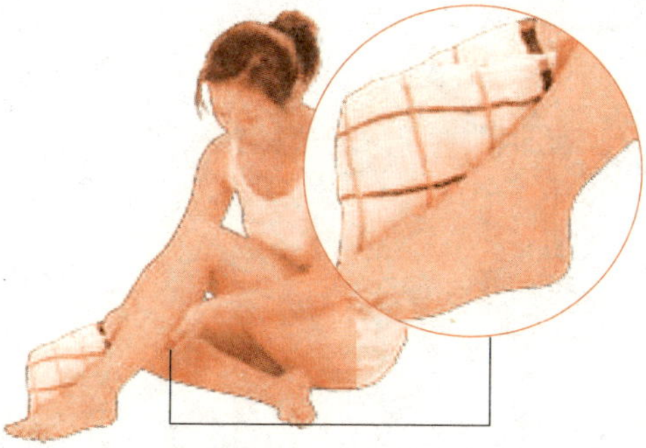

**3** 在采用按摩治法的同时，也可采用足浴疗法，即直接用有关药水洗患处，浴后充分擦干，患部避免过多的机械刺激。

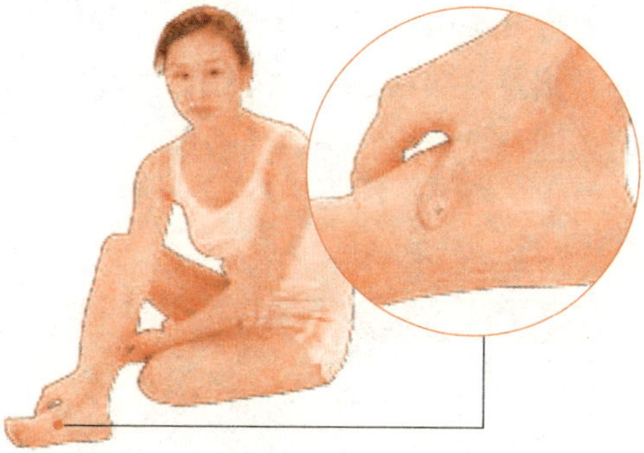

**4** 按摩可增加皮肤外适应性和改善内部营养的作用，利于控制、治疗病症。



### 专家支招

问：得了神经性皮炎后怀孕，会对胎儿有影响吗？

答：神经性皮炎的发生与神经系统功能障碍、大脑皮质兴奋和抑制平衡失调有关。与生下的孩子没有直接关系。但如果因为患神经性皮炎而长期服用激素类药物，则应请经治的皮肤科医生复诊，并请经治的妇产科医生协同检查和诊治。

# 081 疥病

疥是指单个毛囊以及它所属的皮脂腺的急性化脓性感染，以局部皮肤出现红、肿、疼痛的小硬结为其主要特征。疥病是指多个疥同时或者反复出现在身体的各个部位。疥病经常发生于幼儿或者营养不良的人身上。

## 症状反应

夜间阵发性剧烈瘙痒。手缝可见疥虫掘的隧道，长约2～4毫米，为灰褐色不规则曲线。皮疹多发于皮肤薄嫩的地方，尤其是在手指缝、小腹部、乳房、腋窝、腹股沟、阴部等。皮损主要为粟米大小的丘疹或丘疱疹。在阴囊、阴茎、阴唇、腹股沟等处发生黄豆大小的淡红色结节，此为疥疮结节。这种结节往往经久不消，常伴有剧烈瘙痒。

## 病因分析

疥疮是由疥虫感染引起，主要病因就是接触到疥虫或被疥虫感染过的物品而发病：出差住旅店、高档宾馆、洗澡、浴池、游泳、游泳池、性接触等途径都是疥疮感染的直接原因；床单、被罩、毛巾、浴巾、衣服都能导致疥疮间接传播。

## 足疗治病

### 有效反射区

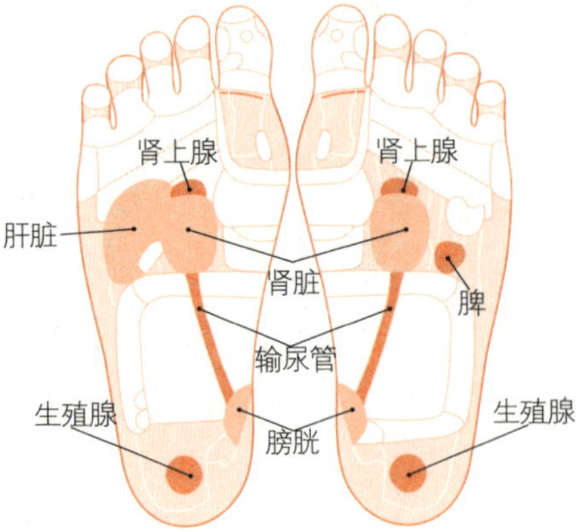


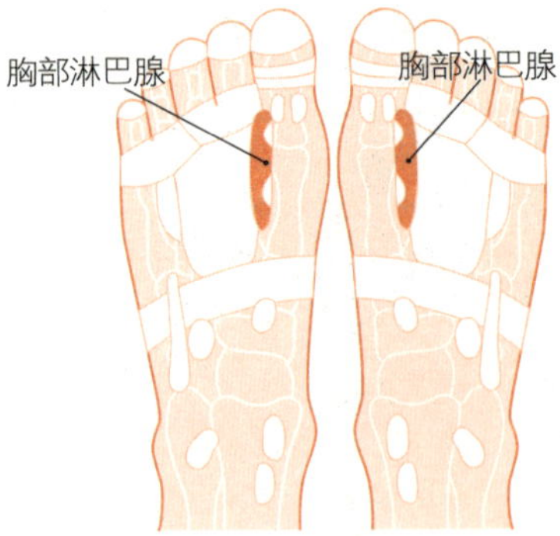


| | | |
|---|---|---|
| 穴 位 | 经穴 | 公孙、照海、太冲、行间 |
| 反射区 | 肾脏、肾上腺、输尿管、膀胱、生殖腺、肝脏、脾、胸部淋巴腺 | |

# 按摩手法

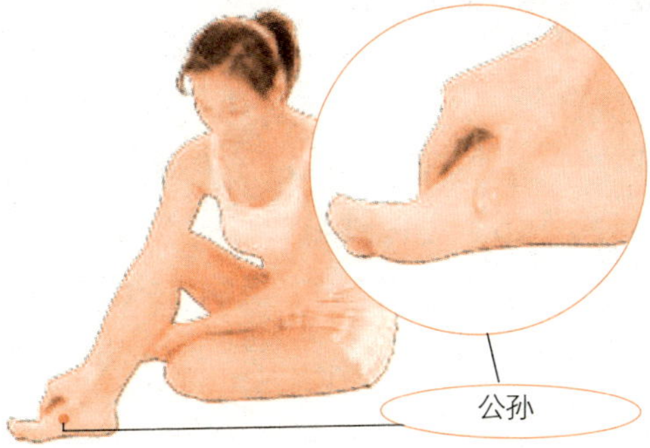


1 点按公孙、照海、太冲、行间穴，各1至3分钟。

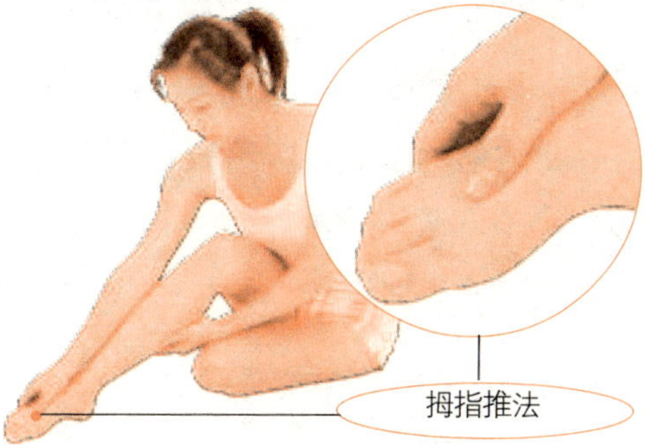


2 用拇指指端点法、食指指间关节点法、拇指关节刮法、按法、食指关节刮法、双指关节刮法、拳刮法、拇指推法、擦法、拍法等手法作用于相应反射区，各操作3至5分钟，以局部酸痛为佳。

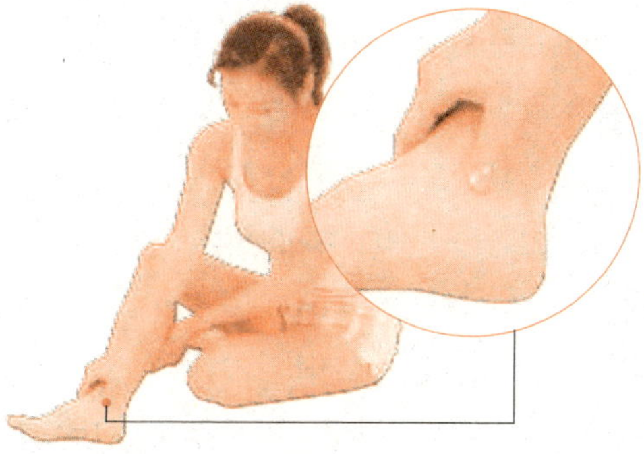

3 按摩手法宜深透持久，如并发他症可据变化加用相关穴区。

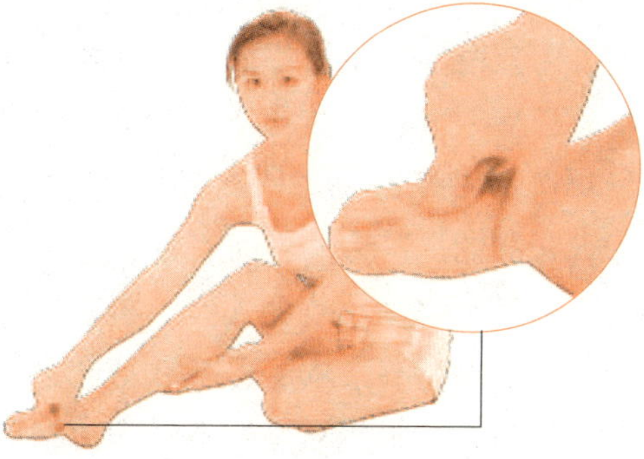

4 按摩相应反射区可加速毒素排出，以协助药物发挥更大作用。

**专家支招**

问：疥疮可以治愈吗？

答：完全能够治愈。如果用药得当，并将内衣及被褥同时洗净，而且做必要的消毒处理，那么疥疮是容易根治的。另外，与患者有密切接触的亲属也必须同时治疗，因为疥疮是一种传染性很强的感染性皮肤病。如果病人就诊时出现了继发的皮肤表现，那么在疥疮治疗后，还需要治疗其他继发的皮肤病，比如湿疹、脓疱疮等，而疥疮结节更需要长时间的用药才能完全消退。预防疥疮要做到个人生活用品分开，住集体宿舍，床铺不要混睡，床上用品勤洗勤换。到卫生条件差的地方应注意个人防护，回家后洗澡并消毒内衣。

# 附录 足浴疗法

## 足浴的定义

足浴俗称泡脚，就是指选择好合适的药物，用水煎去渣后再兑入温水，然后将之浸泡双脚的行为。这样，让药液在水温的作用下，通过黏膜的吸收和皮肤的渗透进入人体血液循环系统，进而输散到人体的全身达到防病、治病的效果。

## 足浴的前世今生

从广义上讲，足浴也是足疗的一种，它源于我国远古时代。是人们长期社会实践的积累和总结，至今已经有3000多年的历史。《春秋》《礼记》中就详细记载了用中草药“熏、蒸、浸、泡”的疗法。扁鹊从中发现了用中草药热水泡脚去病的方法，据说是中药浴足的前身。据文献记载，在周代，人们就了解了沐浴、泡脚的治病作用，《周礼·曲礼》中就有详细记载。最早的中医著作《黄帝内经》中就已经把足浴疗法上升到理论高度。药物学专著《神农本草经》中有许多中药都标明“可作浴汤”。东汉张仲景在《伤寒杂病论》中更有“狐惑病用苦参汤熏洗，脚气冲心用矾石汤泡足”的记载。我国历史上最大的方书《普济方》中，记载的洗脚方子就有百余种。李时珍《本草纲目》中记载的熏洗、药浴的方子达数百例之多。清朝外治法祖师吴师机在《理论骈文》中说“临卧濯足，三阴皆起于足，指寒又从足心入，濯之所以温阴，而却寒也”。中国古代四大美女之一的杨贵妃便常用浴足的方法来达到美容养颜的功效；宋代的文豪苏东坡也运用每晚泡脚这一方法强身健体；清朝的曾国藩更是以“读书”、“早起”、“足浴保健”，为他人生的三大快事。

民间有歌谣：“春天洗脚，升阳固脱；夏天洗脚，暑湿可去；秋天洗脚，肺润肠濡；冬天洗脚，丹田温灼”，便是对足浴的真实写照。现在也流行一句俗语：“富人吃药，穷人洗脚”。

确实，在当代，足浴这种绿色健康的足部疗法越来越受到大家的认可和欢迎。简单、有效、方便的理念正在逐步深入人心，让您在休闲享受的同时达到健身、预防疾病、治疗疾病的效果。同时足浴也成为当代人们缓解压力、消除“亚健康”的新型养生之道。下班约三五好友到普通的足浴店泡脚、聊天，可以在很大程度上减轻这一天工作生活上的压力；如果是商务活动可将足浴选择在高级场所，在轻松惬意的氛围中洽谈工作。确实足浴正在成为大家新型的生活社交方式。国家商务部已经正式颁布了《足浴保健经营技术规范》，足浴疗法在未来也将迎来它美好的发展前景。



## 足浴疗法的注意事项

1. 足浴要区别于单纯的热水洗脚。在足浴前要先用热清水洗脚，以洗掉足部的细菌和汗液。

2. 每次足浴的时间最好是达到30分钟~40分钟。

3. 足浴时水温最好是在40摄氏度~45摄氏度为最佳。

4. 足浴切忌不要在餐前饭后进行，餐前足浴可能抑制胃液分泌，饭后足浴可能会导致肠胃的血容量减少，从而影响消化。

5. 足浴时患者可能会出现头晕等症状，这时应该暂停足浴。因为足浴时足部的血管会受热扩张，导致头部供血量减少，所以这时应该让患者立刻平卧休息以缓解症状。

6. 足浴时由于药物作用可能会引起局部皮肤过敏，这时应立即停止足浴，严重者应该到医院就诊。

## 哪些人不适宜足浴

有严重心脏病的患者、脑溢血未治愈的患者、严重血栓的患者、患有出血性疾病的人群、对温度感应不灵敏的人群、孕妇等这些人群是不适宜进行足浴治疗的。

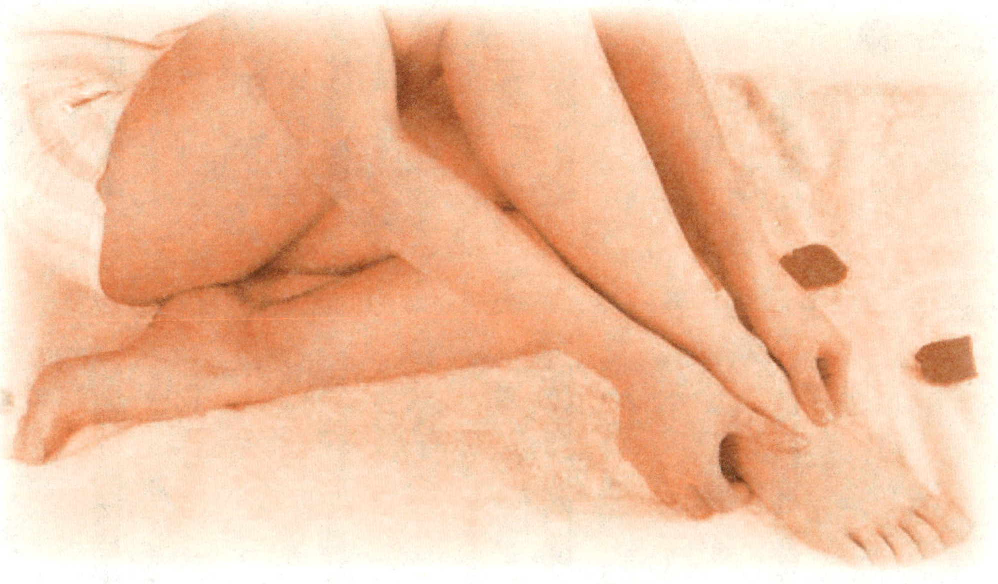

**丛书看点**

**从头到脚：** “从头到脚”讲解人体各大系统常见病的预防保健知识，是现代人生活养生的“家庭医生手册”。

**简单实用：** 实际、实用、实在，说得清，听得懂，一学即会，一看即懂。

**系统全面：** 在内地养生保健出版市场信用缺失的当下，最系统、最完整的一套健康丛书。

**边听边学：** 中华文化大学堂官方网站，3000分钟超值课程，名师互动。

**精美图解：** 每本书300余幅精美图解，以大量形象生动的图表、图解、表格替代枯燥冗长的文字。

## ●三分钟日常保健

◎三分钟手疗 ◎三分钟面诊 ◎三分钟足疗

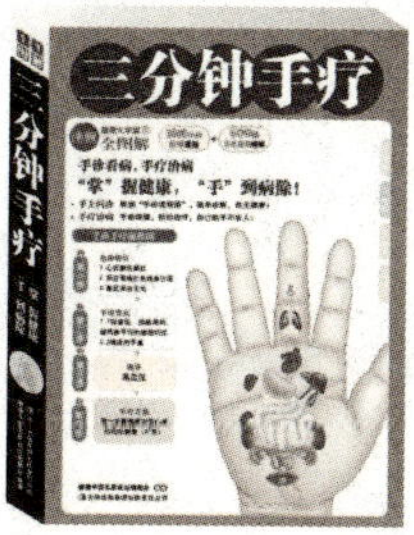

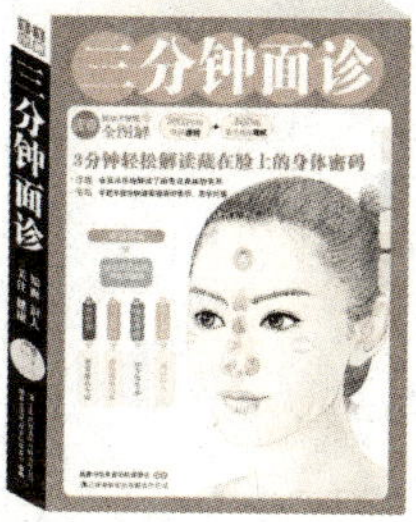

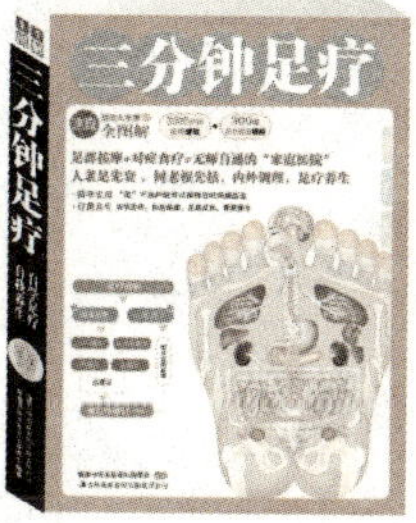


## ●人体经络穴位应用

◎对症按摩最有效 ◎特效指压疗法 ◎手足对症按摩 ◎小疗法大健康 ◎小穴位大疗效
◎十二经络调筋术 ◎儿童经络按摩刮痧全集 ◎人体经络使用手册

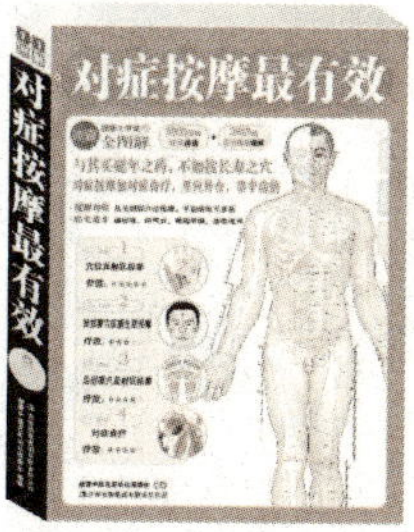

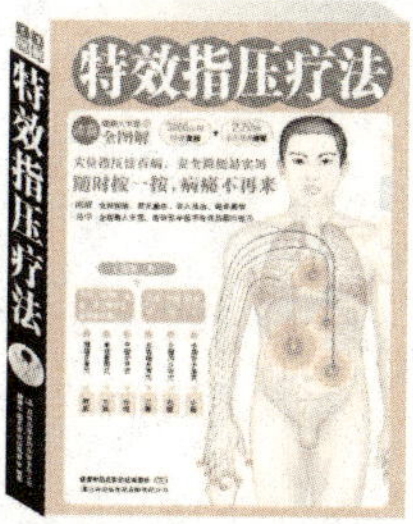

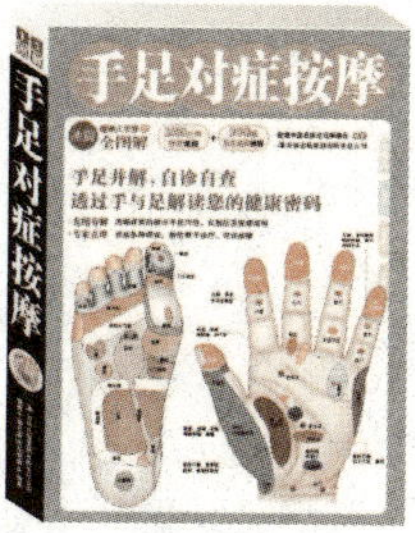

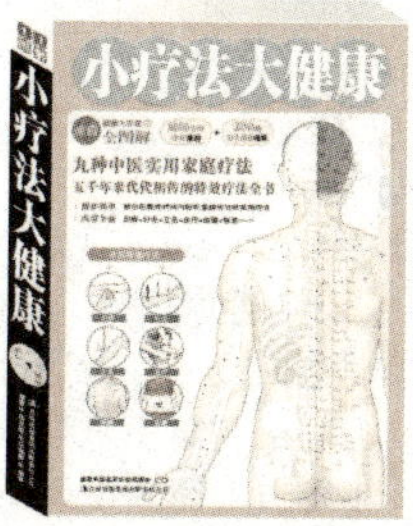

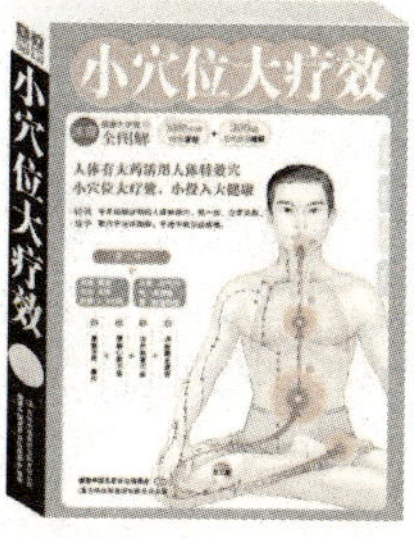

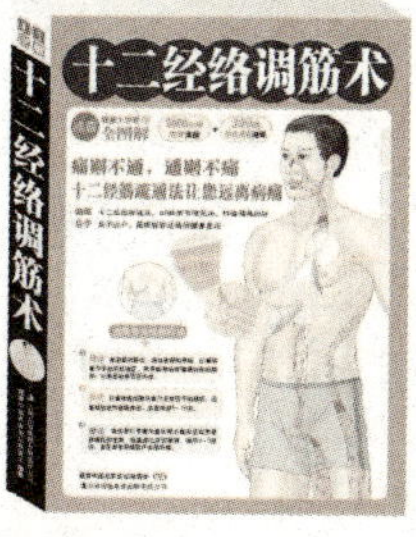

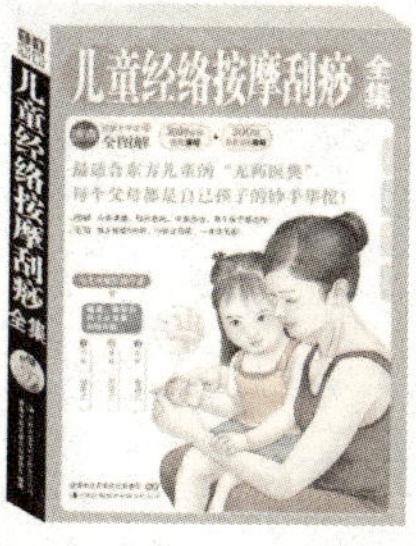

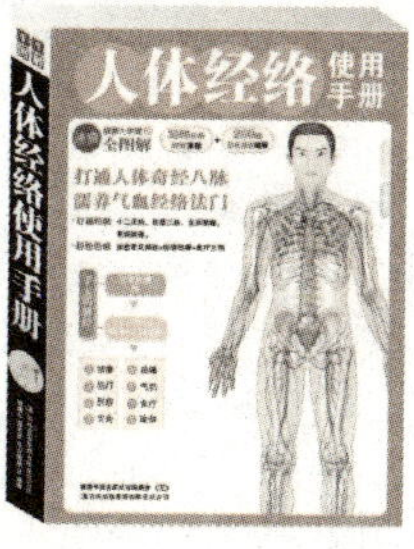


**哪里能够买到本套丛书？**

**全国新华书店均有销售，您也可以到下列网站购买**

含章行文官方网站：www.hzxwbook.com 当当网：www.dangdang.com

团购热线：13311182098

选题策划：含章行文·东方智学
责任编辑：宋　春
特约编辑：门秋明
装帧设计：含章行文 |装帧|

图书在版编目(CIP)数据

手足对症按摩 / 健康中国名家论坛编委会编著. 一长春：吉林出版集团有限责任公司，2010.8
（健康大学堂）
ISBN 978-7-5463-3398-4

Ⅰ.①手… Ⅱ.①健… Ⅲ.①手－按摩疗法（中医）②足－按摩疗法（中医）Ⅳ.①R244.1

中国版本图书馆CIP数据核字(2010)第135631号

书　　名：手足对症按摩
编　　著：健康中国名家论坛编委会
出　　版：吉林出版集团有限责任公司
地　　址：长春市人民大街4646号(130021)
印　　刷：北京华戈印务有限公司
开　　本：889mm×1194mm　1/16
印　　张：16
字　　数：240千字
版　　次：2010年9月第1版
印　　次：2020年10月第3次印刷
电　　话：010-63329002（发行）
010-63109462（咨询）
书　　号：ISBN 978-7-5463-3398-4
定　　价：29.80元